ERTONG BAOJIAN

儿童保健

家庭指导员工作指南

JIATING ZHIDAOYUAN
GONGZUO ZHINAN

福建省计划生育协会
福建省妇幼保健院 ◎编

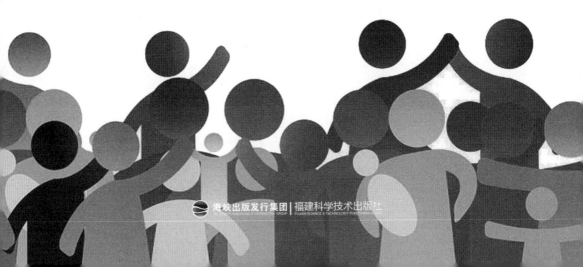

海峡出版发行集团 | 福建科学技术出版社

图书在版编目（CIP）数据

儿童保健家庭指导员工作指南 / 福建省计划生育协会，福建省妇幼保健院编 . —福州：福建科学技术出版社，2023.12（2024.12 重印）

ISBN 978-7-5335-7146-7

Ⅰ . ①儿… Ⅱ . ①福… ②福… Ⅲ . ①儿童 – 保健 – 指南 Ⅳ . ① R179–62

中国国家版本馆 CIP 数据核字（2023）第 232482 号

书　　名	**儿童保健家庭指导员工作指南**
编　　者	福建省计划生育协会
	福建省妇幼保健院
出版发行	**福建科学技术出版社**
社　　址	福州市东水路 76 号（邮编 350001）
网　　址	www.fjstp.com
经　　销	福建新华发行（集团）有限责任公司
印　　刷	福建新华联合印务集团有限公司
开　　本	720 毫米 ×1020 毫米　1/16
印　　张	18.5
字　　数	298 千字
版　　次	2023 年 12 月第 1 版
印　　次	2024 年 12 月第 2 次印刷
书　　号	ISBN 978-7-5335-7146-7
定　　价	35.00 元

书中如有印装质量问题，可直接向本社调换

编审委员会

编写委员会

主　任：刘腾发（福建省计划生育协会）

　　　　曹　华（福建省妇幼保健院）

　　　　张正绵（福建省妇幼保健院）

主　编：葛　品（福建省妇幼保健院）

副主编：刘桂华（福建省妇幼保健院）

　　　　郭　翀（福建省妇幼保健院）

　　　　郭敬民（福建省妇幼保健院）

编　委：王艳霞（福建省妇幼保健院）

　　　　刘云亮（福建省妇幼保健院）

　　　　刘　菁（福建省妇幼保健院）

　　　　余秋娟（福建省妇幼保健院）

　　　　陈金国（福建省妇幼保健院）

　　　　陈春梅（福建省妇幼保健院）

　　　　周　菲（福建省妇幼保健院）

　　　　洪　钰（福建省妇幼保健院）

　　　　洪　鑫（福建省妇幼保健院）

　　　　姚清山（福建省妇幼保健院）

　　　　钱沁芳（福建省妇幼保健院）

　　　　高　娟（福建省妇幼保健院）

　　　　黄龙生（福建省妇幼保健院）

　　　　黄　琦（福建省妇幼保健院）

　　　　赖乾坤（福建省妇幼保健院）

序 PREFACE

　　我非常高兴地阅读了《儿童保健家庭指导员工作指南》一书书稿，内容详实、图文并茂、通俗易懂，是继《0～3岁儿童早期发展指导——"育儿宝典"》之后，又一本科学指导儿童健康发展的"儿童宝典"。

　　做好儿童保健工作是我们党的优良传统。早在1938年，由进步人士、陕甘宁边区战时儿童保育会和陕甘宁边区政府发起成立了"延安保育院"。该院以抚育战区难童、烈士遗孤、出征将士子弟、革命干部子女，培养优秀的革命后代、革命事业接班人为宗旨，培养了大批革命继承人，成为呵护革命后代的第一个"红色摇篮"。当时，毛泽东同志曾为"延安保育院"题词："好好的保育儿童"。此后，我们党的这一优良传统，不断得到发扬光大、继承和发展。

　　儿童是国家的未来、民族的希望。习近平总书记指出，"今天的少年儿童是强国建设、民族复兴伟业的接班人和未来主力军"。做好儿童保健工作，不仅关系千家万户，更关系国家长远发展。当前，我们已经踏上强国建设、民族复兴的新征程，必须着力提高人口整体素质，以人口高质量发展支撑中国式现代化。面对我国人口呈现少子化、老龄化等趋势性特征的新情况，加强儿童保健工作、促进儿童健康发展，已成为必须高度重视的大事、要事。我们要充分认识做好儿童保健工作，对于助力儿童德智体美劳全面发展、促进人口高质量发展的重大而深远的意义，自觉把儿童保健工作摆到更加突出的位置，并抓紧抓好、抓出成效。

　　做好儿童保健是促进人口高质量发展的基础性工作，必须建立科学育儿的理念。本书最让人信服和眼睛一亮的，是它集科学性、可操作性和实用性为一体。本书从现代医学角度和儿童保健需要，编写形成了比较系统、规范的儿童保健科学知识体系；针对儿童早期发展特点，区分不同年龄或阶段，按照编章布局、分类讲解释疑、明确方法步骤，规范了操作要领和要求；从理论与实践结合上对儿童保健知识、保健技能进行总结归纳和概括，配以典型案例和图解，增强了指南的权威性和实用价值，是一本不可多得的儿童保健的好教材。各级计划生育协会要加强宣传、推介，让从事、关心和关注婴幼儿照护服务的有关部门和相关机构共享本书，充分发挥其在儿童保健中的科学价值和独特作用。

科学做好儿童保健工作是一种本领。各级计划生育协会要高度重视、抓好家庭健康促进工作队伍建设，尤其要加强儿童保健家庭指导员的选配、培训和管理工作，确保工作队伍数量足、质量优、能胜任，不断提高他们入户访视的能力和水平。儿童保健家庭指导员肩负着指导和做好儿童保健的重任，要厚植家国情怀，加强学习实践，熟练掌握规程，热心为民服务，在助推人口高质量发展方面做出新的更大贡献。

福建省计划生育协会会长　彭锦清

2023 年 11 月

前言 P R E F A C E

　　科学育儿是一门大学问，也是一件关系家国命运的大事情。一个健康的孩子，不仅要有强健的体魄、聪慧的大脑，还要有健全的人格。家长要遵循孩子的身心发展特点和个体差异等规律，用科学理念培育孩子。

　　然而，在信息化高度发达的今天，各种良莠不齐的育儿信息充斥网络，让人真假难辨。很多家长因缺乏筛选、辨别能力，而"误入歧途"。坐诊时，我时常遇见困惑的家长前来询问："网络上一会儿说要这样，一会儿又说要那样……到底听谁的？""我们是新手爸妈，怎么知道宝宝生长发育不正常？""宝宝不好好吃饭怎么办？"等问题。他们在育儿过程中感到焦虑和急躁。在从事儿童保健工作的几十年中，我也见过太多因父母疏忽或认知偏差而造成人生遗憾的例子。无一例外，他们都对孩子成长过程中出现的异常情况认识不够，且抱有侥幸心理，认为宝宝还小，长大后就好了。殊不知这样的异常情况如果不早干预会像滚雪球一样延续至成年，从而造成严重的后果。由此可见，科学育儿理念的传播、普及任重而道远。

　　儿童保健是以儿童身心健康为目标，以坚持预防为主、早防早治、防治结合为原则。通俗地说，孩子的吃喝拉撒睡都属于儿童保健的范畴，儿童保健科医生就像是孩子的另一个"妈妈"。让每个儿童的潜能得到充分发挥是我们儿童保健科医生共同的心愿，也是我们义不容辞的职责。

　　在福建省卫生健康委员会、福建省计划生育协会、福建省妇幼保健院的鼎力支持和助推下，福建省妇幼保健院儿童保健中心的技术骨干发挥自身的专业优势，编写了《儿童保健家庭指导员工作指南》一书。我们力图用通俗易懂的语言把深奥的医学育儿知识转化为老百姓看得懂、用得上，且能帮助快速化解育儿棘手问题的实用性图书，并呈现给大家。本书内容涵盖各年龄段宝宝的喂养、保健须知，特殊健康状态下的宝宝护理，需紧急就医的症状体征，以及如何在日常生活中做好儿童早期发展工作等重要知识。我们团队编写本书的初衷是为科学育儿提供权威的参考指南，传播、普及科学育儿理念与方法，助力儿童健康成长。

福建省妇幼保健院也会积极配合福建省计划生育协会的各项优生优育指导活动，并通过开展筛查、义诊、宣教、讲座等多种活动方式，为儿童健康发展权益呼吁，为儿童健康促进工作服务。同时，通过在线培训做好全省计划生育协会队伍转型儿童保健家庭指导员的培训工作，帮助他们提高育儿技巧和本领，指导他们开展入户访视服务，实施一对一入户辅导家长（或婴幼儿养育人），将科学育儿的理念送进千家万户。此外，针对乡镇（街道）、村（社区）婴幼儿家庭，我们还开展父母课堂、亲子活动等，为全省父母和儿童提供全面、一流、系统的健康服务，从而促进儿童全面健康发展，为儿童的健康保驾护航。

本书适合儿童保健科医生、儿科医生、儿童家庭保健指导员（包括托育机构工作人员）以及婴幼儿养育人等相关人员阅读。本书的编写参考了部分文献和案例，在这里致以诚挚的感谢！由于篇幅有限，书中尚有诸多不足之处，还望广大专家、读者不吝指正！

福建省妇幼保健院儿童保健科主任医师　葛品

2023 年 11 月

目录 CONTENTS

第一章　儿童保健概论

第二章　新生儿期保健

第三章　婴儿期保健

第五章 学龄前期保健

第六章 预防接种

第七章　儿童居家保健护理

第八章 儿童眼、耳、口腔保健

第九章　儿童常见症状与疾病

附　录

第一章
儿童保健概论

第一节　儿童保健家庭指导员资质及职责

一、资质

儿童保健家庭指导员的资质为参加"儿童保健家庭指导员"培训并取得相应的合格证书。

二、职责

儿童保健家庭指导员的职责为协助或配合乡镇卫生院或社区卫生服务中心或卫生服务站的医护人员进行儿童健康检查；反馈儿童健康检查结果，用培训习得的专业知识给予养育人预见性指导，预约下次健康检查时间，对于健康检查中发现有高危指征的儿童和无法解释的现象时要及时请会诊或转诊。

第二节　儿童健康检查

一、儿童健康检查的要点

1. 健康检查的目的

通过定期健康检查，对儿童生长发育进行规律性动态监测和评估，早期发现生长发育偏离现象和疾病，及时进行精准干预，同时指导养育人掌握科学的育儿知识和方法，预防疾病，促进儿童健康成长。

2. 健康检查的对象

辖区内 0 ～ 6 岁（6 岁 11 个月 29 天以内）的儿童。

3. 健康检查的时间

满月（28～30天），3个月（满3个月～3个月29天），6个月（满6个月～6个月29天），8个月（满8个月～8个月29天），12个月（满12个月～12个月29天），18个月（满18个月～18个月29天），24个月（满24个月～24个月29天），30个月（满30个月～30个月29天），3岁（满3岁～3岁11个月29天），4岁（满4岁～4岁11个月29天），5岁（满5岁～5岁11个月29天），6岁（满6岁～6岁11个月29天）。

根据儿童个体情况及检查结果，遵医嘱调整检查时间或增加检查次数。

4. 健康检查的地点

乡镇卫生院、社区卫生服务中心、各级妇幼保健机构儿童保健科。

5. 健康检查工作的要求

（1）在取得"儿童保健"专业技术培训合格证书的医护人员带领下开展工作。

（2）健康检查在预防接种之前进行，每次健康检查时间不少于5～10分钟。

（3）反馈健康检查的结果，对生长发育良好的儿童，要表扬其养育人，鼓励继续保持良好的状态，给予预见性指导，预约下次健康检查的时间。对于发育偏离的儿童或发育行为不良的儿童，要和养育人一起查找原因，给出建议或会诊、转诊，预约下次健康检查的时间并定期随访。

二、儿童健康检查的内容

（一）询问

1. 膳食调查

喂养方式（母乳喂养、奶粉喂养、混合喂养等），每天奶量，是否断夜奶，辅食（肉、鱼、蛋、水果、蔬菜、调味品等）添加次数、品种及数量，营养素（维生素D、维生素A、铁、锌等）补充量。

2. 生长发育史

既往生长发育为匀速、增速或减速。

3. 生活习惯

是否有吮指、咬唇、张口呼吸，是否使用安抚奶嘴，是否清洁口腔、刷牙，大小便次数、性状及颜色，睡眠时间及质量，生活规律及卫生习惯等。

4. 养育环境

养育人与孩子的关系，家庭卫生状况，电子视听产品使用情况。

5. 过敏史

药物、食物、接触性物质等过敏情况。

6. 疾病

两次健康检查之间的患病情况。

（二）测量

1. 体重

体重是判断近期营养状况的一个常用指标，受到多种因素影响，可出现波动。它并非等速增长，出生头 3 个月是体重增长最快的一个时期，平均每月增长 1 kg，3 月龄时可达到出生体重的 2 倍，1 岁时可达到出生体重的 3 倍，2 岁时可达到出生体重的 4 倍。其后增长速度逐渐放慢，至青春期前（女孩 10 ~ 12 岁，男孩 12 ~ 14 岁）每年增长 2 kg。详见下表 1-2-1。

表 1-2-1 不同年龄段体重增长规律 单位：kg

	出生~ 90 天	91 天~ 180 天	181 天~ 365 天	1 ~ 2 岁	2 岁~青春期前
每月增长	1	0.5	0.25		
每年增长				2 ~ 3	2

（1）测量前准备：校正体重秤指针至零点位置，儿童脱去外衣、鞋、袜、帽、尿片等。

（2）测量方法：测量时儿童不能接触其他物体和人，待电子体重秤数据稳定后读取。体重记录需扣除身上的衣服重量，以千克（kg）为单位，准确至小数点后 1 位。

2. 身长（身高）

2 岁以下儿童以仰卧位测量，这一阶段测得数据为身长，此时段如果是站立位测量身长则需要在测量数值上加 1 ~ 2 cm；2 岁以上的儿童以站立位测量，这一阶段测得数据为身高，此时段如果是仰卧位测量身高则需要在测量数值上减去

1 ～ 2 cm。

身长（身高）是判断长期营养状况的一个常用指标，它受遗传、环境、种族、内分泌疾病等影响，更值得关注。出生头 3 个月每月增长 4 cm 左右，4 ～ 6 个月每月增长 2 cm，后半年每月增长 1 cm。第一年可增长 25 ～ 27 cm，第二年增长 10 ～ 12 cm，第三年增长 8 ～ 9 cm。其后至青春期前（女孩 10 ～ 12 岁，男孩 12 ～ 14 岁）每年增长 5 ～ 7 cm，详见表 1-2-2。

表 1-2-2　不同年龄段身长（身高）增长规律　　　　　单位：cm

	出生～ 90 天	91 天～ 180 天	半岁～ 1 岁	1 岁～ 2 岁	2 岁～ 3 岁	3 岁～青春期前
每月增长	4	2	1			
每年增长				10 ～ 12	8 ～ 9	5 ～ 7

（1）测量前准备：儿童脱去外衣、鞋、袜、帽、尿片等。2 岁以下儿童仰卧位测量身长，2 岁以上儿童站立位测量身高。

（2）测量身长（2 岁前）的方法：儿童仰卧于量床中央，助手将其头扶正，头顶接触头板，两耳在同一水平。测量者站在儿童右侧，左手按压儿童两膝使腿伸直，右手移动足板使其接触双脚跟部，量床两侧的读数应保持一致，最后读取数值。记录以厘米（cm）为单位，准确至小数点后 1 位（图 1-2-1）。

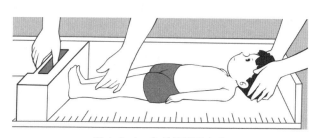

图 1-2-1　身长的测量方法

（3）测量身高（2 岁后）的方法：儿童站立位，两眼直视正前方，胸部挺起，两臂自然下垂，脚跟并拢，脚尖分开 60°，脚跟、臀部与两肩胛间三点一线接触测量器立柱，头部保持在立柱正中位置，使测量板与头顶接触，读取测量板垂直交于立柱上刻度的数值，视线应与立柱上刻度的数字平行。记录以厘米（cm）为单位，准确至小数点后 1 位（图 1-2-2）。

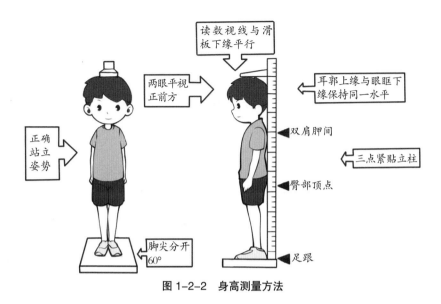

图 1-2-2 身高测量方法

3. 头围

头围可判断脑和颅骨的发育程度。头半年增长 9 cm，后半年增长 3 cm，1 岁时约 46 cm，2 岁时约 48 cm，5 岁时约 50 cm。头围大小需要结合遗传（双亲）、智能水平发育是否达到同龄儿童水平等因素综合考虑其测量值是否异常（表 1-2-3）。

表 1-2-3 不同年龄段头围增长规律 单位：cm

	0～6 月	7 月～12 月	1 岁	2 岁	5 岁	15 岁
增长	9	3				
大小			46	48	50	53～54

（1）测量前准备：儿童取坐位或仰卧位，女童应松开发辫。

（2）测量方法：测量者位于儿童右侧或前方，用左手拇指将软尺零点固定于头部右侧眉弓上缘处，经枕后突起绕至左侧眉弓上缘回至零点，将软尺紧贴头皮，儿童头围记录以厘米（cm）为单位，准确至小数点后 1 位（图 1-2-3）。

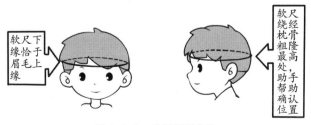

图 1-2-3 头围测量方法

（三）体格检查

1. 一般状况

精神状态，有无特殊面容，表情，步态。

2. 皮肤黏膜

有无黄染、发绀、苍白、皮疹、出血点、瘀斑、皮肤皱折处糜烂、血管瘤、咖啡斑等。

3. 头颈部

头颅有无畸形，前囟大小、是否隆起紧张，颈部有无肿块，颈部活动有无障碍。

4. 眼

眼裂大小是否对称，有无溢泪，结膜有无充血，有无分泌物，巩膜有无黄染，角膜是否透明，瞳孔是否居中呈圆形，视物有无异常（视物歪头、眯眼、眼球震颤等为异常）。

满月访视时进行光照反应检查，即检查者将手电灯快速移至婴儿眼前照亮瞳孔区，重复多次，两眼分别进行。婴儿出现反射性闭目为正常。

3月龄婴儿进行瞬目反射检查和红球试验，即婴儿于顺光方向，检查者用手在婴儿眼前快速移动（注意不能接触到婴儿）。婴儿立刻出现反射性、防御性的眨眼动作为正常。红球试验：婴儿仰卧，用直径5 cm左右的红球在婴儿眼上方20～30 cm处缓慢左右90°移动，婴儿出现追视红球为正常。

6月龄婴儿进行眼位检查，即将手电灯放至婴儿眼正前方33 cm处，吸引婴儿注视光源，用遮眼板分别遮盖婴儿的左眼、右眼，观察眼球有无水平或上下移动。正常婴儿两眼注视光源时，瞳孔中心各有一反光点，分别遮盖左眼、右眼时没有明显的眼球移动。

1～3岁幼儿进行眼球运动检查，以评估幼儿有无视力障碍和眼位异常。检查者在幼儿正前方，分别上、下、左、右慢速移动手电灯。正常幼儿两眼注视光源时，两眼能够同时、同方向平稳移动，反光点保持在两眼瞳孔中央。

4岁及以上幼儿进行视力检查，采用国际标准视力表或对数视力表检查幼儿视力，检测距离为5 m，视力表照度为500 Lux，视力表1.0行高度为儿童眼睛高度。检查时，一眼遮挡（忽压迫眼球），按照先右后左顺序，单眼进行检查。自上而下辨认视标，直到不能辨认的一行时为止，其前一行即可记录为儿童的视力。

5. 耳

耳郭有无畸形,外耳道有无分泌物及异味,耳郭有无皮疹。

6. 鼻

外观有无异常,有无异常分泌物,呼吸是否通畅。

7. 口腔

有无唇腭裂,口腔黏膜有无不易擦拭的白色絮状物或溃烂,乳牙数,有无龋齿及龋齿数。

8. 胸部

胸廓外形是否对称,有无鸡胸、漏斗胸、肋骨串珠、肋软骨沟等,呼吸时有无胸凹陷(见图1-2-4)。

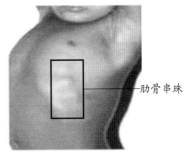

图 1-2-4 肋骨串珠

9. 腹部

有无腹胀,有无触及包块、触痛。

10. 外生殖器及肛门

外观性别是否明确。观察男婴阴囊里是否触及睾丸、睾丸大小及质地,阴囊有无水肿、包块;观察女婴的阴唇是否出现粘连。观察肛门有无异常。

11. 脊柱四肢

脊柱有无侧弯或后突,臀部和双下肢皮纹是否对称(见图1-2-5),双下肢是否等长等粗,外展试验是否异常,以此初步判断髋关节发育是否正常。有无"O"形腿或"X"形腿,有无膝关节过度伸展(见图1-2-6、图1-2-7)。

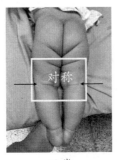
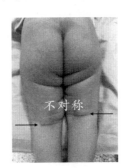

正常　　　　　　　　　　异常

图 1-2-5 腿纹不对称

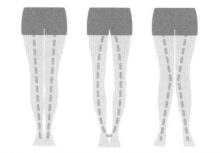

图 1-2-6 正常腿形、"O"形腿、"X"形腿

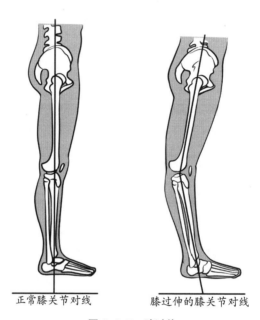

正常膝关节对线　　膝过伸的膝关节对线

图 1-2-7 膝过伸

12. 神经系统

检查四肢活动是否对称。

（四）神经心理行为发育筛查

除了对儿童进行体格发育监测外，还必须对其神经运动发育水平进行监测评估。可以通过以下两个监测工具来完成。

1. 儿童生长发育监测图

监测 8 项儿童行为发育指标（抬头、翻身、独坐、爬行、独站、扶栏上楼梯、双脚离地跳），如果某项运动发育指标至箭头右侧月龄仍未通过，则提示有发育偏离的可能。儿童生长发育图见图 1-2-8。

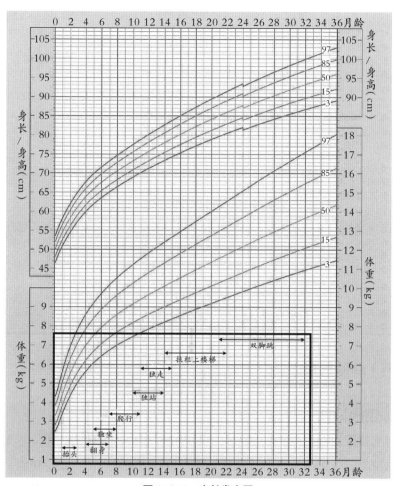

图 1-2-8　生长发育图

2. 儿童心理行为发育预警征象

表 1-2-4 中，对应各年龄中出现任何一条预警征象则提示发育偏离，需及时就诊，进行精准干预。

表 1-2-4　儿童心理行为发育问题预警征象

年龄	预警征象		年龄	预警征象	
3月龄	● 对很大声音没有反应 ● 不注视人脸，不追视移动的人或物品 ● 逗引时不发音或不会笑 ● 俯卧时不会抬头	□ □ □ □	6月龄	● 发音少，不会笑出声 ● 紧握拳不松开 ● 不会主动伸手抓物 ● 不能扶坐	□ □ □ □

续表

年龄	预警征象		年龄	预警征象	
8月龄	● 听到声音无应答	☐	3岁	● 不会双脚跳	☐
	● 不会区分生人和熟人	☐		● 不会模仿画圆	☐
	● 不会双手传递玩具	☐		● 不能与其他儿童交流、游戏	☐
	● 不会独坐	☐		● 不会说自己的名字	☐
12月龄	● 不会模仿"再见"或拍手"欢迎"动作	☐	4岁	● 不会说带形容词的句子	☐
	● 呼唤名字无反应	☐		● 不能按要求等待或轮流	☐
	● 不会用拇指、食指对捏小物品	☐		● 不会独立穿衣	☐
	● 不会扶物站立	☐		● 不会单腿站立	☐
18月龄	● 不会有意识叫"爸爸"或"妈妈"	☐	5岁	● 不能简单叙说事情经过	
	● 不会按要求指人或物	☐		● 不知道自己的性别	
	● 不会独走	☐		● 不会用筷子吃饭	
	● 与人无目光对视	☐		● 不会单脚跳	
2岁	● 无有意义的语言		6岁	● 不会表达自己的感受或想法	
	● 不会扶栏上楼梯/台阶			● 不会玩角色扮演的集体游戏	
	● 不会听指令做简单事情			● 不会画方形	
	● 不会用匙吃饭			● 不会奔跑	
2岁半	● 兴趣单一、刻板	☐			
	● 不会说2～3个字的短语	☐			
	● 不会示意大小便	☐			
	● 走路经常跌倒	☐			

（五）辅助检查

1. 血常规检查

通过血红蛋白和红细胞平均体积、平均血红蛋白浓度检测，评价有无缺铁性贫血。铁缺乏，可影响儿童生长发育、智力和运动能力降低、免疫功能下降、影响其他营养元素的代谢和吸收。6～9月龄儿童检查1次，1～6岁儿童每年检查1次，可在社区卫生服务中心和乡镇卫生院免费检测。

2. 听力筛查

对有听力损伤高危因素的儿童，在其6、12、24、36月龄各进行1次听力筛查，使用设备为便携式听觉评估仪或筛查型耳声发射仪。

3. 视力筛查

儿童4岁开始每年进行1次视力筛查。使用设备为国际标准视力表或标准对数视力表灯箱。

（六）健康评价

一般用2种评价方法，数据表法（专业版，在此不作细说）和曲线图法。具体评价等级分为五等级和三等级。

曲线图法

使用曲线图法可以清楚直观地看到儿童生长趋势和变化轨迹，及时发现生长发育偏离，及时地进行早期干预。

（1）五等级评价：下、中下、中、中上、上（图1-2-9）。

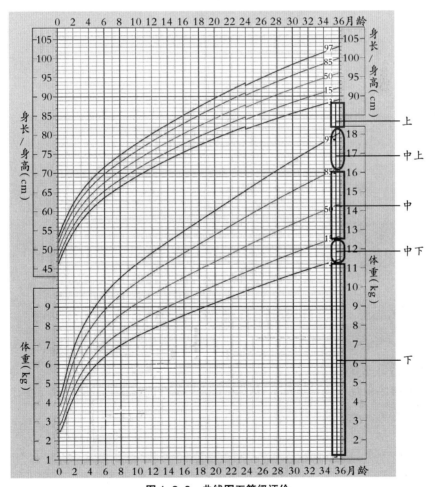

图 1-2-9　曲线图五等级评价

（2）三等级评价：下、中、上（图1-2-10）。

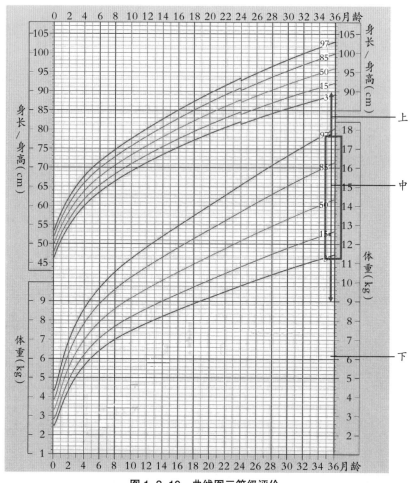

图1-2-10　曲线图三等级评价

　　将每次测量读取到的体重、身长（身高）、头围数值与同年龄同性别儿童的参照曲线进行比较，评估出个体儿童横向体格发育所处的水平，将每次的测量值连成线，生成自身的生长轨迹，评估出个体儿童纵向发育所处的水平，即生长速度（生长潜力）是匀速、增速或减速。

第三节　儿童生长曲线图

一、什么是生长曲线图

以儿童的年龄或身长（身高）为横坐标，以生长指标为纵坐标，绘制成的曲线图为生长曲线图。生长曲线图能直观、快速地了解儿童的生长情况，通过追踪观察可以清楚地看到生长趋势和变化情况，及时发现生长偏离的现象。

如图 1-3-1、图 1-3-2 所示，生长曲线图包含体重（weight）、身高（height）、体质量指数（BMI）、头围（head circumference）4 项指标。其中横坐标为年龄，纵坐标为上述 4 项参数。可以看到曲线包括 5 条线，分别为第 3 百分位，第 15 百分位，第 50 百分位，第 85 百分位，第 97 百分位。百分位数通俗而言，指 100 个孩子身高 / 体重 / 头围从低到高排列，前 3 名为第 97 百分位，前 15 名为第 85 百分位，前 50 名为第 50 百分位，后 15 名为第 15 百分位，后 3 名为第 3 百分位。

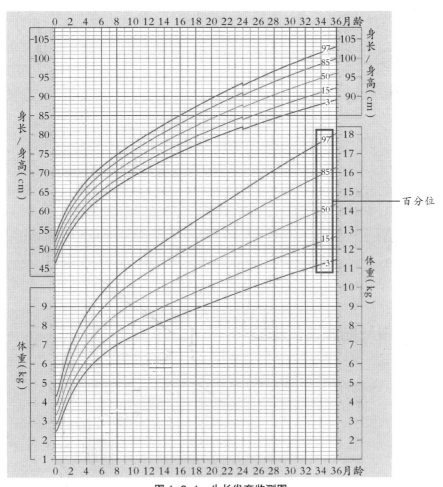

图 1-3-1 生长发育监测图

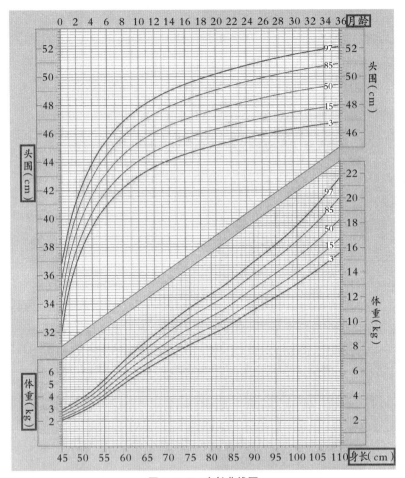

图 1-3-2　生长曲线图

二、生长曲线图的描绘

描绘方法：找到横坐标年龄点，找到体重或身长测量值点，两者直线垂直交叉点即为处在同年龄同性别的水平位置。

例：女童，3 岁，身高 94.5 cm。

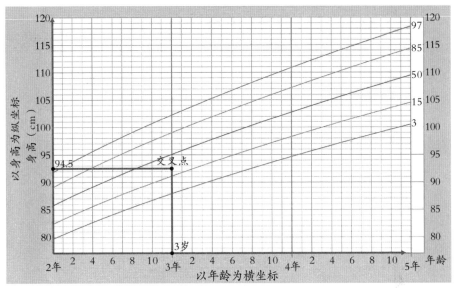

图 1-3-3　生长曲线图绘制

将每次测量的点连成线，即形成自已的生长轨迹或生长趋势，如图1-3-4所示。

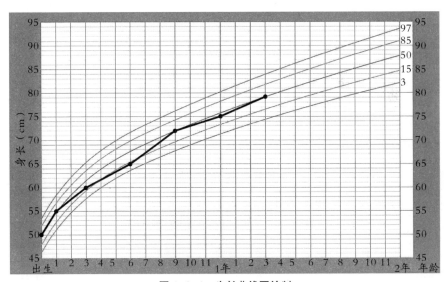

图 1-3-4　生长曲线图绘制

每次健康体检时，都需描绘生长曲线，按照基本公共卫生儿童健康管理规范，健康检查的年龄为：1月龄，3月龄，6月龄，9月龄，12月龄，15月龄，18月龄，2岁，2.5岁，3岁，之后每年一次。在这些年龄进行生长曲线的描绘，通过这些来评估孩子生长的是否正常。建议养育人每个月测量一次体重、身长、头围并描绘。

三、利用生长曲线图评估儿童体格发育

曲线图中，第3百分位到第97百分位都属于正常范围。低于第3百分位需警惕生长发育偏离，需要重视和排查问题。

另外，要注意孩子的生长趋势。如果儿童的身高／体重／头围沿着一条曲线向上长，或者在两条线之间（一个主百分位之间）波动，属于正常范围，如图1-3-5所示。

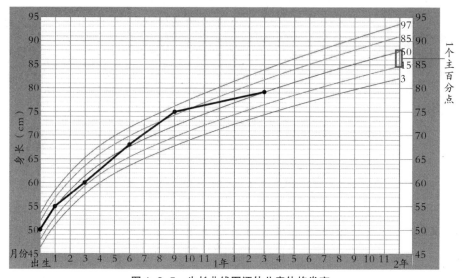

图1-3-5　生长曲线图评估儿童体格发育

如果孩子的生长趋势快速向上（图1-3-6）或向下（图1-3-7），则提示有生长发育偏离，需及时转诊。

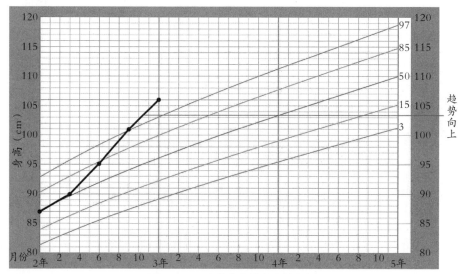

图1-3-6　生长发育偏离（向上）

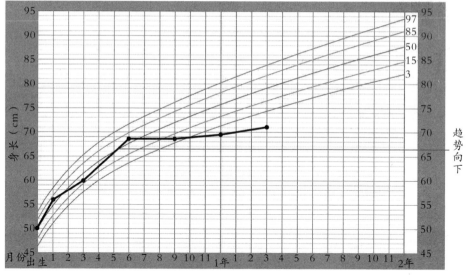

图 1-3-7 生长发育偏离（向下）

如果生长曲线从开始就处在下的水平且一直保持，属于低速生长（图 1-3-8），也要寻找原因。

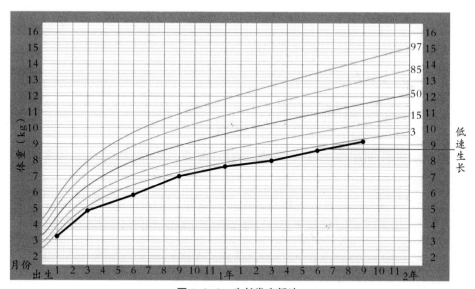

图 1-3-8 生长发育低速

如果孩子的生长趋势，从上或下向中线靠拢，之后保持稳定增长趋势，一般提示没有问题。经常有家长询问，孩子以前生长指标都处在上的水平，一直以来吃饭、睡觉、玩耍都正常，也没有疾病，2 岁后却发现生长指标下滑，处于中等水平。这是因为在 2 ～ 3 岁，孩子的生长逐渐脱离孕期营养问题，而孩子自身的营养问题和遗传问题开始出现，逐渐向遗传轨迹靠拢并沿着遗传轨迹前进。1/3 ～ 2/3 孩子的曲线会穿越 1 条线，向中线靠拢或者远离中线，只要不是越来越远，一般都是正常的现象。

图 1-3-9 所示 A 生长曲线的孩子逐渐回归遗传轨迹，B 生长曲线的早产孩子完成追赶生长后也逐渐回归其遗传轨迹。

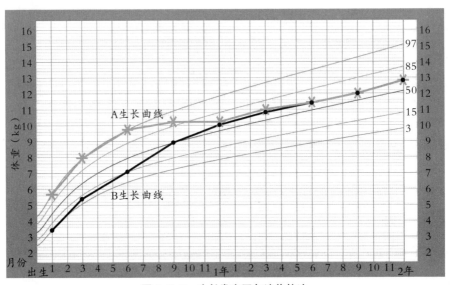

图 1-3-9　生长发育回归遗传轨迹

第四节　母乳喂养

　　母乳是妈妈送给宝宝的第一份爱，是为自己的宝宝量身定制的。母乳营养丰富，富含配方奶粉所没有的免疫因子和生长因子，绿色环保，易于消化吸收，尤其是初乳，含有大量免疫活性物质，可保护新生宝宝避免感染，是婴儿的第一剂"疫苗"。生后 2 周内是建立母乳喂养的关键时期。母乳喂养能够满足健康婴儿生后 6 个月内全部营养需求；母乳含水量达 88%，完全能够满足婴儿对水分的需要，即使在炎热天气里也能够提供充足水分。乳母保持身心愉悦，睡眠充足，营养均衡清淡（需额外增加能量 500kcal/d。能量参考：例如鲜牛奶每 100ml 约 67kcal，1 个鸡蛋约 68kcal[①])，正常进食绿叶蔬菜。母乳分泌量不受母亲饮食的影响，非医学指征情况下，乳母食物忌口缺乏科学依据。乳汁的营养成分会随宝宝生长发育的需求而动态调整。

_____

　　① 　注：1kcal=4.18kJ

一、母乳喂养的益处

母乳是孩子最好的食物，母乳喂养是人类自进化以来就存在的一种喂养方式。母乳中的 2000 多种对人体发育有益的生物活性物质可以促进宝宝认知发育，帮助宝宝迅速提升智能水平。母乳喂养不但能提供给宝宝所需要的最佳营养，促进宝宝婴儿期、儿童期的健康发育，而且对宝宝长大成人后的健康也有深远的意义。此外，母乳喂养还会降低许多后期不良状况的发生率，如肥胖、肠道感染。目前，医学研究的结果还显示，成年期代谢综合征，包括肥胖、高血压、高血脂、糖尿病、心脑血管疾病等，都与早期喂养方式相关。

1. 对孩子的益处

母乳喂养时婴儿与母亲皮肤接触，有助于建立亲子关系；安抚婴儿；刺激大脑发育，促进神经、运动、情感、感知觉（触觉、味觉、视觉、嗅觉、听觉）眼睛及下巴（语言）发育；稳定孩子的呼吸和心脏跳动；可降低孩子腹泻、上呼吸道感染、耳部等感染性疾病发生的风险；降低成年期肥胖、糖尿病和心血管疾病等慢性疾病的发生。

2. 对母亲的益处

激发母亲的母性反应；减少产妇患产后出血、乳腺癌、卵巢癌的风险。

二、促进乳汁分泌

分娩后给新生儿第一次哺喂母乳的时间称为开奶。开奶时间越早越好，健康母亲产后 1 小时即可开奶。最初几日，分泌少量的淡黄色乳汁，称为初乳，含有丰富的维生素 A、β 胡萝卜素，可促进新生宝宝胃肠道黏膜上皮生长，从而帮助宝宝抵抗感染。母亲每天分泌的初乳量为 4 ～ 5 ml，新生婴儿的胃容量约为 5 ml，因此初乳完全能满足新生儿所需的全部营养。大多数母亲会在分娩 2 ～ 3 日后开始分泌更多的乳汁。最初数周，吮吸越多母乳分泌就越多，夜间哺喂母乳更能促进乳汁分泌。

母乳喂养当按需喂养，回应性哺乳，及时移出乳房内的乳汁；每次哺乳时先喂空一侧乳房（婴儿松口放开），再喂另一侧，下次哺乳时先从未喂空的一侧乳房开始，让婴儿吃到前奶（蛋白质含量高）和后奶（脂肪含量高）；母乳喂养时乳母应身心愉快、充足睡眠、膳食均衡。

三、哺乳技巧

当孩子有饥饿表现时，母亲应立即哺乳。孩子在饥饿时可能有如下表现：从睡眠中醒来，转动脑袋，好像是在寻找乳房一样，吮吸其手、嘴唇或舌头，哭闹等。喂奶次数开始为1～2小时一次，以后2～3小时一次，逐渐延长至3小时左右一次。

每次哺乳前，母亲应做好手卫生。哺乳姿势有斜抱式、卧式、抱球式。无论用何种姿势，都应该让婴儿的头和身体呈一条直线，婴儿身体贴近母亲，婴儿的头和颈得到支撑（见图1-4-1）。正确的含接姿势是婴儿的下巴贴在乳房上，嘴张大，将乳头及大部分乳晕含在嘴中，婴儿下唇向外翻，嘴上方的乳晕比下方多。婴儿慢而深地吮吸，能听到吞咽声（见图1-4-2）。

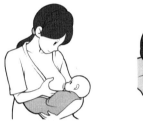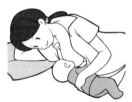

图 1-4-1　母乳喂养的多种姿势

含接的内部图

良好　　　　　　　不良

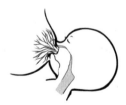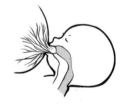

含接的外部图

良好　　　　　　　不良

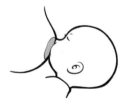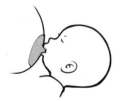

图 1-4-2　乳房含接图

根据孩子的情况可在不同时间母乳喂养每个孩子，每次喂奶持续的时间可不同，例如，一些母亲可在 5 分钟内完成一次喂奶，但有些母亲可能需要 20 分钟或更长时间。每次母乳喂养时让孩子先吸空一侧乳房，然后母亲可观察孩子是否想要吮吸对侧乳房。当母亲下次进行母乳喂养时，便可从另一侧乳房开始。每次轮换开始吮吸的乳房有助于母亲的双侧乳房都能继续分泌乳汁。

四、哺乳期营养指导

产后的母亲一方面要分泌乳汁喂养宝宝，另一方面要补偿妊娠及分娩时的营养，以促进自身各器官的功能恢复，所以乳母需要更多的营养素。

（1）增加富含优质蛋白质和维生素 A 的动物性食物及海产品，选用碘盐。

（2）产褥期食物多样但不过量，重视整个哺乳期营养。

（3）保持愉悦心情，充足睡眠才能促进乳汁分泌。

（4）坚持哺乳，适度运动，逐步恢复适宜体重。

（5）忌烟酒，避免浓茶和咖啡。

总之，坐月子期间及后期要膳食均衡，种类多样，不挑食、偏食。既不能过度滋补导致营养过剩变成"生育性肥胖"，影响远期健康；也不能为了尽快恢复孕前体重而盲目节食，影响产后康复及乳汁分泌，导致宝宝生长发育不良（见图 1-4-3）。

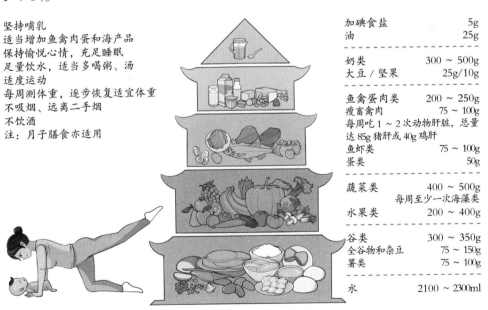

坚持哺乳
适当增加鱼禽肉蛋和海产品
保持愉悦心情，充足睡眠
足量饮水，适当多喝粥、汤
适度运动
每周测体重，逐步恢复适宜体重
不吸烟、远离二手烟
不饮酒
注：月子膳食亦适用

加碘食盐	5g
油	25g
奶类	300 ~ 500g
大豆 / 坚果	25g/10g
鱼禽蛋肉类	200 ~ 250g
瘦畜禽肉	75 ~ 100g
每周吃 1 ~ 2 次动物脏，总量达85g猪肝或40g鸡肝	
鱼虾类	75 ~ 100g
蛋类	50g
蔬菜类	400 ~ 500g
每周至少一次海藻类	
水果类	200 ~ 400g
谷类	300 ~ 350g
全谷物和杂豆	75 ~ 150g
薯类	75 ~ 100g
水	2100 ~ 2300ml

图 1-4-3 中国哺乳期妇女平衡膳食宝塔

五、常见的母乳喂养问题及处理

1. 乳头疼痛或皲裂

针对乳头疼痛或皲裂处理方法：确保婴儿含接姿势、乳母的喂养姿势正确；将一些母乳涂在乳头上，让其自然风干形成一层保护膜；不要停止母乳喂养；不要用肥皂或乳膏涂沫乳头；先从疼痛轻的一侧乳房开始母乳喂养。

2. 乳腺炎的症状

针对乳腺炎的处理方法：确保婴儿含接姿势正确、变换母乳喂养姿势转移乳房受压点、哺乳前温敷乳房、增加哺乳次数、避免用"剪刀手"姿势夹住乳房、乳母避免穿紧身上衣、获得家人支持，让母亲多休息；必要时就医。

3. 母乳不足

针对母乳不足所采取的处理方法主要为保证正确的哺乳方式和穴位按摩，具体如下。

（1）保证正确的哺乳方式：增加哺乳次数，哺乳间隔不超过 3 小时；确保婴儿良好的含接姿势、乳母的喂养姿势正确；避免使用奶瓶或安抚奶嘴；暂停所有给婴儿喂的不必要的补充剂；先喂空一侧乳房（婴儿松口放开），再喂另一侧，让婴儿吃到前奶和后奶。

（2）穴位按摩：产妇取俯卧坐位，施术者于产妇身后，双手握拳，两拇指采用弧形揉按法施于背部脊柱两旁腧穴，自上而下，揉按 10 遍，以引起产妇泌乳反射，最后拿捏肩井 3 次，从上而下拍打后背 10～20 次（见图 1-4-4）。

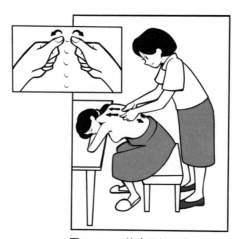

图 1-4-4　按摩孕妇后背

4.母亲患感冒和腹泻

母亲患感冒和腹泻期间可以继续母乳喂养。擦鼻涕、咳嗽或打喷嚏之后要洗手，感冒期间要戴好口罩、遮住口鼻。母亲患病期间若有用药需在医生指导下进行母乳喂养。

5.乳头内陷

针对乳头内陷的处理方法：每日用清水（忌用肥皂、酒精之类）擦洗、挤、捏乳头，也可用乳头矫正器矫正乳头内陷或根据乳头大小，用5ml或10ml注射器自制矫正器（图1-4-5）。

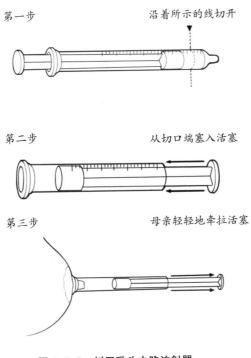

第一步　　　　　　　沿着所示的线切开

第二步　　　　　　　从切口端塞入活塞

第三步　　　　　　　母亲轻轻地牵拉活塞

图1-4-5　纠正乳头内陷注射器

六、母乳保存方法

母亲外出或母乳过多时，可将母乳挤出存放至干净的容器或特备的"母乳保鲜袋"保存。建议冷冻保存时采用独立空间存放，不与鱼肉等食物混放。母乳食用前用温水加热至40℃左右喂哺。不同温度储存条件下母乳储存时间不同，见表1-4-1。

表 1-4-1　不同温度储存条件的母乳储存时间

储存温度	最长储存时间
室温（25℃）	4 小时
冰箱冷藏室（4℃）	48 小时
冰箱冷冻室（-20℃）	3 个月

七、不宜母乳喂养的情况

母亲正接受化学治疗或放射治疗、肺结核活动期且未经有效治疗、患乙型肝炎且新生儿出生时未接种乙肝疫苗及乙肝免疫球蛋白、患艾滋病、乳房上有疱疹、母亲吸毒等情况不宜母乳喂养。母亲患其他传染性疾病或服药时，应咨询接诊医生，决定是否可以母乳喂养。

第五节　辅食添加原则

一、为什么要添加辅食

随着孩子年龄的增长，一是要从顺应按需喂养逐步过渡到顺应按时喂养，逐步建立起消化道规律的"生物钟"，二是要学会适应环境的本领。学会"吃"这一能力是生存的基本需求，包括食物性状上从流汁、颗粒状、块状过渡到固体食物，功能上掌握吞咽、咀嚼、尝味。营养是生存的基础，它包括营养素、营养行为和营养环境。出生 6 个月内充足的流汁奶液能满足孩子的生长发育的需求，6个月之后因需求增加，单纯的母奶喂养已满足不了孩子生长发育的营养需求了，此后要学会咀嚼、尝试各种美食，补充奶类营养素不足的那部分，同时促进口腔肌肉的协调发展，为语言发育打下良好的基础；促进味觉的发育，每种食物都有其独一无二的味道，学会尝吃各种食物，为以后不挑食、不偏食做好准备；学会掌握除了奶嘴之外的其他进食工具，比如勺子等，促进手、眼、脑的功能协调，达到启迪智力的目的。

二、辅食添加时机

（1）年龄：6 个月之后。

（2）发育情况：抬头、竖头稳定，看见其他人进食有想吃的愿望。

三、辅食添加步骤

辅食添加步骤如下，具体可见图 1-5-1。

（1）种类由一种到多种。每添加一种新食物，要在前一种食物食用 3～5 天没出现任何异常之后跟进。先添加最不容易出现过敏的米粉、猪肉泥、肝泥等，观察宝宝添加这些食物后有无皮疹、呕吐、腹泻等，如果未出现上述症状，则可以放心地逐步添加其他食物。

（2）数量由少到多。增加的量要适合宝宝的胃容量和消化吸收能力。第一天 10ml 左右，第二天加至 20ml 左右，第三天加至 30ml 左右。

（3）性状由稀到稠。"稀"类似于用勺舀起食物时，倾斜勺子时食物会像液体一样流淌下去；"稠"类似于食物粘在一起成团，从勺里往外倒时，可成团落下。质地由颗粒状到小块状直至成人的固体食物。

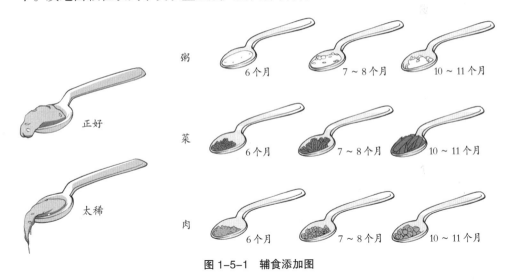

图 1-5-1 辅食添加图

四、饮食行为和环境

1. 养育人

养育人需与儿童有良好的互动关系，及时识别孩子的饥饿和饱足反应（或表现）。掌握儿童营养与喂养科学知识。提高烹饪水平，做到膳食色香味均衡。

2. 儿童

建立规律的进餐生物钟，杜绝不良进食行为（进餐时看电子产品、玩玩具等）。摄入不足时增加食物的能量密度，保持进餐环境安静，避免噪声或各种干扰；进餐体位安全、舒适，进餐时保持愉快状态，限制用餐时间；新食物、食物分量应顺应孩子发展和需要，让其学会独立进食。

3. 儿童进餐规则

提供温馨和谐、轻松愉悦的就餐环境；餐具符合儿童发育水平；专心进食，避免用电子产品、玩具等方式吸引孩子多吃，使儿童注意力分散；进食规律，每次就餐时间 20 ～ 30 分钟，每天安排 2 ～ 3 次点心，餐间适量饮水；提供与儿童年龄相符的食物种类及性状，食物多样化，营养均衡；给小婴儿逐渐引入新食物（尝试 8 ～ 15 次），鼓励较大婴儿、幼儿自主进食（可以手抓）；允许与儿童年龄相符的狼藉情况发生。

4. 令孩子讨厌的喂养行为

（1）喂养时养育人不停地张大嘴，发出"啊"的声音。

（2）不停地催促宝宝"快吃"。

（3）碗或勺一直放在宝宝的嘴边。

（4）重复而机械地问宝宝"好吃吗？"

（5）养育者唱歌 / 跳舞 / 扮小丑等来吸引宝宝多吃一口。

（6）宝宝第一口还没吞下去又塞入第二口。

（7）面无表情或心不在焉地喂。

（8）边喂宝宝边看手机。

（9）喂养过程中家庭成员吵吵闹闹。

（10）养育人情绪焦虑、抑郁，无亲子互动。

五、顺应喂养

顺应喂养是指在顺应养育模式框架下发展起来的婴幼儿喂养模式。顺应喂养要求：父母应负责准备安全、有营养的食物，并根据婴幼儿需要及时提供；父母应负责创造良好的进食环境；而具体吃多少，则应由婴幼儿自主决定，若其不吃不应强制喂食。

六、温馨提示

（1）1 岁以内奶为主，终身喝奶。

（2）自然形成一餐代替一顿奶。

（3）食材新鲜，结构合理，1岁内无盐，1岁后少盐、少糖、少油，现做现吃。

（4）儿童营养从小抓好，一旦形成不良习惯，需要用翻倍甚至更长的时间去纠正。

第六节　特殊状态下的喂养指导

一、早产儿喂养

早产儿是指胎龄（孕周）不足37周出生的新生儿。分为适于胎龄（出生体重、身长达到同胎龄胎儿水平 P_{10} 百分位以上）和低于胎龄（出生体重、身长在同胎龄胎儿水平 P_{10} 百分位以下）。早产儿各个器官的形态及生理功能不成熟，生存能力低下，如果照护不周，在婴儿期和儿童期易出现生长迟缓、消瘦、感染性疾病和发育落后，并可延续至成人期。而合理喂养是预防及干预上述不良预后的有效措施。

（一）相关概念

1. 早产儿矫正年龄

早产儿生长发育的评价包含两个方面：一是根据矫正年龄，所有的发育水平第一目标要达到矫正年龄水平，二是追赶生长至实际年龄水平。什么是矫正年龄呢？即以胎龄40周（预产期）为起点计算矫正后的生理年龄。计算方法为：矫正月龄＝实际月龄－早产周数。早产周数＝足月胎龄－出生胎龄。例如：宝宝7个月［孕28周，提前12周出生（40－28＝12）］早产，现月龄4个月（16周），则矫正月龄为1个月（16－12＝4）。一般情况下，评价早产儿生长发育时至矫正年龄2周岁，＜28周早产儿则矫正至3周岁。

2. 追赶生长

儿童受到某些如营养、环境或疾病等因素影响，会导致生长缓慢、不长甚至倒退，偏离其原来正常的轨迹，一旦去除阻碍因素，短期内会生长加快，并迅速接近或回到原来的生长轨道上，这种生长加速的过程称为追赶生长。影响早产儿追赶生长的因素包括胎龄、出生体重、疾病程度、住院期间的营养和出院前的生长状况等。追赶生长到什么情况下合适呢？一般来说，适于胎龄早产儿达到矫正月（年）龄的第25至第50百分位（ $P_{25} \sim P_{50}$ ），不足胎龄早产儿＞ P_{10} 应视为追赶生长比较满意。

（二）乳类选择

1. 母乳

　　母乳能很好地被早产儿耐受，除了其营养价值外，母乳或捐赠人乳还提供了婴儿健康和发育相关的免疫抗体成分、激素和酶，母乳喂养可以降低早产相关疾病的发生率。早产儿出生 2 周后的母乳，含有比足月儿母乳更高的能量，更高浓度的脂肪、蛋白质等，所以其能量密度也较高。母乳为早产儿的首选喂养方式，并至少应持续母乳喂养至 6 月龄以上。

 小贴士

母乳的处理

　　新鲜母乳可以立即喂养或储存于 4℃冰箱。冷藏母乳可以在挤奶后 48 小时内安全使用。48 ~ 96 小时不使用的母乳应在挤出后迅速冻存于 −20℃冰箱。母乳冰冻和加热处理会使一些不稳定的因子发生改变，如细胞组分、IgA 及 IgM、乳铁蛋白、溶菌酶、C3 补体。但通常情况下冰冻比加热更益于保存这些因子。经过冻存的母乳在挤出后 3 个月内基本保留了大多数免疫成分（除了细胞组分）和维生素。这些母乳在用来喂养母亲自己的婴儿时并不一定需要进行常规细菌检查和巴氏消毒。冻存的母乳应该在冰箱里或温水中（水龙头的流水）逐渐解冻。专用的母乳加热器同样可以用来解冻母乳并且平稳加热至体温。在加热或与水接触之前应该将母乳容器的盖子收于塑料袋中避免污染。不建议使用微波炉解冻，因为这样会减少 IgA 和溶菌酶的活性。解冻的母乳应该存放在冰箱并且在 24 小时内使用。

2. 强化人乳

　　因早产儿摄入量的限制和人乳中蛋白质和主要营养素含量随泌乳时间延长而逐渐减少，使早产儿难以达到理想的生长状态，特别是极（超）低出生体重儿。对于胎龄 < 34 周、出生体重 < 2000g 的早产儿，采用人乳强化剂加入早产母乳或捐赠人乳，可增加人乳中蛋白质、能量、矿物质和维生素含量，确保其营养需求。

3. 早产儿配方奶

　　适用于胎龄 < 34 周、出生体重 < 2000g 的早产儿在住院期间应用。与普通

婴儿配方奶相比，此种早产儿配方奶增加了能量密度及蛋白质等多种营养素，以满足早产儿在出生后早期生长代谢的需求。

4. 早产儿过渡配方奶

对于胎龄＞34周的早产儿或出院后早产儿，如长期采用早产儿配方奶可导致过多的能量、蛋白质及其他营养素的摄入，增加代谢负荷。故目前有介于早产儿配方奶与普通婴儿配方奶之间的过渡配方奶，即早产儿过渡配方奶，或早产儿出院后配方奶，以满足早产儿继续追赶生长的营养需要。

5. 婴儿配方奶

以牛乳等为基础的配方奶可满足一般婴儿生长发育需要，用于无法进行人乳喂养的婴儿。

6. 其他特殊医学用途配方奶

如去乳糖配方、水解蛋白配方、氨基酸配方等配方奶，特殊情况时应在医生指导下应用。

（三）辅食添加

早产儿、低出生体重儿引入半固体食物的月龄有个体差异，与其发育成熟水平有关。一般为校正月龄4～6个月，胎龄小的早产儿发育成熟较差，引入时间相对延迟。引入半固体食物过早会影响摄入奶量或导致消化不良；引入过晚会影响多种营养素的吸收或造成进食技能发育不良。注意观察对各种食物的耐受程度，循序渐进地添加。进食技能的培养是逐步的过程，要根据早产儿的发育成熟度，适时锻炼咀嚼功能和口腔运动能力。

（四）其他营养素的添加

为促进早产儿的理想生长，尚需补充其他重要营养素。

1. 维生素

由于人乳中脂溶性维生素和水溶性维生素均难以满足早产儿追赶生长的需要，尤其是维生素A和维生素D。早产儿、低出生体重儿出生后即应补充维生素D800～1000U/d，3月龄后改为400U/d，直至2岁。该补充量包括食物、日光照射、维生素D制剂中的维生素D含量。

2. 矿物质

早产儿生后 2 ～ 4 周需开始补充元素铁 2mg/（kg·d），直至校正年龄 1 岁。钙推荐摄入量 70 ～ 120mg/（kg·d），磷 35 ～ 75mg/（kg·d）。所有矿物质推荐量包括配方奶、人乳强化剂、食物和铁钙磷制剂中的含量。

3. 长链多不饱和脂肪酸（LC-PUFA）

LC-PUFA 对早产儿神经发育有重要作用，尤其二十二碳六烯酸（DHA）和花生四烯酸（ARA），两者应在早产儿喂养时进行补充。母乳喂养是获得 LC-PUFA 的最佳途径，早产母乳中 DHA 高于足月母乳，但受母亲膳食影响较大，建议进行哺乳期营养指导。目前对早产儿的推荐量：DHA 55 ～ 60mg/（kg·d），ARA 35 ～ 45mg/（k·d），直至胎龄 40 周。

（五）早产儿喂养的目标

提供营养支持以保证最佳的生长发育并降低营养相关疾病的发病率和死亡率是早产儿喂养的目标。良好的喂养措施可以降低许多早产儿生长迟缓现象的发生。因此最佳营养喂养指导对早产儿极为重要。

二、食物过敏喂养

食物的不良反应可由免疫（食物过敏）或非免疫性机制介导。食物过敏（food allergy）定义：机体对摄入的食物蛋白发生异常的反应，有免疫机制参与。而食物不耐受是另一种非免疫介导所致的不良反应，最常见的是由于乳糖酶缺乏导致的乳糖不耐受，症状包括腹部不适、腹胀、消化乳糖能力下降所引起的稀糊样大便。

尽管家长汇报的过敏患病率非常高，但真正的儿童食物过敏患病率为 4% ～ 8%。因此，通过医生的诊断以避免不必要的饮食回避非常重要。但是食物过敏可发生严重的不良反应，甚至危及生命，这就更加需要仔细的诊断评估以及正确的致敏原回避和对症治疗。

（一）饮食回避

最主要的治疗是回避过敏性食物导致的不良反应。对于那些以配方奶喂养的牛奶过敏婴儿，可以选择低过敏原配方奶（如深度水解酪蛋白配方奶）。若患儿对深度水解奶粉仍过敏，可选择氨基酸配方奶。来源于其他动物的奶可能与牛奶存在交叉反应，不推荐其他动物奶制品作为替代品。对某些特定食物高度敏感的患儿母乳喂养时，其母亲的饮食不当也可能触发过敏反应。因此，母亲回避致敏食物是必要的。

对于长期回避饮食的患儿，必须定期随访，监测身高、体重及发育情况。

（二）辅食添加

延迟引入固体食物可能增加过敏风险。对于健康婴儿而言，虽然纯母乳喂养不能作为预防过敏的方法，但因为会给母亲及婴儿带来近期及远期的益处，尤其是在中低收入国家，所以仍应遵循 WHO "纯母乳喂养至 6 月龄" 的建议。并建议将 4～6 月龄引入固体食物作为预防食物过敏的策略。

（三）自然进程

大多数（约 85%）患儿在 3～5 岁后对很多食物的敏感性（鸡蛋、牛奶、小麦、大豆）会降低。虽然过敏的耐受很慢，但多能在青春期前获得耐受。相反，对花生、坚果、海产品的过敏很难消失。应建议食物过敏的患儿每 6～12 个月重新评估食物过敏情况。辅助检查也可帮助判断，比如食物特异性 IgE 抗体降低、皮肤点刺试验减弱提示过敏的缓解。

三、腹泻喂养

腹泻病（diarrheal disease）是一组多病原、多因素引起的消化道疾病，为世界性公共卫生问题。腹泻病主要表现为：①大便性状改变，呈稀便，水样便，黏液便或脓血便。②大便次数比平时增多，每日 ≥ 3 次。腹泻病在我国儿童中属于第二位常见多发病（仅次于呼吸道感染疾病）。腹泻病病因分类可分为感染性和非感染性。腹泻病的治疗方法：继续饮食、预防脱水、纠正脱水、合理用药。患儿的脱水评估由医生判断。

（一）饮食治疗

给患儿足够的饮食以预防营养不良：可进食平时习惯的饮食，只要有食欲可以鼓励进食。腹泻患儿禁食是有害的，但部分呕吐严重、消化道出血等患儿可在医生指导及医院观察等情况下禁食。不用担心腹泻患儿饮食不能被消化吸收。不推荐进食高脂肪、高纤维素食物。

（二）液体治疗

1. 有腹泻而无脱水

腹泻一开始就要给患儿口服更多的液体以预防脱水：建议选用以下液体的任何一种。

（1）米汤加盐溶液。配制方法：米汤 500ml 和细盐 1.75g（半啤酒瓶盖），随时口服，不禁食继续喂养。据观察，预防脱水成功率可达 91.3%；治疗轻-中度脱水成功率可达 97.3%。

（2）2002 年 WHO 推荐低渗口服补液盐（RO-ORS）溶液：每腹泻一次给服 RO-ORS 液 50～100ml，直至腹泻停止。RO-ORS 为 1/2 张液体，不易出现高钠血症。

2. 适用于轻-中度脱水

此类脱水约占 90%，完全可用 RO-ORS 纠正脱水，既经济又方便，效果也很好。4 小时后再评估一下脱水症状，如脱水已纠正，即可回家采用家庭口服补液。

（1）母乳喂养儿继续母乳喂养。

（2）人工喂养。应调整饮食，6 个月以下小婴儿，用配方奶，加等量米汤或水稀释，由少量逐渐增加，直至恢复正常饮食。6 个月以上的幼儿可用已习惯的日常饮食，选用稠粥、面条，并加些熟植物油、蔬菜、肉末或鱼末等，但需由少到多，喂养困难者可用管式喂养。

（3）要素饮食，主要由葡萄糖（或多聚糖）、中链脂肪酸、氨基酸或蛋白水解物及高能量水解粉组成，这种饮食基本不需要经消化即能在小肠上部被吸收。或者不含乳糖的奶粉，对腹泻有一定效果。

针对腹泻患儿，除了上述治疗外，还需要病因治疗、药物治疗等手段。但因婴幼儿年龄越小，进展为严重脱水可能性越大，故建议在医生指导下综合治疗。

四、呼吸道感染喂养

呼吸道感染是儿童常见病，包括急性上呼吸道感染、支气管炎、喉炎、肺炎等，在我国儿童中属于第一位常见多发病。婴幼儿由于呼吸系统解剖结构不完善，代谢需求旺盛，呼吸道 sIgA 发育不成熟等因素，更容易诱发呼吸道感染。

（一）诱发因素

营养不良、缺乏锻炼或过度疲劳，以及有过敏体质的儿童，因身体防御能力降低，容易发生上呼吸道感染。特别在消化不良、佝偻病及有免疫功能低下的患儿身上多发。

（二）一般治疗

早期常有发热，亦可出现高热，可对症退热处理，并注意补充足量水分。保持呼吸道通畅，尽量多休息，控制室内温度及湿度。

（三）饮食治疗

发热期间宜给流质或软食；哺乳期间的婴儿应少量多次喝奶，以免导致吐泻等消化不良症状。

（四）早期预防

呼吸道感染的发生发展不但取决于侵入的病原体种类、毒性和数量，且与宿主防御功能和环境因素有密切关系。如居住拥挤、大气污染、被动吸烟、间接吸入烟雾，均可降低呼吸道局部防御能力，促使病原体生长繁殖。故加强锻炼，改善营养状况与环境卫生对预防感染十分重要。

第七节 问题儿童转诊指征

在儿童健康检查过程中，发现以下危及儿童生命的征象时应及时转诊至上级医疗机构做进一步诊治。

（1）对低体重、生长迟缓、消瘦、肥胖、营养性缺铁性贫血及维生素 D 缺乏性佝偻病儿童进行登记，并转入儿童营养性疾病管理。

（2）对儿童心理行为发育筛查结果可疑或异常的儿童进行登记并转诊。

（3）出现下列情况之一，且无条件诊治者应转诊：①皮肤有皮疹、糜烂、出血点等，淋巴结肿大、压痛。②头围过大或过小，前囟张力过高，颈部活动受限或颈部包块。③眼睑、结膜、角膜、瞳孔等检查发现可疑；视物异常、不注视、不追视；检查配合的婴儿经反复检测均不能引出光照反应和瞬目反射；眼位检查和眼球运动检查发现眼位偏斜或运动不协调；复查后视力，4 岁儿童 ≤ 0.6、5 岁

及以上儿童 ≤ 0.8 或两眼视力相差两行及以上。④耳、鼻有异常分泌物，听力筛查未通过。⑤唇裂、腭裂等颜面发育异常；乳牙早萌或滞留；乳牙反咬合；龋齿。⑥心脏杂音，心律不齐，肺部呼吸音异常。⑦肝脾肿大，腹部触及包块。⑧脊柱侧弯或后突，四肢不对称、活动度和肌张力异常，疑有发育性髋关节发育不良。⑨外生殖器畸形、睾丸未降、阴囊水肿或包块。⑩具有眼病高危因素的新生儿和出生体重 < 2000g 的早产儿和低出生体重儿。

在健康检查中，发现任何不能处理的情况均应转诊。

第二章
新生儿期保健

新生儿从母体安全降落来到人世间，生存环境发生了巨大变化，稍有不慎，有可能导致宝宝生长发育受限并影响终身，严重的可危及生命。宝妈宝爸们也许是第一次成为人父人母，如何识别影响宝宝生长发育的危险因素并及时就医、如何科学地促进宝宝健康成长，是新生儿家庭访视内容的重点。入户访视过程中，要准确判断有可能影响宝宝生长发育的危险因素、有无异常症状和体征，宝宝生长发育是否正常，正常者提供科学的喂养、护理、早期发展等育儿知识，异常者及时就医。同时也要教会养育人在养育宝宝的过程中如何识别危险因素、异常症状和体征并及时就医。

第一节　新生儿家庭访视要点

一、新生儿家庭访视目的

新生儿家庭访视的目的：上门服务，观察新生儿饮食及居住环境，对新生儿进行健康检查，对养育者做好新生儿喂养、护理、疾病预防和发育促进进行指导。

访视的意义：及时发现发育偏离和疾病并处理或转诊，降低新生儿患病率和死亡率，促进新生儿健康成长。

二、新生儿家庭访视对象

辖区内居住的所有新生儿（包括常住人口和流动人口）。

三、新生儿家庭访视时间及频次

（一）访视时间

（1）正常足月新生儿出院后回到家中或月子中心7天内。

（2）高危新生儿出院后回到家中或月子中心 3 天内。

（二）访视频次

（1）正常足月儿，访视次数 2 次。第 1 次为出院回到家中或月子中心，第 2 次为 28～30 天。

（2）高危新生儿和正常足月儿首次访视发现问题者酌情增加访视频次。

四、新生儿家庭访视地点

（1）首次访视和酌情增加的访视：家中或月子中心。

（2）满月访视（出生后 28～30 天）：乡镇卫生院或社区卫生服务中心。

五、新生儿家庭访视要求

承担新生儿家庭访视工作的人员需要有资质，需要掌握一些基本的医学知识及同家长的沟通技巧，具体如下。

（1）在取得"儿童保健"专业技术培训合格证书的医护人员带领下开展新生儿家庭访视，访视过程注意医疗安全，防止交叉感染。

（2）入户前仪表干净整洁，携带好新生儿家庭访视包，告知访视目的和服务内容。

（3）检查前做好手卫生，检查时注意保暖，动作轻柔，避免孩子滑落受伤。

（4）反馈访视结果，指导新生儿喂养、护理和疾病防治。

（5）发现新生儿危重征象，应立即向家长说明情况，立即转诊。

（6）保证工作质量，按培训要求询问相关信息，协助完成测量和体检，完整、准确地填写新生儿家庭访视表，实行双签名（医护和家长）后保存，并纳入儿童健康电子档案。

六、新生儿访视工具包

工具包内包含：电子体重秤（＜10kg）、体温计、75% 医用乙醇、含氯手消毒液、消毒棉签、消毒压舌板、听诊器、手电筒、新生儿访视表、笔。

第二节　新生儿健康检查

一、询问

询问母亲孕期是否患有糖尿病、高血压等病及药物使用情况、助产医院名称、是否早产、孕周、分娩方式（顺产、剖宫产、胎头吸引、产钳、臀位产）、是否双（多）胎。

新生儿出生时有无窒息抢救、有无住院，出生体重、身长，有无畸形，是否已做听力筛查、遗传代谢性疾病筛查、先天性心脏病筛查，是否接种过卡介苗和乙肝疫苗。

新生儿有无呕吐、拒奶、抽搐，有无血便，尿片一天有无换6片左右等。

喂养方式、吃奶次数、奶量。

二、测量

评价一个孩子是否处在疾病状态、体格生长是否良好，是有一些可以客观测量的监测指标的，新生儿家庭访视常用的测量指标有体重、体温。

1. 体重

测量体重前校正体重秤零点。在保暖的前提下脱去外包，去除尿片后仰卧于托盘上，待数据稳定后读数。记录时扣除衣服重量。体重记录以千克（kg）为单位，至小数点后2位。

2. 体温

测量体温之前，确保水银温度计的水银柱在35℃以下。在新生儿安静、不进食、腋下没有汗的时候测量，保持5分钟后读数。正常新生儿腋温波动在36.0～37.0℃。

三、体格检查

遵循新生儿家庭访视目的，需要协助医务人员给孩子做一次全面的体格检查，以判断孩子是否健康。

（1）一般状况：精神状态、面色是否红润、吮吸是否有力、哭声是否响亮。

（2）皮肤黏膜：有无黄染、发绀、苍白、皮疹、出血点、瘀斑、糜烂、脓疱、硬肿、水肿。

（3）头颈部：前囟大小、有无隆起或凹陷，有无肿块，颈部活动有无障碍。

（4）眼：眼裂大小是否对称，有无分泌物；巩膜有无黄染；光刺激有无反应。

（5）耳：耳郭有无畸形，外耳道有无分泌物及异味，耳郭有无皮疹。

（6）鼻：外观有无异常，呼吸是否通畅。

（7）口腔：有无唇腭裂，口腔黏膜有无不易擦拭的白色絮状物。

（8）胸部：外观有无隆起或塌陷，呼吸频率（正常新生儿40～60次/分钟）。

（9）腹部：有无膨隆，有无触及包块，脐带是否脱落，脐部是否有红肿、脓性分泌物、异味。

（10）外生殖器及肛门：外观性别是否明确。观察男婴阴囊里是否触及睾丸，阴囊有无水肿、包块；观察女婴的阴唇是否出现粘连。观察肛门有无异常。

（11）脊柱四肢：有无不对称、畸形，臀部和双下肢皮纹是否对称，双下肢是否等长等粗。

（12）神经系统：四肢有无自主活动、是否对称。

第三节 喂养指导

一、母乳喂养

母乳含有多种具有抗感染作用的免疫活性物质，可为宝宝提供免疫保护，是宝宝的"第一剂疫苗"，特别是36小时内的初乳，富含免疫球蛋白分泌型 IgA、IgG、乳铁蛋白等，分别为 2.0g/L、0.34g/L、3.53g/L，均为成熟乳的2倍。而动物奶是没有这些物质的。

确保母乳喂养成功，喂养体位（包括宝妈和宝宝）和宝宝含接乳头姿势都起着重要作用，所以入户后要观察母乳喂养的体位、新生儿含接乳头的姿势和吮吸情况，指导正确哺喂姿势，按需喂养（喂养方法详见第一章第四节）。哺乳后轻轻竖抱宝宝，将头靠在妈妈肩膀，半握掌从下到上轻拍宝宝背部，听到嗝声后表示排出了吃入的空气，防止吐奶（图2-3-1）。

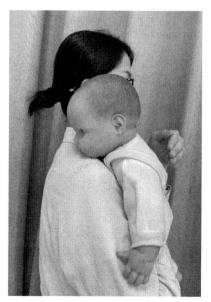

图 2-3-1 母乳喂养后拍背

二、特殊状态下的喂养

以下一些状况可能会导致母亲母乳喂养困难，出现畏难情绪，如乳胀、乳房疼痛、乳头皲裂、乳腺炎、自认为母乳不足、母乳确实不足等。

1.预防措施

指导乳母保持正确的母乳喂养姿势以及宝宝的含接姿势，不分昼夜按需喂养，吸空一侧乳房后再吸另一侧乳房。不要给宝宝使用奶瓶和安抚奶嘴，母亲营养均衡，多休息，保持心情舒畅，避免穿紧身的上衣。

2.解决方法

解决方法基本与预防措施一致，还包括乳胀时冷敷乳房，减少肿胀；温敷乳房促进乳汁排出，胀得厉害时，可以先挤出一些乳汁，同时增加哺乳次数。对于皲裂的乳头，可以将乳汁涂于乳头，自然干燥后会形成一层保护膜。

3.如何判断真正母乳不足

（1）每天排尿少于6次。

（2）体重增长不足。

（3）吃奶听不见吞咽声音。

（4）每次吃奶之后哭闹，不能安静入睡。

解决方法：按需喂养，昼夜多次哺乳，先吸空一侧乳房后再换至另一侧乳房吮吸，让宝宝吃到前奶和后奶。

新生儿胃容量

新生儿胃容量在第1天时为5～7ml，第2天为22～27ml，1周后为45～60 ml，1个月后为80～150 ml，如图2-3-2所示。

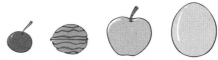

樱桃大小	核桃大小	小苹果大小	鸡蛋大小
第一天	第二天	一周后	一个月后
5～7ml	22～27ml	45～60ml	80～150ml

图2-3-2　新生儿胃容量图

第四节 护理、养育环境指导

一、居住环境

母婴同室，居室应安静、干净、不潮湿、不拥挤，色彩温馨，空气流通，阳光充足。室内温度在 22 ～ 26℃为宜。

二、护理

宝宝的衣服应为棉质并柔软，衣着宽松，有松紧带款式的裤子不要穿到胸部，不要戴手套，保持宝宝躯体自由伸展。保持宝宝的皮肤清洁，特别是皮肤皱褶处。每天用 34 ～ 36℃清水给宝宝沐浴，沐浴时间 5 ～ 10 分钟，擦干后为宝宝全身涂抹婴儿润肤霜。及时换洗尿片，每次换新尿片前温水清洗宝宝臀部，擦干后涂抹护臀膏。脐带未脱落前，每天用 75% 乙醇擦拭脐部一次，保持脐部干燥清洁。

第五节 疾病预防

一、疾病预防

新生儿抵抗力弱，要提醒家人做好环境卫生，接触宝宝前要做好手卫生，家人有呼吸道症状时要戴好口罩，防止交叉感染。足月儿每天补充维生素D400 ～ 800U，早产儿每天 800 ～ 1000U。如果出生后未接种卡介苗和第 1 剂乙肝疫苗，需提醒养育人尽快带宝宝到社区卫生服务中心或乡镇卫生院补种。未接受过新生儿疾病筛查（足底采血）、听力筛查，则告知养育人到县级及以上妇幼保健机构或综合性医院补筛。有吸氧治疗史的早产儿，在生后 4 ～ 6 周或矫正胎龄 32 周转诊到开展早产儿视网膜病变筛查的医院进行眼底病变筛查。

二、预防接种

满月时接种第二针乙肝疫苗。

三、伤害预防

注意喂养姿势、喂养后的体位，防止吐奶吸入窒息，保暖及沐浴时避免烫伤，预防滑脱。

第六节 早期发展

在宝宝醒的时候，母亲及家人面带微笑多与宝宝说话，看鲜艳的玩具，听悦耳的音乐。每天进行两次抚触和婴儿被动操训练。喂奶后 0.5 ～ 1 小时、清醒状态下进行俯卧位抬头训练，每次 1 ～ 2 分钟。

一、早期发展注意事项

新生儿睡眠时间较长，清醒状态呈碎片化，因此开展早期发展训练时要在清醒状态时进行，各项训练内容不强调一气呵成。每天用心做，和宝宝互动交流即可。促进新生儿早起发展需要注意如下几点。

（1）母婴交流非常重要，父母尽可能亲自养育，多与新生儿接触，如说话、微笑、怀抱等。在给新生儿哺喂、穿脱衣服和洗澡等日常活动中，结合当时的每一项活动与其说话，而且伴随语言可用手势、面部表情、语调等辅助，鼓励新生儿发细小喉音。

（2）学会辨识新生婴儿哭声，及时安抚情绪并满足其需求，如按需哺乳。

（3）新生儿喂奶 1 小时后可进行俯卧练习，用手抚摸其后背，并用铃声引导他抬头，逐渐延长时间，增加头抬起高度，每天可进行 1 ～ 2 次婴儿被动操。

（4）轻轻抚摩新生儿手指及手掌，每次 3 ～ 5 分钟，每天 3 ～ 5 次，还可配合穴位按摩。

（5）给新生儿抚触，看人脸或鲜艳玩具、听悦耳铃声和音乐等，促进其感知觉的发展。

二、早期发展

新生儿早期发展训练主要从大运动、精细动作、语言、适应能力和社交行为能区进行。早期发展训练重点为追视训练、追听训练、俯卧抬头、手握细柄玩具等。

（一）大运动发育促进

俯卧抬头

新生儿仰卧，成人将其一侧手臂上举，轻拉另一侧手臂助其翻至俯卧位。按摩新生儿脊柱或拿玩具在头的一侧逗引，促进其抬头。逐渐延长时间，增加抬头高度（具体见图 2-6-1）。

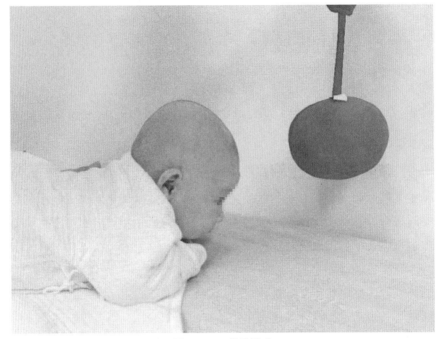

图 2-6-1 俯卧抬头

（二）精细动作发育促进

1. 手握成人手指

将成人手指放于新生儿手中，建立亲子感情的同时，促进其抓握能力的发展。

2. 手握细柄玩具

轻摇拨浪鼓或其他能发出声音的玩具，然后，把玩具放在新生儿的手里诱导其拿住玩具，训练抓握及摇晃。

（三）适应能力发育促进

1. 抚触

将新生儿放在铺着垫子或毛巾的床或台面上，室内温度适宜。成人要在洗手后涂上润滑的护肤油，按摩力道要适中，轻轻抚摸新生儿全身，每次3～5分钟，每天3～5次，还可进行穴位按摩。最好在两次喂奶中间时段进行。

2. 追视红球

材料准备：直径约 10 cm 的红色小球。实施过程：①新生儿在安静觉醒的状态下。②成人一手抱住新生儿，另一手用红球吸引其注视。③红球的位置在距离眼睛上方 20 cm 处，从中线开始，在新生儿开始注视下慢慢向左右两侧移动。④每次看的时间不宜过长，从每次 20 秒开始逐渐加至 1～2 分钟。观察新生儿的反应，出现打喷嚏、打哈欠，甚至呕吐等疲劳症状时应立即停止（见图 2-6-2）。

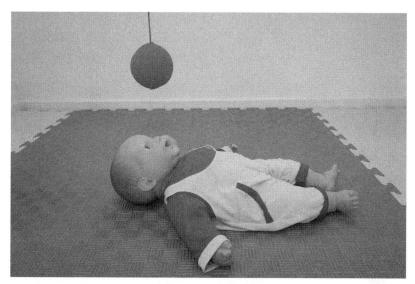

图 2-6-2　追视红球

3. 听声音

材料准备：音乐、摇铃等。实施过程：①在安静的环境下，给新生儿放轻柔舒缓的音乐。②用适合新生儿的摇铃在距离新生儿耳旁 20 cm 处轻摇，吸引其转头。③成人在新生儿耳旁轻轻呼唤新生儿，吸引其转头。摇铃摇动的声音不要太大，在耳朵一侧摇动的时间不要超过 30 秒，因为如果婴儿习惯了就不会做出反应。

（四）语言发育促进

1. 视听结合训练

促进婴儿的感官发育、语言发育和社交情感发育，增加亲子感情。实施过程：①选择一个新生儿情绪好、接受度较高的时段，成人面对新生儿，距离约

20 cm，一边呼唤婴儿，一边从中线开始，向左右90°缓慢移动头部，吸引新生儿追视。②成人声音要亲切温柔，面部表情丰富（咧嘴笑、翘眉毛、伸舌头等）。

2. 对话

和新生儿轮流发"咕咕"和"咯咯"声，用其所能发出的简单的声音与其"对话"。

（五）社交行为发育促进

1. 逗笑

成人主动接近新生儿，并逗笑，满足其和成人交往的需求（图 2-6-3）。

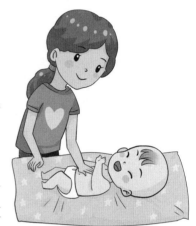

2. 视听诱导

用录音机边移动边播放轻音乐，通过视觉－听觉刺激婴儿的感官，逗引婴儿的情感活跃起来，使其情感愈来愈丰富。

图 2-6-3　逗笑

第七节　高危新生儿

入户访视的目的除了指导科学育儿外，更重要的是要通过询问、查体及时识别危害宝宝生命稳定的一些高度危险因素，及时转上级医疗部门，为挽救生命赢得时间。高危因素的识别包括新生儿方面和母亲方面。

一、新生儿方面

（1）早产儿（胎龄＜37周）、低出生体重儿（出生体重＜2500g）。

（2）胎儿期、出生时、出生后有窒息，缺氧缺血性脑病，颅内出血。

（3）高胆红素血症。

（4）感染性疾病：肺炎、败血症等。

（5）影响生活能力的出生缺陷：唇裂、腭裂、先天性心脏病、遗传代谢性疾病。

二、母亲方面

（1）异常妊娠史。

（2）高龄分娩（＞ 35 岁）。

（3）残疾（视、听、智力、肢体、精神）并影响养育者。

第八节　问题新生儿转诊指征

在入户访视过程中发现以下症状和体征时，切记立即转至有条件诊治的医疗机构。

一、立即转诊

出现以下情况之一，应立即转诊至县级及以上医疗机构。

（1）体温 ≥ 37.5℃或 ≤ 35.5℃。

（2）不哭或哭声弱、不动、拒奶、吮吸无力、面色发灰。

（3）呼吸慢（＜ 20 次 / 分）或呼吸快（＞ 60 次 / 分），呼吸困难（鼻翼扇动、呻吟、胸部凹陷），呼吸暂停伴发绀。

（4）心率慢（＜ 100 次 / 分）或心率快（＞ 160 次 / 分），有明显的心律不齐。

（5）皮肤严重黄染（手掌或足底），苍白，发绀和厥冷，有出血点和瘀斑，皮肤硬肿，皮肤脓疱达到 5 个或很严重。

（6）惊厥（反复眨眼、凝视、面部肌肉抽动、四肢痉挛性抽动或强直、角弓反张、牙关紧闭等），囟门张力高。

（7）四肢无自主运动，双下肢 / 双上肢活动不对称；肌张力消失或无法引出握持反射等原始反射。

（8）眼窝或前囟凹陷、皮肤弹性差、尿少等脱水征象。

（9）眼睑高度肿胀，结膜重度充血，有大量脓性分泌物；耳部有脓性分泌物。

（10）腹胀明显伴呕吐。

（11）脐部脓性分泌物多，有肉芽或黏膜样物，脐轮周围皮肤发红和肿胀、脐部有异味。

二、建议转诊

出现以下情况之一，建议转诊至上级医疗保健机构。

（1）喂养困难。

（2）躯干或四肢皮肤明显黄染、皮疹，指趾甲周红肿。

（3）单眼或双眼溢泪，黏性分泌物增多或红肿。

（4）颈部有包块或颈部活动受限。

（5）心脏杂音。

（6）肝脾肿大。

（7）首次发现五官、胸廓、脊柱、四肢畸形并未到医院就诊者。

总之，在检查中，发现任何不能处理的情况，均应及时转诊。

第三章
婴儿期保健

第一节　婴儿家庭访视要点

出生至 1 周岁属于婴儿期（其中出生至生后 28 天称之为新生儿期），婴儿期是宝宝一辈子生长发育最快的时期，这一年身长增长了 25 ～ 27 cm，体重达到出生时体重的 3 倍，如此快速地增长，需要大量的营养支持，营养从奶、糊状食品、颗粒状食品、小块状食品逐渐过渡到固体食物，但是婴儿的胃、肠、肝、肾等器官的吸收代谢能力有限，稍有不慎，有可能出现吐、泻、吸收异常，导致营养不良或肥胖。所以喂养方面要遵循婴儿大脑和胃肠的发育规律，顺序渐进，食物结构和量都要合理安排。大运动发育从躺、坐、站到走；精细运动发育（手的灵活性）从被动抓握、主动抓握、拿、捏到捡；语言发育从发元音"啊""哦"到发辅音"爸""妈"，从无意识地发音到有意识地讲单字；从眼光交流、动作交流到语言交流，从不理解到能听懂大人发出的简单指令等。养育人要掌握好婴儿的发育规律，与婴儿多交流，户外活动，接触大自然，多看、多听、多摸，见多识广，助推婴儿各功能区的发育。

第二节　1 ～ 3 月龄婴儿养育指导

一、喂养指导

1 ～ 3 月龄婴儿舌相对较大，占满口腔，两侧有颊脂肪垫，导致口腔空间小，只能适应吮吸乳汁。所以此年龄段奶是唯一的营养来源，除非有医学指征提示需要禁奶（母乳喂养方法详见第一章第四节母乳喂养）。

1. 部分母乳喂养

如果母乳喂养的婴儿体重增加不够、尿量明显减少、吮吸时感觉不到吞咽声、每次母乳喂养后哭闹难以安抚等，在排除疾病因素后，考虑饥饿状态，可能存在母乳量不足。此时可用配方奶补充母乳喂养不足部分，这就是补授法。补授法的原则仍然是每次先母乳喂养，不足的部分再用配方奶补充。这样做有利于刺激母乳持续分泌。添加配方奶的量依妈妈的乳量和婴儿的食欲而定，可以形容为"缺多少补多少"。

2. 配方奶喂养

乳母由于各种原因无法哺乳时，需完全采用配方乳或其他代乳品喂养，称为完全配方乳喂养或代乳品喂养，又称人工喂养。

爸爸妈妈都需要了解一些选择配方奶的原则。分阶段选用不同的配方乳。最好在不同的月龄选择适合该月龄或年龄段婴儿的配方乳，在奶粉的包装袋上均标有适合的月龄或年龄。一般来说，一阶段奶粉适合 1 ～ 6 个月的婴儿，二阶段奶粉针对 7 ～ 12 个月的婴儿，满 12 个月后则是选用三阶段奶粉。奶粉不是越贵越好，也不是进口的就是最好的，父母要选择值得信赖的品牌。所谓值得信赖的品牌，就是指达到国家标准并且在每次质量检测抽查中都没有不良记录的品牌。

在保证婴儿营养摄入方面，规范的调配方法至关重要。一般不同品牌的市售配方乳各自有配备专用小勺。根据其品牌冲调说明，先加水再放乳粉，水、奶粉比例合规。水温一般为 40℃左右，滴在养育人手背或前臂内侧不感觉烫为宜。小勺装满奶粉以平勺为准。

奶粉要按冲调比例配制（水奶除外），如果水加得过多，一是配出的奶液清淡，渗透压低，二是奶液量好像够多，但奶粉量不够，长期下去满足不了婴儿生长发育所需的营养；如果水加得过少，配出的奶液就很浓，渗透压过高，肠道难以吸收，甚至因渗透压太高导致腹泻等问题。所以，配制适宜浓度的奶液是很重要的。

与母乳喂养一样，人工喂养也需要妈妈和婴儿处于舒适体位。妈妈将婴儿抱至胸部，使其头枕在自己的手臂上，为防止空气吸入导致吐奶，要倾斜奶瓶使奶嘴充满奶液，再让婴儿吮吸。奶嘴上小孔的大小要适宜，奶瓶倒立时以乳汁能缓慢地连续滴出为宜。喂哺结束后，同样需要扶住头颈部将婴儿竖抱，使其头靠在妈妈肩上，半握掌给予其背部轻拍，将哺乳时被婴儿误吞入胃内的空气排出，以免发生溢乳呛奶。

　　每次喂哺后需要洗净奶瓶、奶嘴、杯子、碗和勺等，并煮沸消毒。奶嘴在水煮沸后再放入煮 5 分钟。可以多准备几套餐具，将每日所需奶瓶和奶嘴一次性置于锅内集中消毒备用。可以购买一套恒温奶器和消毒器两用的电热器，使用比较方便。

A. 如何判断母乳喂养良好

　　通常情况下，判断孩子母乳喂养是否良好，可以参考孩子的大小便情况。

　　（1）大便：如果婴儿喂养适当，则应在出生后约 3 日内排空胎便，并逐渐转为正常大便，这个过程与乳汁生成 II 期（即乳汁分泌增加期）的开始时间正好吻合。出生 4 日后，大多数婴儿每日排便 3 次或更多，且排便时间通常与哺乳时间同步。到出生后第 5 日，大便应为浅黄色并有颗粒物。胎便排出延迟表明乳汁生成延迟或无乳汁生成、哺乳管理不佳、乳汁排出不畅，罕见情况下可能有囊性纤维化相关的肠梗阻。

　　（2）小便：一般出生后第 1 个 24 小时中排尿 1 次，之后 24 小时中增加至 2～3 次，第 3 日和第 4 日为 4～6 次／日，第 5 日及之后为 6～8 次／日。排尿次数减少，尿液呈深黄或橙色，或尿布中有砖红色尿酸盐晶体时，通常表明婴儿的液体摄入量不足，如增加液体摄入量后这种状况仍不能得到改善，应及时就医。

B. 婴儿需要补钙吗

　　根据《中国居民膳食指南（2022）》推荐 6 个月内婴儿每日补充钙元素 200mg。母乳每 100ml 含钙量约 34mg，吸收率 60%～70%，1 段奶粉每 100ml 含钙量约 50mg（不同品牌的奶粉稍有差别，使用时请仔细看清配方说明），吸收率约 40%。如果婴儿每天奶量达到 600～800ml，则不需要额外补充钙剂（图 3-2-1）。

　　《中国居民膳食指南（2022）》推荐 4 个月内的婴儿纯奶按需顺应喂养。母乳喂养的母亲，在哺乳期必须每天奶量 500ml，瘦肉每天 50～75g，每周动物肝、血 50～85g，鱼虾海鲜类每天 75～100g，蔬菜类每天 500g，水果每天 200～350g，谷类每天 250g 左右，营养汤每天 2500ml，钙每天 500mg，盐每天 5g，食用油每天 25g。如果因为牛奶过敏而需要避开的话，则每天补充钙 1000mg。

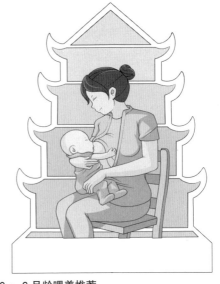

尽早开奶
第一口吃母乳，纯母乳喂养
不需要补钙
每日补充维生素 D 400IU
回应式喂养
定期测量体重和身长

图 3-2-1　0～6 月龄喂养推荐

二、疾病预防

婴儿的免疫屏障功能不健全，皮肤屏障功能不完整，接触外界的不良刺激时容易生病，所以要做好以下几点来减少近远期的伤害。

（1）每日补充维生素 D400～800U（包括药物及奶里维生素 D 的含量）。维生素 D 能促进钙的吸收，增进骨强度，增强免疫力。

（2）户外活动，每日 2 小时，避免阳光直射，近距离看、听，促进感知觉发展。

（3）按时预防接种，有效预防相关传染病（详见第六章预防接种）。

（4）如出现吃奶差、发热、咳嗽、腹泻、呕吐、乏力、耳部及耳周皮肤异常、外耳道有分泌物或异常气味、有拍打或抓耳部动作、眼红、流泪、眼分泌物多、眼球震颤、不能追视等症状时要及时就医。

（5）避免接触电子产品（如手机、平板电脑、电视、电脑等）。

（6）每日定时开窗通风换气 4 小时以上。

（7）不要自行清洁外耳道，避免耳道黏膜受伤。

（8）洗澡或游泳时防止呛水和耳道进水。

（9）远离强声或持续的噪声环境。

（10）有耳毒性药物致聋家族史者，就医时应当主动告知医生。

（11）不要养成含着奶嘴或含着乳头睡觉的习惯。

三、智能开发

在婴儿的生长发育过程中，既要关注体重、身长的增长，更要重视大脑功能的发展，也就是说，什么年龄应会做什么事情，要避免四肢发达、头脑简单这一现象的发生。此年龄段要做好近距离追视追听，小手被动抓握、目光交流聊天、俯卧抬头训练颈部肌肉力量等功课，促进婴儿大脑发育。

（1）每天2次抚触、被动操，促进运动、神经心理发育，促进消化和吸收，增强免疫力，改善睡眠。

（2）手抓握，培养手眼协调能力。

（3）多看大开本的图画书。

（4）及时满足孩子的需要，让孩子有安全感和自信感。

（5）多和孩子说话，多抱孩子走动，促进语言理解和社会交往能力的发展。

（6）注重亲子交流，在哺乳、护理过程中多与婴儿带有情感地说话、逗弄，对婴儿发出的声音要用微笑、声音或点头回应，强调目光交流。

（7）通过俯卧、竖抱练习、被动操等，锻炼婴儿头颈部的运动和控制能力。

（8）增加适度的听觉、视觉和触觉刺激，听悦耳的音乐或带响声的玩具，用鲜艳的玩具吸引婴儿注视和跟踪。

四、早期发展

婴儿早期发展训练主要从大运动、精细动作、语言、适应能力和社交行为能区进行。1～3月龄婴儿早期发展训练重点为被动操、竖抱、俯卧抬头、追视训练、追听训练等。

（一）大运动发育促进

1. 被动操

做婴儿被动操，每日两次。婴儿被动操可以加强血液循环和呼吸功能，促进新陈代谢；使婴儿骨骼肌得到锻炼，促进动作发育。每节体操4×4节拍。

（1）预备姿势：婴儿仰卧，成人面对婴儿，双手将拇指放在婴儿掌心，轻握其双腕，婴儿双臂放于体侧（图3-2-2）。

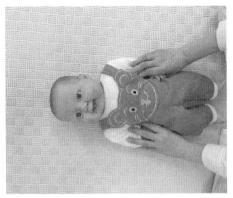

图 3-2-2　预备姿势

（2）上肢伸展运动：第一拍为双臂左右分开平举，掌心向上。第二拍为双臂前伸，掌心相对。第三拍为双臂上举至头两侧，掌心向上。第四拍为还原至预备姿势（图 3-2-3 至图 3-2-6）。

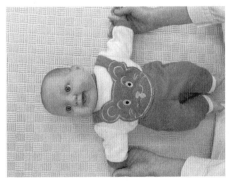

图 3-2-3　双臂平举

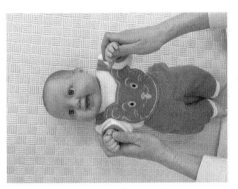

图 3-2-4　掌心相对

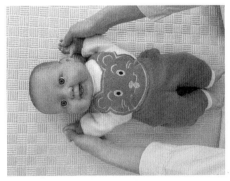

图 3-2-5　双臂上举

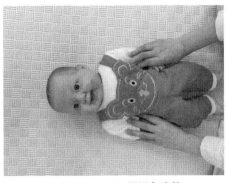

图 3-2-6　还原预备姿势

（3）肘部运动：预备姿势同（1）。第一拍为弯曲婴儿左肘，左手触肩。第二拍为还原。第三拍为弯曲婴儿右肘，右手触肩。第四拍为还原。（图3-2-7）。

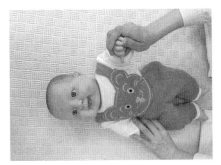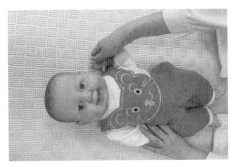

图 3-2-7　肘部运动

（4）扩胸运动：预备姿势同（1）。第一拍为双臂胸前交叉。第二拍为双臂左右分开平举。第三拍为双臂胸前交叉。第四拍为双臂左右分开平举（图3-2-8）。

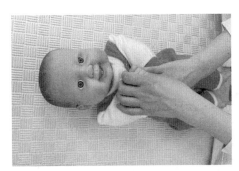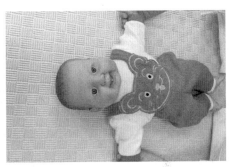

图 3-2-8　扩胸运动

（5）上肢放松运动：预备姿势同（1）。第一拍为左臂轻松上举与桌面呈45°。第二拍为还原。第三拍为右臂轻松上举与桌面呈45°。第四拍为还原（图3-2-9）。

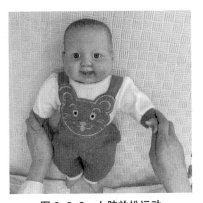

图 3-2-9　上肢放松运动

（6）双屈腿运动：预备姿势为婴儿仰卧，双腿伸直，母亲双手轻握婴儿脚腕（踝部）。第一拍为把婴儿双腿同时伸屈至腹部。第二拍为还原。第三、四拍重复第一、二拍动作（图3-2-10）。

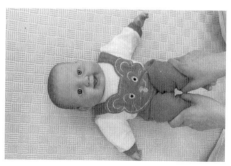

图 3-2-10　双屈腿运动

（7）单屈腿运动：预备姿势同（1）。第一拍为把婴儿左腿屈至腹部。第二拍为还原。第三拍为把婴儿右腿屈至腹部。第四拍为还原（图3-2-11）。

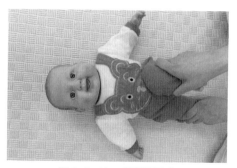

图 3-2-11　单屈腿运动

（8）双下肢伸直上举运动：预备姿势为婴儿仰卧，双腿伸直，成人轻握婴儿双膝。第一、二拍为把婴儿双腿上举与躯干成直角。第三、四拍为还原（图3-2-12）。

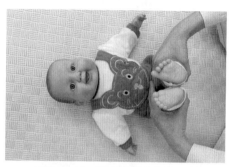

图 3-2-12　双下肢伸直上举运动

（9）下肢放松运动：预备姿势同（1）。第一拍为放松左腿与桌面成45°。第二拍为还原。第三拍为放松右腿与桌面成45°。第四拍为还原（图3-2-13）。

2. 俯卧抬头和仰卧翻身

婴儿仰卧，成人在一侧逗引，引诱其从仰卧翻成侧卧。再帮助婴儿至俯卧位，并按摩婴儿脊柱或拿玩具在头的一侧逗引，促进其抬头。稍大一些的婴儿，成人辅助其从仰卧翻到侧卧，再翻到俯卧。或使婴儿平躺，将玩具放在其视线内且手接近触及的地方缓慢移动，诱导婴儿滚动或翻身去抓玩具。

3. 拉坐训练

3个月内小婴儿，成人双手同时握住婴儿两侧肩部，缓慢将其拉起后持续约2秒钟，再缓慢将其放下，放下时手托婴儿头部（图3-2-14）。

4. 竖抱婴儿

婴儿稍能抬起并竖直头时，将其抱起直立，面朝前，背靠成人，用一手托其臀部，另一手环抱其胸前部。此活动目的是为了锻炼婴儿颈部力量（图3-2-15）。

（二）精细动作发育促进

1. 手握玩具

轻摇拨浪鼓或其他能发出声音的玩具，然后，把玩具放在婴儿的手里诱导其拿住玩具，训练抓握及摇晃（图3-2-16）。

2. 伸手抓握

吸引婴儿注意挂在胸前上方的各种色彩鲜明的

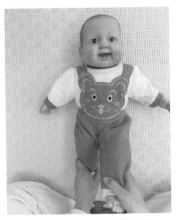

图3-2-13 下肢放松运动

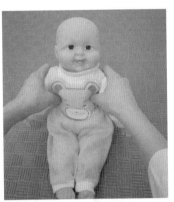

图3-2-14 3个月以内
婴儿拉坐训练

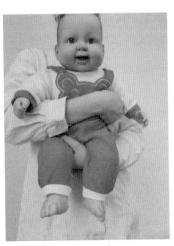

图3-2-15 竖抱婴儿

响铃或小环，鼓励其伸手去玩（直径＞10 cm 的玩具或小环，悬挂在胸前上方 70 cm 高，较小的距胸前 40～50 cm 处，经常更换方位）。

（三）适应能力发育促进

1. 抚触

轻轻抚摸婴儿全身，每次 3～5 分钟，每天 2～3 次，还可进行穴位按摩。

2. 追视红球

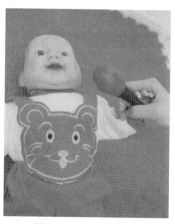

图 3-2-16　手握玩具

在婴儿醒时，仰卧位，用直径 10 cm 的红球或彩球举到距婴儿脸上方 20 cm 处，当其看到后再缓慢地弧形移动，让婴儿的眼球跟随移动。

（四）语言发育促进

1. 鼓励笑出声

在婴儿醒时，成人用亲切、和蔼有节奏的声调微笑着逗引他，鼓励其笑出声。或与婴儿做捉迷藏游戏，成人在婴儿旁边，蹲下一会儿，让婴儿看不见，一会儿伸出头看看婴儿，通过亲子情趣逗乐，使婴儿获得快乐情绪，在兴奋中同步发出笑声。

2. 和婴儿说话

在给婴儿喂奶、换尿布或抱着婴儿时，温柔地跟婴儿说话。和婴儿轮流发"咕咕"和"咯咯"声，用婴儿所能发出的简单的声音与其"对话"。成人在与婴儿逗乐时，要看看婴儿，通过亲昵的说话声和面部爱抚表情的展现，逗引婴儿，如："噢噢，宝宝想说话了吗？"促使婴儿在听看中建立心理感知。

（五）社交行为发育促进

1. 到处看看

将婴儿放在腿上面对成人，成人的一只手放在他/她的胸部，另一只手支撑他/她的头部和颈部，轻轻地来回摇晃。随着他/她的长大，抱着他/她到处走动，让他/她看到不同的视野。

2. 声响诱导

让婴儿仰面躺着，成人手里拿着带声响的软塑料玩具，操作时反复捏玩具，使其发出声响，先从正面上方给婴儿看，待婴儿视线注意时，慢慢向左下方移动并捏玩具，停留片刻，观察婴儿眼睛追踪情况，然后反向移动玩具至正面上方，再向右下方移动并捏玩具，每天练习 4 ~ 5 次，每次 2 ~ 3 个循环。

3. 视听诱导

成人用录音机边移动边播放轻音乐，通过视觉 – 听觉刺激婴儿的感官，逗引婴儿的情感活跃起来，使婴儿的情感愈来愈丰富。

五、玩具选择

婴儿要通过可触、可摸、可看、可听等直观的玩具来丰富感知觉刺激和运动能力发展。可选择以下玩具。

（1）玩具颜色纯正、轻、形状大小适合小手抓握和摆弄。

（2）摆弄后能发出悦耳的声音。

（3）质地光滑，没有棱角，无毒，不怕啃咬，不易吞吃，易清洗。

（4）颜色鲜艳、对比明显的卡片，比如黑白卡，彩色卡，可以来回追视。

第三节　4 ～ 6 月龄婴儿养育指导

一、喂养指导

婴儿一天天长大，仍然离不开纯奶流质喂养，又因为大运动迅速发展，竖头稳定，消化淀粉的酶活性增强，学吃的欲望强烈，所以此年龄段可以兼顾添加半流质糊状食品。

（一）母乳喂养

婴儿满 3 个月后，基本可以做到定时喂养，每 3 ～ 4 小时喂一次，同时可逐渐减少夜间哺乳，帮助婴儿形成夜间连续睡眠的能力。需要强调的是，不要给母乳喂养的婴儿喂糖水，这样容易使婴儿缺乏饥饿感，导致婴儿嗜睡、吮吸无力，从而减少对妈妈乳头的刺激，妈妈泌乳量也随之减少，或增加速度变慢。

（二）配方奶喂养

配方奶是全人工喂养 6 个月内婴儿生长发育的主要营养来源。父母可以根据婴儿的体重计算喂哺量。先看一下正常情况下应该怎样将奶粉调配成奶液。一般市售婴儿配方奶粉 100g 可调制 800ml 左右的奶液，能量大约为 500kcal。婴儿所需能量可以按照每天每千克体重 376.73kJ 来计算，也就是说，每天每千克体重对应婴儿配方奶粉约 18g，或约 144ml 奶（18g×8 倍重量的水）。有的妈妈习惯用消耗的奶粉量来估算日乳量，如 8 天左右消耗 1 罐 900g 的配方奶粉，每天需 112g 奶粉左右，按冲调比例换算后，相当于婴儿每日进食乳量 900ml 左右，这就是一个 6.5kg 左右的婴儿每天应该消耗的奶粉量。按规范的方法冲调的配方乳，蛋白质与矿物质浓度都较接近人乳，只要乳量适当，总液量亦可满足需要。

（三）辅食添加

当婴儿达到以下情况时，可以考虑尝试米糊：①月龄 4 个月以上，身体健康。②竖头稳定。③奶量每天超过 1000ml。④看见食物及大人吃饭时表现出兴奋想吃的样子。

糊状食品是婴儿从流质奶液过渡到半流质食品的一个纽带，学会吞咽协调是生存机能的一种尝试，需要一个过程，家长们要耐心细致帮助婴儿学习这一生存本领。刚开始添加时，应选择强化铁的婴儿米粉，用母乳、配方乳或水冲调成稍稀的泥糊状（能用小勺舀起不会很快滴落）。第 1 天可以尝试 1 次 1 小勺，奶前、奶后均可以，以后视婴儿耐受及喜爱情况逐渐增加进食量或进食次数。每调整 1 次需观察 2～3 天，如婴儿出现呕吐、呛咳、拒食等不适时，要及时停止添加。当米糊总量达到每天 20g 左右时，即可固定一餐。无论米糊量如何添加，不能影响主食奶量，也不要过度喂养导致婴儿超重。

 小贴士

A. 产假结束了，背奶妈妈怎么当

外出或上班的妈妈要坚持母乳喂养，每天哺乳不少于 3 次，可在外出或上班时挤出母乳，以保持母乳的分泌量。挤出后的人乳应妥善保存在冰箱或冰包中。母亲可将乳汁短期(<24h)贮存于冰箱冷藏室(≤4℃)，或将富余的乳汁长期(<3 个月)贮存于冰箱冷冻室(<-20℃)。临用前用温水加热至 40℃ 左右即可喂哺，避免用微波炉加热奶。

B. 为什么要选择配方乳而不用鲜牛奶喂养

新鲜牛奶是小牛的食物，蛋白质和矿物质含量太高，会增加婴儿尚未发育成熟的肾脏的负担，也容易导致婴儿身体热压力过高，出现发热、腹泻等严重疾病。同时，新鲜牛奶缺乏铁、维生素C以及婴儿所需的其他营养素，不能满足婴儿的生长需求。此外，新鲜牛奶还可能刺激胃肠黏膜，导致肠道出血，从而引发缺铁性贫血。新鲜牛奶的脂肪类型也不适合婴儿的生长发育。而配方乳则是针对婴儿的生理特征通过特殊的技术用新鲜牛奶或其他动物奶（如羊奶）制成的，其间添加了年龄段所需的鲜奶里不够的营养素，剔除了鲜奶里超标的营养素，所以配方乳的营养成分比例更适合小婴儿，比鲜牛奶更容易消化和充分吸收。一般情况在婴儿1岁以内不要喂食新鲜牛奶。

《中国居民膳食指南（2022）》推荐超过4个月的婴儿纯奶按时顺应喂养。母乳喂养的母亲，在哺乳期必须每天奶量500ml，瘦肉每天50～75g，每周动物肝、血50～85g，鱼虾海鲜类每天75～100g，蔬菜类每天500g，水果每天200～350g，谷类每天250g左右，营养汤每天2500ml，钙每天500mg，盐每天5g，食用油每天25g。如果因为牛奶过敏而需要避开的话，则每天补充钙1000mg。纯母乳喂养者奶量充足的情况下不建议6个月内添加辅食。

二、疾病预防

此年龄段婴儿的免疫功能仍未健全，母亲胎传的免疫保护性物质逐渐代谢消耗，同时婴儿的活动场所扩大，人际交往范围延伸，智能水平提升，难免被有害物质侵犯，所以仍要重视疾病预防。

（1）每日补充维生素D400～800U（包括药物及奶里维生素D的含量）至3岁，为了骨健康可以补充至青春期。维生素D能促进钙的吸收，增强骨密度，提高免疫力。

（2）户外活动，每日至少2小时，避免阳光直射，多看、多听、多摸，促进感知觉发展。

（3）按时预防接种，有效预防相关传染病（详见第六章预防接种）。

（4）如出现吃奶差、发热、咳嗽、腹泻、呕吐、乏力、耳部及耳周皮肤异常、外耳道有分泌物或异常气味、有拍打或抓耳部动作、眼红、流泪、眼分泌物多、眼球震颤、不能追视等症状时要及时就医。

（5）每日定时开窗通风换气 4 小时以上。

（6）添加高铁米粉和含铁丰富的动物肝泥或肝粉，预防贫血的发生。

（7）食具要清洁，每天煮沸消毒，辅食现做现食，防止病从口入。

（8）该年龄有可能会翻身，要预防跌落。

（9）乳牙萌出后，要做好口腔卫生，预防蛀牙。

（10）此阶段婴儿抗病力低下，进入患病高峰期，因此平时要注意手卫生，避免到人群聚集的场所，防止呼吸道、消化道等感染的发生。

（11）避免接触电子产品(如手机、平板电脑、电视、电脑等)。

（12）不要自行清洁外耳道，避免耳道黏膜受伤。

（13）洗澡或游泳时防止呛水和耳道进水。

（14）远离强声或持续的噪声环境。

（15）有耳毒性药物致聋家族史者，就医时应当主动告知医生。

（16）不要养成含着奶瓶或含着乳头睡觉的习惯。

三、智能开发

经过了前面 3 个月的学习，婴儿已掌握了抬头、微笑、追视、追听等本领，但不要止步于此，除了要巩固已习得的本领外，还要继续学习新的本领，如翻身、撑坐、主动伸手抓握、玩"躲猫猫"游戏、亲子聊天等。

（1）继续做好婴儿抚触、被动操，促进运动、神经心理发育，增强免疫力，改善睡眠。

（2）经常用家长语言和婴儿聊天，促进语言发展。

（3）听各种物体发出的声音，让婴儿寻找声源，促进方位听觉的发展。

（4）多看大开本的图画书。

（5）主动伸手抓握玩具、撕纸，培养手眼脑协调能力。

（6）玩"藏猫猫"游戏，增进婴儿的记忆力。

（7）照镜子，培养自我意识。

（8）培养婴儿夜间睡长觉。

（9）培养规律的进食、睡眠等生活习惯，多与婴儿玩看镜子、躲猫猫、寻找声音来源等亲子游戏。

（10）营造丰富的语言环境，多与婴儿说话、模仿婴儿发声以鼓励婴儿发音，达到"交流应答"的目的。

（11）鼓励婴儿自由翻身、适当练习扶坐，让婴儿多伸手抓握不同质地的玩具和物品，促进手眼协调能力发展。

（12）鼓励父母亲自养育婴儿，主动识别并及时有效地应答婴儿的生理和心理需求，逐渐建立安全的亲子依恋关系。

四、早期发展

4～6月龄婴儿早期发展训练重点为翻身、拉坐、促进主动抓握、寻找声源、发声游戏等。

（一）大运动发育促进

1. 拉坐训练

3个月以上婴儿，成人可轻拉其双手使坐起（图3-3-1）。

2. 坐位支撑训练与独坐训练

抱婴儿坐在大腿上或床上，双手扶其腰下的髋部，从几秒钟逐渐延长。或让婴儿坐在床上，帮助其双手支撑在床面上。稍大一些的婴儿，将其坐位放在床上，拿玩具逗引其从一侧转至另一侧，训练其坐位平衡能力。或将婴儿置于坐位，鼓励其玩玩具。也可成人坐在地上，让婴儿坐在成人的双腿之间，用成人的腿和胸部为婴儿提供所需要的支撑（图3-3-2）。

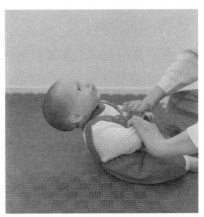

图 3-3-1　3个月以上婴儿拉坐训练

3. 仰卧翻身

帮助婴儿从仰卧翻到侧卧，再翻到俯卧。或使婴儿平躺，将玩具放在其的视线内且手差一点就够得到的地方缓慢地移动，诱导其滚动或翻身去拿。

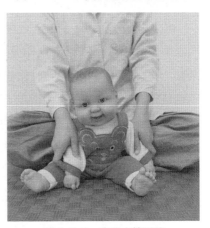

图 3-3-2　坐位支撑训练

4. 左右翻滚

成人仰卧于垫子上，婴儿俯卧成人胸前（强调要点：婴儿手肘支撑），成人环抱婴儿，左右摇晃，抱着婴儿在软垫上连续翻滚。

5. 节奏练习

让婴儿坐在成人的膝盖上、面对面或靠在成人胸前。成人抓着婴儿的双手，一边唱儿歌、一边将腿上下抖动，帮助婴儿跟着节奏拍手（图3-3-3）。

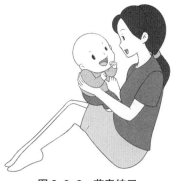

图3-3-3　节奏练习

（二）精细动作发育促进

1. 伸手抓握

轻摇拨浪鼓或其他能发出声音的玩具，然后，把玩具放在婴儿的手里诱导其拿住玩具，训练抓握及摇晃。吸引婴儿注意挂在胸前上方的各种色彩鲜明的响铃或小环，鼓励其伸手去玩（直径＞10 cm的玩具或小环，悬挂在胸前上方70 cm高，较小的距胸前40～50 cm处，可经常更换方位）（见图3-3-4）。

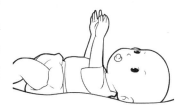

图3-3-4　伸手抓握

2. 触觉视听暗示

成人握住婴儿的手腕，轻轻晃动或相互触碰，诵读儿歌："一根手指点点，两根手指敲敲敲，三根手指捏捏捏，四根手指挠挠挠，五根手指拍拍拍，五个兄弟爬上山，叽里咕噜滚下来"，让婴儿感知自己手和手指的存在。大一点的婴儿，可陆续加入动作，"一根手指点点（伸出婴儿一根手指点其脸蛋），两根手指敲敲敲（伸出两根手指轻敲婴儿腹部两侧），三根手指捏捏捏（伸出三根手指在婴儿身上轻捏），四根手指挠挠挠（伸出四根手指在婴儿身上轻挠），五根手指拍拍拍（握住婴儿两只手掌对拍），五个兄弟爬上山（在婴儿的下肢做爬山状），叽里咕噜滚下来（在婴儿身上从上往下挠）"。

3. 摇动并注视玩具

4～6个月婴儿，可练习其主动抓握近处玩具。抱坐，桌上距婴儿一侧手2.5 cm处，放一玩具（如摇铃、方木等），鼓励其伸手去拿（图3-3-5）。

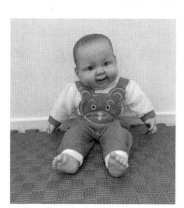

图3-3-5　主动抓握

4. 抽纸巾 / 自由撕纸

鼓励婴儿从纸巾盒里抽纸巾。对于 4 ~ 6 个月婴儿，成人准备一张纸，示范用手撕开纸的动作，然后让其模仿撕着玩，纸张厚度可逐渐增加。

5. 手指伸展训练

将婴儿手指撑开，尤其对于拇指内收的婴儿，鼓励多做手指伸展练习。或成人每天在给婴儿洗手的时候，轻轻把婴儿手指展平放在手上，另一只手顺着婴儿手指方向抚摸若干次，然后翻过来按上述方法抚摸若干次（图 3-3-6）。

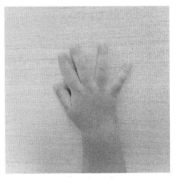

图 3-3-6　手指伸展训练

（三）适应能力发育促进

1. 移动布偶

把一个布偶或小袜子套在成人的手指上。一边缓慢地上下移动套着布偶的手指、一边呼唤婴儿的名字，诱导其眼睛跟着移动；然后，在水平方向 360° 缓慢地移动手指。每当婴儿可以跟随布偶移动时，换一个新的移动方式。婴儿稍大时，可边移动布偶，边讲故事（图 3-3-7）。

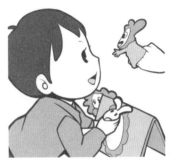

大人用玩具和孩子互动

图 3-3-7　移动布偶

2. 寻找声源

让婴儿坐在成人的大腿上，在其头部一侧轻轻地摇拨浪鼓，然后换到另一边。先慢慢地摇，再加快速度，诱导婴儿用眼睛寻找声音的来源。

3. 躲猫猫

先把布或手遮住脸使成人"躲起来"，然后移开布或手露出脸并做出有趣的表情、嘴里发出有趣的声音，例如"喵"，吸引婴儿的注意。诱导其和成人轮流"躲猫猫"。

4. 认识图片

用黑色的水彩笔在白纸上画一些图画，从简单的图形开始（对角线、牛的眼睛、棋盘、三角形等）。把图画放在婴儿所能看见的位置（脸部上方 20 ~ 25 cm）（图 3-3-8）。

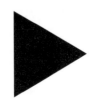

图 3-3-8　认识图片

5. 不同触感体验

用不同质感的物品（纸巾、尼龙布、乳液等）轻轻摩擦婴儿的身体，同时告诉婴儿所用物品的触感（柔软、粗糙、光滑等）。

6. 换物选择

成人先让婴儿抓起一个玩具，玩片刻后，再拿一件色彩鲜艳或带声响的玩具在婴儿面前晃动几下，使婴儿产生好奇感，从而丢下原玩物去有意识地抓取新玩具。

7. 洗澡时光

一起和婴儿洗澡是和其游戏和肌肤亲近的好时光。海绵动物、塑料杯子和毛巾等都是在浴缸里玩的好玩具（图 3-3-9）。

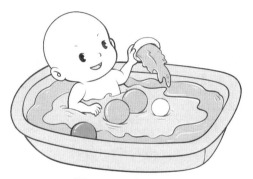

图 3-3-9　洗澡时光

（四）语言发育促进

1. 叫名字转头

在不同的方向呼唤婴儿的名字（固定的名字），鼓励其转向声音的方向和用眼光去找发出声音的人。

2. 皮肤触摸

用手指轻轻触碰婴儿脸，逗引时相互对视。在做出亲昵的表情同时，说给婴儿听、指给婴儿看，如小脸蛋、小嘴巴、小鼻子等，让婴儿获得准确信息（图 3-3-10）。

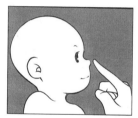

图 3-3-10　皮肤触摸

3. 发声游戏

与婴儿面对面、让婴儿看着成人的嘴，玩发声游戏。高声或低声说话、弹舌头发出"嗒、嗒"声等，成人和婴儿轮流发出不同的声音，并重复其所发的声音。

4. 随机反应

成人拿一只绒毛小狗玩具，先让婴儿玩一会，再让其玩其他几件玩具。此时，成人悄悄地把绒毛小狗玩具藏在婴儿身后，然后对婴儿说："宝宝，你的小狗呢？狗狗跑到哪里去了？快找找！"促使婴儿扭动身子四处观望，寻找物品。

（五）社交行为发育促进

1. 照镜子

放一面防碎的镜子供婴儿观看。成人和婴儿一起看镜子，并向其招手。让婴儿拍或戳防碎镜子里的自己；成人可以与其一起对着镜子笑或做鬼脸（图3-3-11）。

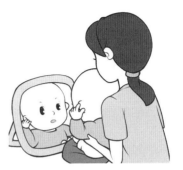

图 3-3-11 照镜子

2. 规律的日常生活

观察婴儿的日常生活特点，逐渐建立一个吃、喝、拉、撒、睡的日常生活规律。边做边跟婴儿谈论这些事情，这样婴儿会感到安全。

3. 模仿发音

成人对婴儿的发声要应答，让婴儿看清成人的口型，开始时发音可慢些，促使婴儿模仿，成人发音要规范、简洁，不说"儿语"。结合日常生活情景发出相应的语言，使发音与具体人或物联系在一起，加深对语言的理解（图3-3-12）。

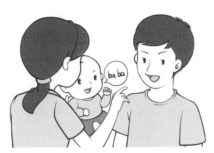

图 3-3-12 模仿发音

4. 模仿和识别表情

婴儿与成人面对面，使婴儿可以看见成人面部表情的变化。让婴儿试着做，成人也模仿婴儿的表情。在与婴儿谈话中要有相应的语调和表情，如"赞许"或"禁止""批评"的表情语调，使婴儿能识别成人面部表情。

5. 去串门

带婴儿去有孩子的朋友家串门，成人需要一直陪伴在婴儿身边，让其感到安全。给婴儿创造机会与其他同伴接触。

6. 自喂食物

给婴儿一块（片）面包或馒头，训练其手握住食物，一口一口咬着吃。

7. 情感培养

婴儿出现哭闹时，可采用转移注意力的方法，如轻声说话或出示带响的玩具，尽量保持婴儿愉快的情绪。

8. 延迟需求

当婴儿看见母亲时，情绪会立刻兴奋起来，此时，母亲稍微延缓片刻再进行哺乳或喂牛奶，激发婴儿的情绪兴奋，使其思维活跃起来。

五、玩具选择

婴儿通过可触、可摸、可看、可听等直观的玩具来感知世界和认识世界。选择适合此年龄段的玩具很重要，可选择以下玩具。

（1）玩具颜色纯正、轻、形状大小适合小手抓握和摆弄。

（2）摆弄后能发出悦耳的声音，如摇铃、沙锤。

（3）质地光滑，没有棱角，无毒，不怕啃咬，不易吞吃，易清洗。

（4）颜色鲜艳、对比明显的卡片，比如黑白卡，彩色卡，可以来回追视。

（5）不会碎的镜子。

（6）可以啃咬的玩具，比如牙胶。

第四节　7～9月龄婴儿养育指导

一、喂养指导

婴儿吮吸、吞咽流质的能力已娴熟，接下来要开始学习吃的新技巧，即嘴唇一张一合练习咀嚼颗粒状食物、舌头搅拌食物的本领，在以奶为主食的情况下，可以尝试其他食物的美味，促进味觉发育。为以后不挑食、不偏食起个良好开端。每日按时喂养，调整好胃肠道的"生物钟"，有利于食物的消化吸收。

（一）奶类摄入

此年龄段仍然以奶为主食，按时喂养。随着孩子月龄的增加，对各种营养素的需求也同步增加，单纯母乳喂养已不能满足孩子的生长发育需求。但是母乳仍然可以为6月龄后婴儿提供部分能量，优质蛋白质、钙等重要营养素，以及各种免疫保护因子等。继续母乳喂养有助于促进亲子依恋关系，促进婴幼儿发育。如果母乳量不足或没有母乳，需要添加配方乳作为母乳的补充或替代。

为了保证能量及蛋白质、钙等重要营养素的供给，7～9月龄婴儿每天的母乳量应不低于600 ml，每天应保证母乳喂养不少于4次，且应逐渐停止夜间喂养，白天的进餐时间逐渐与家人一致。

（二）辅食添加

7～9月龄婴儿要学习吃（咀嚼）的本领、尝试美食（促进味觉发育）的本领、补充奶类不充足的其他营养素，同时提供良好的餐饮环境，保持良好的饮食行为习惯（包括养育人自己和儿童）。可尝试不同种类的食物，每天辅食喂养2次。

1. 添加时机及频率

婴儿满6月龄时是添加辅食的最佳时机。婴儿满6月龄后，纯母乳喂养已无法再提供足够的能量，还有铁、锌、维生素A等关键营养素，因而必须在继续母乳喂养的基础上引入各种营养丰富的食物。在这一时期添加辅食也与婴儿的口腔运动能力，及其对不同口味、不同质地食物的接受能力相一致。

随着婴儿辅食量增加，满7月龄时，多数婴儿的辅食喂养可以成为单独一餐，随后过渡到辅食喂养与哺乳间隔的模式。每天母乳喂养4～6次，辅食喂养2～3次。不能母乳喂养或母乳不足时应选择合适的较大婴儿配方奶作为补充。

2. 种类及性状选择

辅食添加的原则：每次只添加一种新食物，由少到多、由稀到稠、由细到粗，循序渐进。

刚开始添加辅食时，应选择强化铁的婴儿米粉，用母乳、配方奶或水冲调成稍稀的泥糊状（能用小勺舀起不会很快滴落）。第 1 次只需尝试 1 小勺，第 1 天可以尝试 1～2 次。第 2 天视婴儿情况增加进食量或进食次数。观察 2～3 天，如婴儿适应良好就可再引入一种新的食物，如动物肝泥、肉泥等富铁食物。在婴儿适应多种食物后可以混合喂养，如米粉拌蛋黄、肉泥蛋羹等。引入新的食物时应特别注意观察是否有食物过敏现象。如在尝试某种新的食物的 1～2 天内出现呕吐、腹泻、湿疹等不良反应，应及时停止喂养，待症状消失后再从小量开始尝试，如仍然出现同样的不良反应，应尽快咨询医师，确认是否食物过敏。

优先添加含铁丰富的食物，如强化铁的婴儿米粉、肝泥或肝粉、肉泥，逐渐达到每天 1 个蛋黄和 / 或鸡蛋（如果蛋黄适应良好就可尝试蛋白）和 50 g 肉禽鱼，其他谷物类、蔬菜、水果的添加量根据婴儿需要而定。如婴儿对蛋黄和 / 或鸡蛋过敏，在回避鸡蛋的同时应再增加肉类 30 g。如婴儿辅食以谷物类、蔬菜、水果等植物性食物为主，需要额外添加约 5～10 g 油脂，推荐以富含 α - 亚麻酸的植物油为首选，如亚麻籽油、核桃油等。

7～9 月龄婴儿的辅食质地应该从刚开始的泥糊状，逐渐过渡到小颗粒的厚粥、烂面、肉末、碎菜等。

3. 辅食喂养技巧

添加辅食应在婴儿健康且情绪良好时开始，遵照辅食添加原则，循序渐进。为了保证母乳喂养，建议刚开始添加辅食时，先母乳喂养，婴儿半饱时喂辅食，然后再根据需要哺乳。尽量将辅食喂养安排在与家人进食时间相近或相同时，以便以后婴儿能与家人共同进餐。

婴儿刚开始学习接受小勺喂养时，由于进食技能不足，只会舔吮，甚至将食物推出、吐出，需要慢慢练习。可以用小勺舀起少量米糊放在婴儿一侧嘴角让其吮舔。切忌将小勺直接塞进婴儿嘴里，令其有窒息感，产生不良的进食体验。

婴儿学会自主进食是其成长过程中的重要一步，需要反复尝试和练习。父母应有意识地利用婴幼儿感知觉，以及认知、行为和运动能力的发展，逐步训练和培养婴儿的自主进食能力。7～9 月龄婴儿喜欢抓握，喂养时可以让其抓握、玩弄小勺等餐具。

4. 辅食安排

7～9月龄婴儿可尝试不同种类的食物，每天辅食喂养2次，母乳喂养4～6次。7～9月龄婴儿应逐渐停止夜间喂养，白天的进餐时间逐渐与家人一致。大致安排如下：早上7点进食母乳和/或配方奶；早上10点进食母乳和/或配方奶；中午12点进食各种泥糊状的辅食，如婴儿米粉、稠厚的肉末粥、菜泥、果泥、蛋黄等；下午3点进食母乳和/或配方奶；下午6点进食各种泥糊状的辅食；晚上9点进食母乳和/或配方奶。夜间可能还需要母乳和/或配方奶喂养1次。

每天奶量至少600 ml；逐渐达到蛋黄和/或鸡蛋1个，肉禽鱼50 g；适量的强化铁的婴儿米粉、稠粥、烂面等谷物类；蔬菜和水果以尝试为主。少数确认鸡蛋过敏的婴儿应回避鸡蛋，相应增加约30 g肉类。不同家庭辅食制作及选择可参考表3-4-1。

表3-4-1 不同家庭辅食选择及制备方法

食物名称	配料	制备方法及注意事项
谷薯类食物		
米粉	米粉，温开水	按照1匙米粉加入3～4匙温开水的比例在容器中加入米粉和水，用筷子按照顺时针方向调成糊状即可。
土豆（马铃薯）泥	土豆（马铃薯）	将土豆（马铃薯）去皮并切成小块，蒸熟后用勺压烂成泥，加少量水调匀即可
南瓜红薯玉米粥	红薯丁，南瓜丁，玉米面	将切好的红薯丁和南瓜丁放入锅中，加适量清水煮烂（也可以事先将红薯和南瓜蒸熟），然后取适量玉米面用冷水调开缓慢倒入，沸腾后即可
蔬菜类食物		
青菜汁	青菜	将一碗水（约250ml）在锅中煮开，洗净的完整的青菜叶切碎约一碗，加入沸水中煮沸1～2分钟。将锅离火，用汤匙挤压菜叶，使菜汁流入水中，倒出上部清液即为菜汁
南瓜汁	南瓜	南瓜去皮，切成小丁蒸熟，再将蒸熟的南瓜用勺压烂成泥。在南瓜泥中加适量温开水稀释调匀后，放在干净的细漏勺上过滤一下取汁食用。南瓜一定要蒸烂。也可加入米粉中喂孩子
西红柿汁	西红柿1个，温开水适量	将成熟新鲜西红柿洗净，用开水烫后去皮切碎，再用清洁的双层纱布包好，把西红柿汁挤入容器内，用适量温开水冲调后即可饮用
菜泥	绿色蔬菜、胡萝卜、马铃薯、豌豆等	将绿色蔬菜洗净切碎，加盖煮熟或加在蛋液内、粥里煮熟即可；胡萝卜、马铃薯、豌豆等可洗净后用少量的水煮熟，用汤匙刮取或切碎、压碎成泥即可。婴儿6个月可开始喂食，每次只给一种蔬菜泥，从1茶匙开始逐渐增加到6~8汤匙。可将菜泥加在粥里喂食

续表

食物名称	配料	制备方法及注意事项
水果类食物		
鲜橘汁	鲜橘、温开水各适量	选用新鲜、质量好的橘子。将鲜橘子洗净去皮后放在榨汁机或挤果汁器具上压出果汁，加入适量温开水即成。适合 4~6 个月婴儿饮用
果泥	苹果，凉开水适量	将苹果洗净去皮，然后用刮子或匙慢慢刮成泥状，即可喂食。或者将苹果洗净，去皮，切成黄豆大小的碎丁，加入凉开水适量，上笼蒸 20~30 分钟即可
蛋类食物		
蛋黄泥	鸡蛋	鸡蛋煮熟后取出蛋黄，用汤匙压碎，加温开水、米汤或者奶调成糊状即可。从 1/4 个开始添加，逐渐增加
蒸鸡蛋羹	鸡蛋	将鸡蛋打入碗中，加入适量水（约为鸡蛋的 2 倍）调匀，放入锅中蒸成凝固状即可
肉类、禽类、水产类食物（7~8 月龄逐渐引入）		
肝肉泥	猪肝和瘦猪肉	将猪肝和瘦猪肉洗净，去筋，放在砧板上，用不锈钢汤匙按同一方向以均衡的力量刮，制成肝泥、肉泥。然后将肝泥和肉泥放入碗内，加入少许冷水搅匀，上笼蒸熟即可食用
鱼泥	鱼	将鲜鱼洗净、去鳞、去除内脏后放在锅里蒸熟，然后去皮、去刺，将鱼肉挑放在碗里，用汤匙挤压成泥状后即可。也可将鱼泥加入粥或面条中喂给婴儿
果实及豆制品		
豆腐泥	豆腐	将豆腐放入锅内，添加适量鸡汤、肉汤或鱼汤，边煮边用勺研碎，等煮好后放入碗内。喂食时要再用小勺将豆腐颗粒研碎
豆类、坚果和种子	豆类、坚果和种子	烹调前将豆子在水中浸泡，剥去种皮或将豆子煮熟后去皮；烘烤坚果和种子后磨成酱；将豆子加入汤或炖菜中；捣碎煮好的豆子
八宝粥	糯米、大米、去核红枣、红豆、桂圆肉、莲子、花生、核桃各适量	将原料洗净后同入电饭煲内熬煮成烂粥即可

小贴士

A. 哪些食物含铁丰富

含铁丰富的食物包括，瘦猪肉、牛肉、动物肝脏、动物血等。这些食物的含铁量高且含血红素铁较多，容易被人体吸收利用，是人体铁的重要食物来源，也是最佳来源。蛋黄中也有较高的铁，但其吸收率不如肉类。婴儿配方奶、强化铁的婴儿米粉等额外添加铁等营养素，其铁含量也高，但均为非血红素铁，吸收率相对较低。绿叶蔬菜的铁含量在蔬菜中相对较高，同时富含维生素C，有促进非血红素铁吸收的作用。

B. 婴儿需要补钙吗

7～12月龄推荐每日补充钙元素250mg。母乳每100ml含钙量约34mg，吸收率为60%～70%；2段奶粉每100ml含钙量约60mg（不同品牌的奶粉稍有差别，使用时请仔细看清配方说明），吸收率约40%。如果婴儿每天奶量达到600～800ml，则不需要额外补充钙剂。

《中国居民膳食指南（2022）》推荐7～9月龄婴儿饮食上仍以母乳和/或配方乳粉为主食，每天奶量600～700ml，学习咀嚼颗粒状食物，辅食品种逐渐多样化（过敏除外），促进味觉发育，避免以后挑食、偏食；注重添加含铁丰富的食物如动物肝、血，预防缺铁性贫血的发生（图3-4-1）。

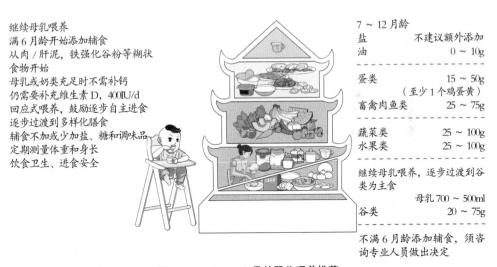

图 3-4-1 7～12 月龄婴儿喂养推荐

二、疾病预防

此年龄段婴儿的各种免疫物质的数量和活性仍处于低水平，母亲胎传的免疫保护性物质几乎消耗，此期婴儿的活动范围进一步拓宽，与人互动交往能力进一步提高，智能水平稳步提升，受到外界有害物质干扰增加，所以要重视各种疾病的预防。

（1）每日补充维生素 D 400～800U（包括药物及奶里维生素 D 的含量）至 3 岁，为了骨健康可以补充至青春期。维生素 D 能促进钙的吸收，增强骨强度，增强免疫力。

（2）户外活动，每日 2 小时，避免阳光直射，多看、多听、多摸，促进感知觉发展。

（3）按时预防接种，有效预防相关传染病。

（4）如出现吃奶差、发热、咳嗽、腹泻、呕吐、乏力、耳部及耳周皮肤异常、外耳道有分泌物或异常气味、有拍打或抓耳部动作、眼红、流泪、眼分泌物多、眼球震颤、不能追视等症状时要及时就医。

（5）添加含铁丰富的食物（动物的肝、血等），预防营养性贫血的发生。

（6）食具要清洁，每天煮沸消毒，辅食现做现食，防止病从口入。

（7）该年龄可能会坐、爬、扶站，要防止跌落、烫伤、电伤、中毒（如药物）等。

（8）做好口腔卫生，预防龋齿。

（9）此阶段婴儿抗病力低下，进入患病高峰期，因此平时要注意手卫生，避免到人群聚焦的场所，防止呼吸道、消化道等感染的发生。

（10）每日定时开窗通风换气 4 小时以上。

（11）避免接触电子产品（如手机、平板电脑、电视、电脑等）。

（12）不要自行清洁外耳道，避免耳道黏膜受伤。

（13）洗澡或游泳时防止呛水和耳道进水。

（14）远离强声或持续的噪声环境。

（15）有耳毒性药物致聋家族史者，就医时应当主动告知医生。

（16）不要养成含着奶瓶或含着安抚奶嘴睡觉的习惯。

（17）牙齿萌出后会出现流涎等不适症状，可予以磨牙饼干或磨牙棒以减轻症状。

三、智能开发

婴儿已学会翻身、坐、笑、主动抓握等本领，探索世界的脚步又迈上了一个台阶。新的功课目标是手、眼、脑、四肢功能协调，发唇音"ba、ma"、舌音"da、de"，用肢体动作与人开展交流。

（1）7～12 个月婴儿主动操，促进运动、感知觉和认知的发展。

（2）用家长语言和孩子说话，让婴儿模仿发音，鼓励运用身体语言。

（3）双手传递玩具，拇食指捏取小物品（避免放嘴里），发展手的灵活性。

（4）玩捉迷藏游戏，培养注意力、记忆力，思维能力和快速反应能力。

（5）多和人交往，挥手再见，培养社会交往能力。

（6）父母多陪伴和关注婴儿，在保证婴儿安全的情况下扩大活动范围，鼓励与外界环境和人接触。

（7）经常叫婴儿名字，说家中物品名称，培养婴儿对语言的理解能力，引导婴儿发"baba""mama""dada"等语音，提高其对发音的兴趣。

（8）帮助婴儿练习独坐和匍匐爬行，扶腋下蹦跳，练习伸手够远处玩具、双手传递玩具、撕纸等双手配合和手指抓捏动作，提高手眼协调能力。

四、早期发展

7～9月龄婴儿早期发展训练重点为独坐练习、爬行练习、玩具换手和对敲、拇食指捏物、认识常见人物、模仿发音等。

（一）大运动发育促进

1. 独坐练习

将婴儿坐位放在床上，拿玩具逗引其从一侧转至另一侧，训练其坐位平衡能力。或将婴儿置于坐位，鼓励其玩玩具，练习独坐能力（图 3-4-2）。

2. 爬行练习

婴儿俯卧，在前方约 50 cm 处放一玩具，成人用双手托住婴儿脚底，向前推动，左右交替，帮助他向前爬。当婴儿可以匍匐前进时，将浴巾等悬吊于其腹部，通过配合四肢的支撑力来控制手中浴巾上提的力量，辅助爬行。当婴儿具备一定的爬行能力后，练习在爬行中拐弯，进行钻洞游戏或彩虹隧道游戏。可邀请同伴一起比赛，增加趣味性的同时，遵守游戏规则，学习轮流和等待（图 3-4-3）。

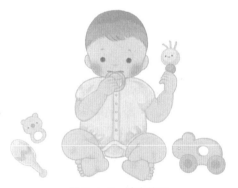

图 3-4-2　独坐练习

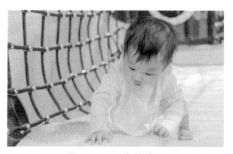

图 3-4-3　爬行练习

3. 扶物站

将婴儿手把住床栏或其他支撑物，练习站立，从几秒逐渐延长（注意不使疲劳）。

4. 亲子共舞

打开收音机或音响，抱着婴儿站着，让其上下弹跳和舞蹈。如果婴儿只要很少的扶持就可以站立，那成人就像舞伴一样牵着婴儿的手跳舞。当婴儿自己"跳舞"的时候为其鼓掌，及时给予赞扬。

5. 球上运动

让婴儿仰、坐、趴、站在大笼球 / 瑜伽球上，成人帮助其做向上、向下、向左、向右、向前、向后、顺时针转圈圈、逆时针转圈圈等运动，锻炼前庭平衡能力和本体觉。注意动作应轻柔（图 3-4-4）。

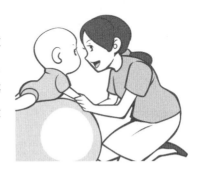

图 3-4-4　球上运动

（二）精细动作发育促进

1. 拇食指捏物

桌上放一些可食用的安全系数相对高的细小食物（1/4 旺仔小馒头、煮熟的小米粒等），让婴儿练习捏取。或让婴儿自己用手抓食物（例如软米饭、馒头块等）吃，为其提供锻炼用手指抓取小东西以及感受手和嘴的触觉的机会，很快婴儿就会用手抓着吃饭了。

2. 敲击物品或玩具对敲

婴儿会对击打物品发出的声音感兴趣。给婴儿木匙或积木用来敲打、给婴儿拨浪鼓用来摇；诱导其将物品相互敲击。或同时给婴儿 2件积木，示范用双手对敲（图 3-4-5）。

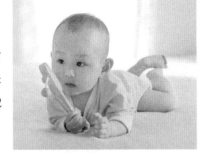

图 3-4-5　敲击物品

3. 玩具换手

将小玩具给婴儿，拿住后，再向拿玩具的手前呈另一玩具，诱导他，将第一件玩具换到另一只手。

4. 拿出和放进

给婴儿一个盛有大珠子或积木的塑料容器，供其把物品拿出来、放进去。婴儿可能也喜欢把袜子从整理盒或抽屉里拿出来、放进去。或者找一个带有塑料盖的大瓶子，在瓶盖上剪一个圆洞。给婴儿一些小玩具，让其从洞口扔进去。

5. 拍手游戏

让婴儿两只手互拍，或成人拍婴儿的手、轮流拍手。可以在轮到成人拍时，稍微停顿，等着婴儿要求成人再玩一次（图 3-4-6）。

6. 做拼图

把积木 / 乒乓球放到蛋糕模具或鸡蛋盒里，为婴儿做一个简单的拼图。

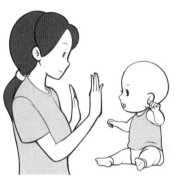

图 3-4-6　拍手游戏

（三）适应能力发育促进

1. 捉迷藏

让婴儿看着成人把一个物品藏在毯子、帽子或枕头下面，再让婴儿找。如果找不到，就不要把物品完全盖住，诱导婴儿找到玩具。或当面把一件玩具盖住大部分，露出一小部分，让婴儿用眼睛寻找或用手取出，找到后将玩具给婴儿作为鼓励（图 3-4-7）。

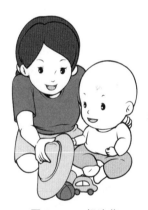

图 3-4-7　捉迷藏

2. 模仿动作

与婴儿对面而坐，先握住他的两只小手，边拍边说"拍拍手"或"欢迎欢迎"，然后不要握他的手，边示范边有节奏地说"拍拍手"教他模仿。"点点头""再见""摆手"等动作亦如此（图 3-4-8）。

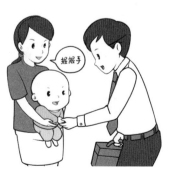

图 3-4-8　模仿动作

3. 触碰四肢和五官

具体操作方法如下：①轻轻地玩弄、搔抓婴儿的脚和脚趾；同时，唱摇篮曲。每唱一个小节，就碰一个不同的脚趾。②握住婴儿的小手，边点其手指头边说："大拇哥，二拇弟，中鼓楼，四兄弟，小妞妞"；食指从胳膊一步步点到肩膀，"爬呀爬呀爬上山"；捏捏耳朵，"耳朵听听"；轻触眼周，"眼睛看看"；点点鼻子，"鼻子闻闻"；点点嘴巴，"嘴巴尝尝"；停顿，突然把手伸到婴儿脖颈处，咯吱一下，"咯吱一下"（重复，婴儿会惊喜地等待这一时刻）。③给婴儿穿衣服或换尿布时，引导其认识身体部位，并给婴儿看成人的五官，可以边做边说"这是宝宝的手/眼睛，这是妈妈的手/眼睛"（图3-4-9）。

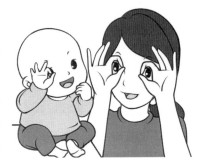

图 3-4-9　认识五官

4. 你扔我拣

婴儿喜欢把玩具扔到地上，成人花点时间跟其玩"你扔我拣"的游戏；也可以用盒子或盘子来让婴儿练习把东西丢到里面，有助于婴儿学习放下手里拿着的物品的动作。

5. 认识常见人或物品

在日常工作中，经常问婴儿熟悉的人或物品在哪儿，如灯、电视等，让其用眼睛去看或用手指出。

6. 声光感知

成人让婴儿感知"黑与亮"，如按动电灯开关，反复数次，使婴儿感知"黑与亮"的关系，并让婴儿亲手试一试（图3-4-10）。

（四）语言发育促进

图 3-4-10　声光感知

1. 看图画

具体操作方法如下：①指着小人书或彩色杂志里的图画告诉婴儿图画的内容。婴儿也会喜欢拍、戳图画，似乎想告诉什么。②讲解图画内容，如故事"睡着了"。"宝宝、星星、月亮。星星睡了，月亮睡了，小宝宝也睡了，睡着了，呼呼，呼呼……咯咯咯，起床啦，星星揉揉眼睛起床啦，月亮揉揉眼睛起床啦，小宝宝也揉揉眼睛起床啦。"（图 3-4-11)。

2. 模仿游戏

玩"躲猫猫"等模仿游戏。对婴儿模仿的动作和声音表示高兴，给予鼓励。婴儿喜欢一遍遍重复玩相同的游戏。或成人拿一只布娃娃和手帕给婴儿并对婴儿说："宝宝，娃娃脸脏了，快给娃娃擦擦脸吧"，促使婴儿模仿成人去完成动作。模仿动作的过程中也学习了语言。

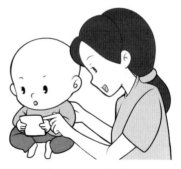

图 3-4-11 看图画

3. 索取动作

当婴儿看见想要的东西时，成人要及时观察婴儿的意图，如问："宝宝要什么呀？用手指一下。"尽量让婴儿用手表示出所要的东西。

4. 看口型模仿发音

结合日常生活，让婴儿听一个发音，如"爸爸""妈妈""拍手"等并让婴儿看到口型模仿发音（图 3-4-12)。

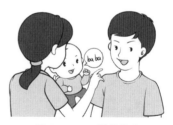

图 3-4-12 模仿发音

（五）社交行为发育促进

1. 用杯喝水

培养婴儿从杯中喝水，水要斟得少些，鼓励喝完，再添再喝。刚开始可选择鸭嘴杯，逐步过渡到吸管杯。

2. 进食

培养婴儿坐着进食，位置相对固定，时间不宜过长（图 3-4-13)。

图 3-4-13 进食

3. 表示和理解"不"

教婴儿用摇头、摇手或推开表示"不要"。当出现一些危险的动作时，成人用严肃的语调和表情表示禁止，如："不能拿，会烫""不要动，会割手"培养婴儿分辨语调，听懂词义。

4. 选择

让婴儿从两样玩具或食物中选择。鼓励婴儿伸手够着或用手指指其所选中的物品。

5. 追光影

成人拿只小手电筒，打开开关对着墙面照射并不断移动光源落点，逗引婴儿的眼睛寻找光源，然后拿婴儿的手指反复按电筒的开关。

五、玩具选择

选择合适玩具的目的是发展婴儿手的精细操作及手眼协调和联想能力，通过玩具认识事物的特点，可选择以下玩具。

（1）不同大小、颜色、形状的玩具，比如积木。

（2）可以漂浮的喷水的洗澡玩具；大小不同的球；可以拖拉的玩具、可以敲的鼓；装玩具的小盒（可以藏、找玩具，把玩具拿进、拿出）。

（3）动物和物品图片。

第五节　10～12月龄婴儿养育指导

一、喂养指导

奶仍然是主食，每天不低于600ml，在此基础上学习咀嚼小块状美食，断掉夜奶，让胃肠"睡个好觉"，保持按时喂养的好习惯。

（一）奶类摄入

这个年龄段仍然以奶为主食，继续保持母乳喂养。母乳仍然可以提供部分能量，优质蛋白质、钙等重要营养素，以及各种免疫保护因子等。继续母乳喂养也仍然有助于促进母子间的亲密连接，促进婴儿发育。不能母乳喂养或母乳不足时，需要以配方奶作为母乳的补充。

为了保证能量及蛋白质、钙等重要营养素的供给，10～12月龄婴儿每天的奶量约600 ml，每天应母乳喂养4次。

（二）辅食添加

10～12月龄婴儿已经尝试并适应多种类的食物，这一阶段应在继续扩大婴儿食物种类的同时，关注增加食物的稠厚度和粗糙度，并注重培养婴儿对食物和进食的兴趣。

1.餐次频率

合理安排 10 ～ 12 月龄婴儿的睡眠、进食和活动时间，每天哺乳 3 ～ 4 次，辅食喂养 2 ～ 3 次。辅食喂养时间安排在家人进餐的同时或在相近时。逐渐达到与家人同时进食一日三餐，并在早餐和午餐、午餐和晚餐之间，以及临睡前各加餐 1 次。

2.种类及性状选择

保证摄入足量的动物性食物，每天 1 个鸡蛋加 50 g 肉禽鱼；一定量的谷物类；蔬菜、水果的量以婴儿需要而定。继续引入新食物，特别是不同种类的蔬菜、水果等，增加婴儿对不同食物口味和质地的体会，减少将来挑食、偏食的风险。不能母乳喂养或母乳不足的婴儿仍应选择合适的较大婴儿配方乳作为补充。

10 ～ 12 月龄婴儿的辅食质地应该比前期黏稠、粗糙，带有一定的小颗粒，并可尝试块状的食物。绝大多数婴儿在 12 月龄前萌出第 1 颗乳牙，可以帮助婴儿啃咬食物。此时婴儿的乳磨牙均未萌出，但婴儿牙床可以磨碎较软的小颗粒食物。尝试颗粒状食物可促使婴儿多咀嚼，有利于牙齿的萌出。特别建议为婴儿准备一些便于用手抓捏的"手抓食物"，鼓励婴儿尝试自喂，如香蕉块、煮熟的土豆块和胡萝卜块、馒头、面包片、切片的水果和蔬菜以及撕碎的鸡肉等。一般在 10 月龄时尝试香蕉、土豆等比较软的手抓食物，12 月龄时可以尝试黄瓜条、苹果片等较硬的块状食物。

3.辅食喂养技巧

父母需要根据婴儿的年龄准备好合适的辅食，并按婴儿的生活习惯决定辅食喂养的适宜时间。从开始添加辅食起就应为婴儿安排固定的座位和餐具，营造安静、轻松的进餐环境，杜绝电视、玩具、手机等的干扰。喂养时父母应与婴儿保持面对面，以便于交流。

父母应及时回应婴儿发出的饥饿或饱足的信号，及时提供或终止喂养。如当婴儿看到食物表现兴奋、小勺靠近时张嘴、舔吮食物等，表示饥饿；而当婴儿紧闭小嘴、扭头、吐出食物时，则表示已吃饱。父母应以正面的态度，鼓励婴儿以语言、肢体语言等发出要求或拒绝进食的请求，增进婴儿对饥饿或饱足的内在感受，发展其自我控制饥饿或饱足的能力。

父母应允许并鼓励婴儿尝试自己进食，可以手抓或使用小勺等，并建议特别为婴儿准备合适的手抓食物，鼓励婴儿在良好的互动过程中学习自我服务，增强其对食物和进食的注意力与兴趣，并促进婴儿逐步学会独立进食。此外，父母的进食行为和态度是婴儿模仿的榜样，父母必须注意保持自身良好的进食行为和习惯。

 小贴士

什么样的食物适合作为婴儿辅食

适合婴儿的辅食应该满足以下条件：富含能量，以及蛋白质、铁、锌、钙、维生素 A 等各种营养素；未添加盐、糖，以及其他刺激性调味品；质地适合不同年龄的婴儿；婴儿喜欢；本地生产且价格合理的生鲜食品，如本地生产的肉、鱼、禽、蛋类、新鲜蔬菜和水果等。作为婴儿辅食的食物应保证安全、优质、新鲜，但不必追求高价、稀有（参见表 3-5-1）。

表 3-5-1　几种不同的食谱举例

食物名称	原料	制备方法
鱼泥青菜番茄粥	熟鱼肉，青菜心，番茄，米粥，橄榄油或熟植物油	鱼蒸熟，去皮、去刺压成泥；青菜心洗净后在开水中焯熟，切碎备用。番茄开水烫后去皮去籽切碎；先将番茄加入适量水中煮烂熟，再加入米粥，鱼泥、菜心泥用小火炖开，加入橄榄油或熟植物油即可
红薯粥	大米 30g、红薯半个	大米加入足量的清水煮成白米粥。将已蒸（煮）熟的红薯用勺子碾压成泥状后放入白米粥中搅拌均匀即可
鸡肉白菜饺	面粉，鸡肉，白菜，芹菜，鸡蛋，熟植物油等	将鸡肉末放入碗内，加入少许酱油拌匀。白菜和芹菜洗净，分别切成末。鸡蛋炒熟，并搅成细末。将所有原料拌匀成馅，包成饺子下锅煮熟。在锅内放入适量水，撒入芹菜末，稍煮片刻后，再放入煮熟的小饺子，加少许熟植物油即可
虾蓉小馄饨	大虾，小馄饨皮，小葱，紫菜，熟植物油等	虾仁切碎，加入少量熟植物油等搅成泥蓉馅。包成馄饨入锅煮熟，撒上小葱末和紫菜即可
三鲜蛋羹	鸡蛋，虾仁，蘑菇，精肉末，植物油少许等	蘑菇洗净切成丁；虾仁切丁；精肉刮成末，加入少量植物油等炒熟。鸡蛋打入碗中清水调匀，放入锅中蒸热，将炒好的三丁倒入搅匀，再继续蒸 5~8 分钟即可

《中国居民膳食指南（2022）》推荐 9～12 月龄婴儿饮食上仍以母乳和 / 或配方乳粉为主食，每天奶量 600～700ml，学习咀嚼小块状食物，辅食品种逐渐多样化（过敏除外），促进味觉发育，避免以后挑食偏食；注重添加含铁丰富的食物如动物肝、血，预防缺铁性贫血的发生（图 3-5-1）。

继续母乳喂养
满6月龄开始添加辅食
从肉/肝泥，铁强化谷粉等
糊状食物开始
母乳或奶类充足时不需补钙
仍需补充维生素D，400IU/d
回应式喂养，鼓励逐步自主
进食
逐步过渡到多样化膳食
辅食不加或少加盐、糖和
调味品
定期测量体重和身长
饮食卫生、进食安全

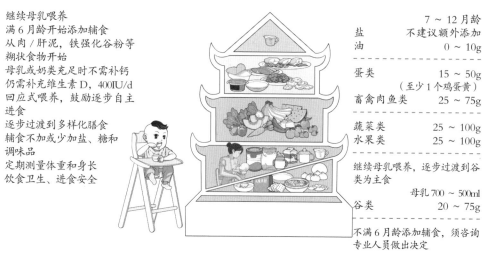

	7～12月龄
盐	不建议额外添加
油	0～10g
蛋类	15～50g （至少1个鸡蛋黄）
畜禽肉鱼类	25～75g
蔬菜类	25～100g
水果类	25～100g
	继续母乳喂养，逐步过渡到谷类为主食
	母乳 700～500ml
谷类	20～75g

不满6月龄添加辅食，须咨询
专业人员做出决定

图 3-5-1　9～12月龄婴儿喂养推荐

二、疾病预防

　　此年龄段婴儿母亲胎传的免疫保护性物质几乎消耗，婴儿因为大动作爬、扶走等飞快发育，其活动范围进一步扩展，又处于口欲期（手口行为），与人互动交往能力进一步提高，受到环境伤害的潜在风险增加，所以要重视各种疾病的预防。

　　（1）每日补充维生素D400～800U（包括药物及奶里维生素D的含量）。维生素D能促进钙的吸收，增强骨强度，增强免疫力。

　　（2）户外活动，每日2小时，避免阳光直射，多看、多听、多摸，促进感知觉发展。

　　（3）添加含铁丰富的食物（动物的肝、血、蛋黄等），预防营养性贫血的发生。

　　（4）食具要清洁，每天煮沸消毒，辅食现做现食，防止病从口入。

　　（5）按时预防接种，有效预防相关传染病。

　　（6）如出现拒食、发热、惊厥、咳嗽、腹泻、呕吐、乏力、外耳道有分泌物或异常气味、有拍打或抓耳部动作、眼红、流泪、眼分泌物多、眼球震颤等症状，要及时就医。

　　（7）该年龄会爬、站、扶走，要防止攀爬跌落、烫伤、电伤、中毒（药物、清洁剂等）。

　　（8）做好口腔卫生，预防龋齿。

（9）此期间婴儿抗病力低下，进入患病高峰期，因此平时要注意手卫生，避免到人群聚集的场所，防止呼吸道、消化道等感染的发生。

（10）避免接触电子产品（如手机、平板电脑、电视、电脑等）。

（11）不要自行清洁外耳道，避免耳道黏膜受伤。

（12）洗澡或游泳时防止呛水和耳道进水。

（13）远离强声或持续的噪声环境。

（14）有耳毒性药物致聋家族史者，就医时应当主动告知医生。

（15）不要养成含着奶瓶或含着乳头睡觉的习惯。

（16）牙齿萌出后会出现流涎等不适症状，可予以磨牙饼干或磨牙棒以减轻症状。

三、智能开发

婴儿已学会大运动坐、爬、扶站等本领，两只小手能拿、撕、交换物品，小嘴会发"爸、妈、哒、得"等无意识的音。接下来要学习新的本领啦。

（1）10～12个月保健训练操，促进运动、感知觉和认知的发展。

（2）用家长语音和孩子说话，鼓励运用身体语言，让婴儿模仿发音，说单字。

（3）读书、看物指图，培养对书和图画的兴趣。

（4）搭叠积木、翻书、握笔涂画，培养手眼协调和手动作的准确性。

（5）玩捉迷藏游戏，培养注意力、记忆力、思维能力和快速反应能力。

（6）多和人交往，用动作表达意愿，培养社会交往能力。

（7）帮助婴儿识别他人的不同表情，当婴儿出现生气、厌烦、不愉快等负性情绪时，转移其注意力，受到挫折时给予鼓励和支持。

（8）丰富婴儿语言环境，经常同婴儿讲话、看图画，让婴儿按指令做出动作和表情，如叫名字有应答，懂得挥手"再见"。

（9）帮助婴儿多练习手－膝爬行，学习扶着物品站立和行走，给婴儿提供杯子、积木、球等安全玩具，发展手眼协调和相对准确的操作能力。

（10）增加模仿性游戏，如拍手"欢迎"、捏有响声的玩具、拍娃娃、拖动毯子取得玩具等。

四、早期发展

10～12月龄婴儿早期发展训练重点为扶走和独站练习、小丸投小瓶、发指令看反应等。

（一）大运动发育促进

1. 扶走练习

让婴儿扶着栏杆或拉住成人双手练习蹲下，起来。并鼓励其用手拉着栏杆站起，自行扶住，往前迈步，一边走，一边移手。达到一定程度后，将婴儿置于站姿，放松支撑婴儿的手，鼓励其独站。安排较宽敞平坦的场地提供小推车等让婴儿练习走，逐渐过渡到独立走。

2. 独站和独走练习

将婴儿置于站姿，放松支撑婴儿的手，鼓励其独站。安排较宽敞平坦的场地提供小推车等让婴儿练习走，逐渐过渡到独立走（图3-5-2）。

图 3-5-2　独站和独走练习

3. 拐弯移动

让婴儿靠墙站立，使其双手扶着墙壁，当婴儿沿着直线移步到墙的一端时，成人在另一面墙放置椅子一把，上面摆放玩具，逗引婴儿做拐弯动作。

4. 来抓我

当婴儿会滚和爬后，跟其玩"来抓我"的游戏（图3-5-3）。

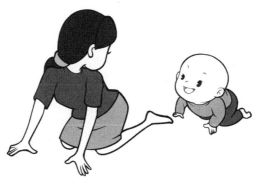

图 3-5-3　"来抓我"小游戏

（二）精细动作发育促进

1. 小动物喂食

可自制小动物，如鞋盒外面贴上小鸡、小鸭图片，嘴巴掏空。让婴儿为小动物喂食，刚开始可以练习手抓，接下来练习用勺子喂食。

2. 套塔

给婴儿圆环、套塔、套杯、积木等玩具，引导其练习套、摆或搭（图 3-5-4）。

3. 小丸投小瓶

给一些小糖丸或饭粒及一只透明瓶子，示范并用语言指导婴儿将小丸投入瓶内（注意安全）。

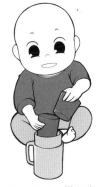

图 3-5-4　搭积木

4. 互动游戏

把绳子一端放在婴儿手里，当婴儿的手握住时，成人拉住另一端，轻轻拉（提）若干次，使婴儿的手产生用力的意识。

5. 盖瓶盖或取下

成人反复示范将瓶盖取下，让婴儿试着操作取下瓶盖，再示范把盖子盖上，然后让婴儿试着把瓶盖盖上。

（三）适应能力发育促进

1. 惊喜小礼物

用餐巾纸或纸巾松松地包住小玩具，让婴儿打开包装、发现一个惊喜。也可以用塑料包装纸，它们不仅色彩鲜艳而且还会发出声音。

2. 一起做饭

当成人做饭时，让婴儿在旁边玩"做饭"游戏。给婴儿一个轻质的盒子，装一些塑料杯或大勺子等玩具餐具供其玩耍、模仿。

3. 玩具是不一样的

给婴儿滚、推、拉、抱、摇、戳、转、垒和搅拌等不同的玩具，让其知道不同的玩具有不同的功能（图 3-5-5）。

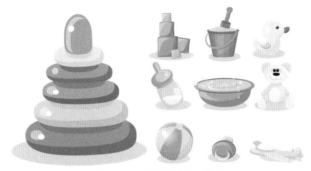

图 3-5-5　玩具是不一样的

4. 剥香蕉皮

成人先示范将香蕉一端的皮撕开一个小口拉下，然后让婴儿去剥开香蕉皮，直到完成为止。每天换不同的物品进行练习。

5. 小猫钓鱼

可自制小猫钓鱼工具（小盆、线、纸、塑料袜钩），让婴儿练习小猫钓鱼。

（四）语言发育促进

1. 取玩具或图片

在桌面上放各种玩具或图片要求婴儿去取，如"把小狗给我"促进语言理解。

2. 布偶游戏

用袜子或纸袋做两个布偶，成人和婴儿各一个。成人假装自己的布偶跟婴儿的布偶说话，诱导婴儿代其布偶回话（图3-5-6）。

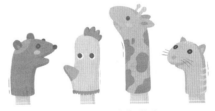

图 3-5-6　布偶游戏

3. 睡前读书

睡前是很好的读书时间。让婴儿自己选择要看的书，帮其翻书页，告诉婴儿看到的东西是什么。

4. 拉手游戏

成人双手分别拉住婴儿的双手，两人坐在床上做来回牵拉动作，同时配以歌谣和逗乐语言。如成人念唱："小手尖尖，妈妈牵牵，宝宝动动，妈妈送送。""小手碰碰，小兔蹦蹦，宝宝乖乖，妈妈喜爱。"等。

5. 发指令看反应

成人随时向婴儿发出需求指令，观察婴儿的表情和动作反应情况，如"宝宝，把你的糖给妈妈吃好吗？""让妈妈抱抱娃娃，好吗？"。通过指令检验婴儿是否听懂内容，是否用表情和肢体语言来表现"回答"。

（五）社会行为发育促进

1. 穿衣配合

为婴儿穿脱衣裤时用语言诱导其手或脚伸进或抽出袖子或裤管。

2. 一起玩玩具

邀请朋友带孩子来家里玩，提供足够多的玩具供两个孩子玩。因为这个年龄段的婴儿可能还不会与人分享玩具，为其创造分享的机会。当别的小朋友哭时，成人启发婴儿表示安慰，培养同理心。

3. 宝宝来选择

婴儿创造一些选择的机会，例如食物、衣服、玩具、活动项目等，婴儿会喜欢选择的。

五、玩具选择

婴儿通过可触、可看、可动的玩具，来发展自己手的精细操作及手眼协调和联想能力，通过玩具认识事物的特点，可选择以下玩具。

（1）爬行隧道，小皮球。

（2）准备一些耐摔的玩具，如塑料玩具。

（3）可以按键的玩具，比如玩具琴或者玩具电话。

（4）套叠的玩具；可以将玩具投放的容器，如塑料杯、桶、纸箱。

（5）可以推、打开的玩具，比如小抽屉；小塑料瓶、盒子。

（6）认识动物和物品的布书或者图卡。

第四章
幼儿期保健

第一节 幼儿养育要点

此期幼儿体格发育速度稍下降，体重每年增长 2～3kg，1～2 岁身长增长 10～12 cm，2～3 岁身长增长 8～9 cm。营养是基础，仍要重点关注。提倡营养要均衡，推荐每天 500ml 的奶制品。除了关注营养素搭配外，还要重视饮食行为的培养，饮食环境的安全。此时幼儿大脑发育水平达到成人水平的 85% 左右，大运动快速发展，活动范围扩大，连睡觉都不安稳，满床翻滚。父母一定要注意幼儿的安全，防止跌落碰伤。幼儿的小手更加灵活协调，喜欢敲敲打打、握笔画画，对世界充满好奇，有强烈的求知欲、探索欲，此时要多给幼儿读儿童绘本、讲故事，多带出去进行户外活动，增长见识，学会礼貌谦让，同时还要培养幼儿良好的饮食起居习惯，为上幼儿园做好准备。

第二节 1～1.5 岁幼儿养育指导

一、喂养指导

幼儿已初步学会了咀嚼的本领，挡不住美食的诱惑，食物品种宜丰富多样量足，可以加少许调味品，食物中的钠摄入量不超过 700（mg·d^{-1}）。奶是钙的重要来源，坚持每天摄入 500ml 的奶，补充 400U 的维生素 D 促进钙吸收。

（一）奶类摄入

1～1.5 岁幼儿每天奶量仍需保持 500ml，继续母乳喂养，每天母乳喂养不超过 4 次。如果母乳量不足，可以使用配方乳粉补充。

普通鲜奶、酸奶、奶酪等的蛋白质和矿物质含量远高于母乳，会增加幼儿肾脏负担，此年龄段幼儿肾功能尚未发育成熟，无法及时排出多余的营养物质，可能导致肾脏的损伤，鲜奶及其制品（如酸奶等）仅能作为饮食多样性的一部分少量添加。普通豆奶粉、蛋白粉的营养成分不同于配方乳，不建议作为幼儿食品。无乳糖大豆基配方乳可作为幼儿慢性迁延性腹泻时的治疗饮食，但应在医师指导下应用。

（二）主食选择

1. 餐次频率

1 ～ 1.5 岁幼儿应与家人一起进食，一日三餐，提供愉悦的进餐氛围。并在早餐和午餐、午餐和晚餐之间，以及临睡前各安排一次点心。大致可安排如下，早上 7 点予母乳和 / 或配方乳，加婴儿米粉或其他辅食，尝试家庭早餐；早上 10 点予母乳和 / 或配方乳，加水果或其他点心；中午 12 点予各种辅食，鼓励幼儿尝试成人的饭菜，鼓励幼儿自己进食；下午 3 点予母乳和 / 或配方乳，加水果或其他点心；下午 6 点予各种辅食，鼓励幼儿尝试成人的饭菜，鼓励幼儿自己进食；晚上 9 点予母乳和 / 或配方乳。1 ～ 1.5 岁幼儿每天仍保持约 500 ml 的奶量；鸡蛋 1 个，肉禽鱼 50 ～ 75g；软饭、面条、馒头、强化铁的婴儿米粉等谷物类 50 ～ 100g；继续尝试不同种类的蔬菜和水果，尝试啃咬水果片或煮熟的大块蔬菜，增加进食量。

2. 种类及性状选择

添加辅食的最终目的是逐渐转变为成人的饮食模式，因此鼓励 1 ～ 1.5 岁幼儿尝试家庭食物。当然，并不是所有的家庭食物都适合 1 ～ 1.5 岁的幼儿，如经过腌、熏、卤制，重油、甜腻，以及辛辣刺激的高盐、高糖、刺激性的重口味食物均不适合。适合 1 ～ 1.5 岁幼儿的家庭食物应该是少盐、少糖、少刺激的淡口味食物，并且最好是家庭自制的食物。

1 ～ 1.5 岁幼儿已经大致尝试过各种家庭日常食物，随着幼儿自我意识的增强，应鼓励幼儿自主进食，也就是学会自己吃饭。自己吃饭可提高手眼脑的协调能力，并逐渐适应家庭的日常饮食。满 12 月龄幼儿能用小勺舀起，但大多散落，18 月龄时能自主吃到大约一半的食物。

3. 辅食喂养技巧

顺应喂养。在幼儿喂养过程中，父母应及时感知幼儿发出的饥饿或饱足的信号，充分尊重幼儿的意愿，耐心鼓励，但决不能强迫喂养。父母应做到：①耐心喂养，鼓励进食，但决不强迫喂养。②鼓励并协助幼儿自己进食，培养进餐兴趣。③进餐时不看电视、玩玩具，每次进餐时间不超过30分钟。④进餐时喂养者与幼儿应有充分的交流，不以食物作为奖励或惩罚。⑤父母应保持自身良好的进食习惯，成为幼儿的榜样。

 小贴士

A. 幼儿应少喝或不喝果汁

13～24月龄幼儿每天纯果汁的饮用量不超过120ml，并且最好限制在进餐时或点心时饮用。营养素膳食来源参照表4-2-1。

表4-2-1　幼儿所需营养素的膳食来源

营养素	膳食来源
蛋白质	肉类（畜、禽、鱼）、蛋、动物肝、乳类、大豆、坚果、谷类、薯类
脂肪	动物油、植物油、奶油、蛋黄、肉类、鱼类
碳水化合物	米面食品、乳类、谷类、豆类、水果、蔬菜
维生素A	动物肝、乳类、绿色及黄色蔬菜、黄色水果
维生素D	海鱼、动物肝、蛋黄、奶油
维生素E	油料种子、植物油
维生素B_1	动物内脏、肉、豆、花生
维生素B_2	动物肝、肾、心脏、乳类、蛋
维生素B_6	豆、肉、肝、鱼
维生素C	新鲜蔬菜、水果
叶酸	动物肝、肾、蛋、绿色蔬菜、花菜、酵母
钙	乳及其制品、海产品、豆类
铁	动物肝、动物全血、肉、蛋
碘	海产品、海盐
锌	牡蛎、动物肝、肉、蛋
硒	动物肝、肾、肉类、海产品

B. 幼儿是否需要补钙

1～3岁年龄推荐每日补充钙元素600mg。3段奶粉及普通鲜奶每100ml含钙量约100mg（不同品牌的奶粉稍有差别，使用时请仔细看清配方说明），如果幼儿每天奶量达到500～600ml，则不需要额外补充钙剂（见图4-2-1）。

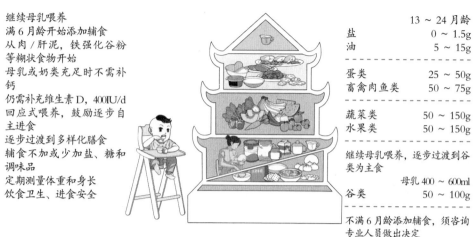

继续母乳喂养
满 6 月龄开始添加辅食
从肉 / 肝泥、铁强化谷粉
等糊状食物开始
母乳或奶类充足时不需补
钙
仍需补充维生素 D，400IU/d
回应式喂养，鼓励逐步自
主进食
逐步过渡到多样化膳食
辅食不加或少加盐、糖和
调味品
定期测量体重和身长
饮食卫生、进食安全

13 ～ 24 月龄	
盐	0 ～ 1.5g
油	5 ～ 15g
蛋类	25 ～ 50g
畜禽肉鱼类	50 ～ 75g
蔬菜类	50 ～ 150g
水果类	50 ～ 150g
继续母乳喂养，逐步过渡到谷类为主食	
母乳	400 ～ 600ml
谷类	50 ～ 100g

不满 6 月龄添加辅食，须咨询
专业人员做出决定

图 4-2-1　1 ～ 3 岁幼儿喂养推荐

二、疾病预防

幼儿此时已会扶走或独走，活动范围扩大，精力旺盛，接触外人的机会多起来，各种伤害潜在风险增加，要注意做好疾病预防。

（一）基本预防

（1）每日补充维生素 D400 ～ 800U（包括药物及奶里维生素 D 的含量）。维生素 D 能促进钙的吸收和骨骼健康，增强免疫力。

（2）户外活动，每日 2 小时，避免阳光直射，多看、多听、多摸，促进感知觉发展。

（3）按时预防接种，有效预防相关传染病。

（4）该年龄可能会走、跑，要防止跌落、烫伤、电伤、中毒（药物、清洁剂等）。

（5）餐后漱口，早晚刷牙，预防龋齿。

（6）幼儿抗病力低下，进入患病高峰期，因此平时要注意手卫生，避免到人群聚集的场所，防止呼吸道、消化道感染的发生。衣服不宜穿太多，以不出汗为好。

（7）每日定时开窗通风换气 4 小时以上。

（8）不要自行清洁外耳道，避免耳道黏膜受伤。

（9）洗澡或游泳时防止呛水和耳道进水。

（10）远离强声或持续的噪声环境。

（11）有耳毒性药物致聋家族史者，就医时应当主动告知医生。

（二）其他预防

（1）不要养成含着奶瓶或含着乳头睡觉的习惯。

（2）牙齿萌出后会出现流涎等症状，可给予磨牙饼干或磨牙棒以减轻症状。

（3）不建议继续使用奶嘴吮吸，以防牙床变型，影响面容。

（4）避免接触电子产品（如手机、平板电脑、电视、电脑等）。

（5）如出现吃奶差、发热、咳嗽、腹泻、呕吐、乏力、外耳道有分泌物或异常气味、有拍打或抓耳部动作、眼红、流泪、眼分泌物多、眼球震颤等症状，要及时就医。

（6）添加含铁丰富的食物（动物的肝、血，黑木耳等），预防贫血的发生。

三、智能开发

幼儿的求知欲、模仿欲、找玩伴欲逐日上升，要及时提供相应的环境和设施来满足幼儿的这些良好欲望。可以从以下几方面做起。

（1）搭积木、小盒套大盒、插拼、翻书、握笔涂鸦，培养手眼协调和手的技巧。

（2）用大小不同，颜色鲜艳的彩球，练习扔、滚、踢，培养手腿脚协调能力。

（3）玩捉迷藏游戏，培养注意力、记忆力、思维能力和快速反应能力。

（4）用单字、词表达想要的东西，按指令拿东西；鼓励孩子说出物品名称，建立语言与事物的联系。

（5）每天给孩子读书、念儿歌，鼓励孩子自己看书、画画。

（6）训练坐便盆大小便，养成定时排便的习惯。规律作息时间。

（7）给予幼儿探索环境、表达愿望和情绪的机会。经常带幼儿玩亲子互动游戏，如相互滚球、爬行比赛等；引导幼儿玩功能性游戏，如模仿给娃娃喂饭、哄睡等。

（8）多给幼儿讲故事、说儿歌，教幼儿指认书中图画和身体部位，引导幼儿将语言与实物联系起来，鼓励幼儿有意识地用语言表达。

（9）给幼儿提供安全的活动场所，通过练习独立行走、扔球、踢球、拉着玩具走等活动，提高控制平衡的能力。

（10）鼓励幼儿多做翻书页、盖瓶盖、用笔涂鸦、垒积木等游戏，提高认知及手眼协调能力。

四、早期发展

1～1.5 岁幼儿早期发展训练重点为迈步独走与平衡训练、方木搭高、认识身体部位、简单命名游戏、假想游戏等。

（一）大运动发育促进

1. 迈步独走与平衡训练

（1）迈步独走：扶刚学步幼儿站着、面朝另一个人。让幼儿走向那个人去拿其喜欢的食物或玩具。提供较宽敞、平坦的场地，让幼儿自由地走来走去，转身向后走。

（2）平衡训练：合理安置家具，让幼儿可以跨过家具间的缝隙在屋里走动，或辅助幼儿走直线。

（3）障碍跑道：用椅子、枕头、大纸盒、家具做出一个障碍跑道，让幼儿在这些障碍之间 / 上跑、爬（图4-2-2）。

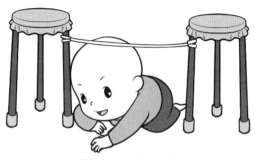

图 4-2-2　障碍跑道

2. 扔球过肩

提供大小不同、颜色鲜艳的彩球，让幼儿单手和双手练习扔球、滚球、蹲下捡球。将球滚动逗引幼儿跟着走或小跑。

3. 爬 "台阶" 和跳 "台阶"

（1）辅助幼儿练习上下台阶。用高度适宜的枕头搭一个 "台阶"，在周围铺好被子，让幼儿站在枕头上往下跳。

（2）对于稍大一点的幼儿，准备一个高 15cm 左右的小凳子，扶着幼儿蹬上去，然后抓住他的两只小手，教他往下跳。大一点的幼儿可以自己蹬上去，跳下来，但是大人要在旁边做好保护（图 4-2-3）。

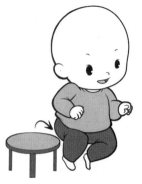

图 4-2-3　跳台阶

（二）精细动作发育促进

1. 方木搭高

示范搭高两块积木，然后一块一块出示方木，鼓励幼儿搭高，也可搭出不同物体如房子、火车、桥等，练习手眼协调能力（图 4-2-4）。

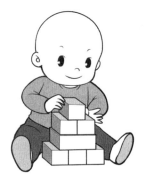

图 4-2-4　方木搭高

2. 拉动玩具

用约 60 cm 长的毛线或软线把酸奶盒、线轴或小盒子穿在一起做成拉动玩具。在线的一端绑一个珠子或塑料环当拉手（图 4-2-5）。

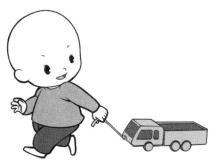

图 4-2-5　拉动玩具

3. 想要就打开

把幼儿喜欢的东西或食物放在有按压或螺旋盖的塑料瓶里，练习幼儿拉或旋转开盖子的能力。将一小丸放入直径 2.5cm 的透明瓶中，鼓励幼儿将小丸取出。

4. 画画

（1）模仿画道道：给幼儿画笔和一张大纸，示范用笔画出道道，让幼儿模仿画。

（2）涂涂画画：将一大张纸放在桌子上，成人带幼儿用无毒大蜡笔在纸上涂涂画画；也可以用手指蘸水画画。

（3）奶油画：帮助幼儿把鲜奶油撒开在可洗的平面上，然后，用手指画画。把不同颜色的可食用颜料加入奶油中，便可以做出彩色手指画（图 4-2-6）。

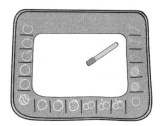

图 4-2-6　水画毯

（三）适应能力发育促进

1. 看图指物

用图片或图书教幼儿认识各种物品。如出示多张图片，说出图片中物品的名称，让幼儿从中正确找出图片。在看图、听读的基础上，随机向其提问题，如："宝宝，找一找，哪个是小猫？""大象在哪里？""把图上的老虎指给我看看。"

2. 拼图游戏

把不同形状的型板给幼儿玩，鼓励其将板块放入相应的孔内（图 4-2-7）。

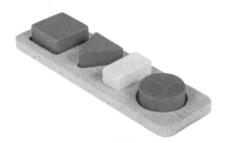

图 4-2-7　简单拼图游戏

3. 认识身体部位

当成人给幼儿穿衣服或换尿布时，谈论幼儿的身体部位，并给其看成人的身体部位，您可以边做边说："这是明明的手，这是妈妈的手。"把身体部位编成歌谣，跟幼儿一起唱，边唱边指相应的身体部位。此阶段的幼儿可以用手——正确指出 3 个以上的身体部位（如眼、耳、鼻等）。

4. 玩偶"过生日"

给玩偶们"举办"一个"生日聚会"，从杂志上面剪下"礼物"、做一个"蛋糕"、唱生日歌。

5. 秘密的场所

幼儿可能喜欢"躲藏"。成人可以为其制造"秘密"场所，例如用毛毯或床单搭在桌上做成一个小帐篷供幼儿玩耍。

（四）语言发育促进

1. 亲子阅读

成人把幼儿抱在怀里，同幼儿一起看儿童连环画报，边看边读内容，使幼儿在听看中增强语言信息和视觉形象。在看图、听读的基础上，随机向幼儿提问题，如："宝宝，找一找，哪个是小熊？""把图上的老虎指给我看看。"（图 4-2-8）。

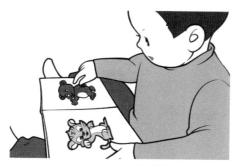

图 4-2-8　幼儿画报

2. 命名游戏

（1）当幼儿发声或用肢体语言（如用手指）表示要某样东西时，成人应对幼儿的行为积极地回应，说出幼儿想要的东西的名称，并鼓励其与成人进一步交流。

（2）在给幼儿穿衣前，把他/她的衣服摆在床上，让其递给成人上衣、裤子、鞋和袜子等，并给予一定的语言刺激。这是一个学习日常用品名称的简单方法。

（五）社交行为发育促进

1. 自己做事情

（1）让幼儿用小勺练习自己吃饭，用小茶杯练习自己喝水。但要做好幼儿弄得一塌糊涂的准备。

（2）教幼儿有意识地脱袜子，而非硬拉下来。

（3）天气暖和或幼儿只穿单裤时，成人示范如何抓住裤头，将裤子脱掉，手把手教幼儿几次，会脱后再教其如何穿上。

（4）在浴室的洗脸盆附近放一只小凳子以便其能踩上去自己洗手和刷牙。

（5）通过示范教会稍大点的幼儿学会自我照顾，如穿鞋、解扣子、扣扣子和穿前面有开口的上衣并能扣上扣子或拉上拉链，为上幼儿园做准备。

2. 对环境积极探索

在幼儿情绪好时，让其一人在家里自由活动（注意安全，成人在旁观察），任其主动在室内到处翻看物品。

3. 帮忙做家务

（1）在日常生活中，记得让幼儿"帮忙"，让其在饭前准备勺子，穿衣服时找外套和鞋袜。执行指令是幼儿需要学习的重要技能。

（2）将幼儿帮忙做家务游戏化。例如，让幼儿扔垃圾时说："垃圾筐饿了，把这个喂垃圾筐吃吧！"（图4-2-9）。

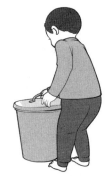

图 4-2-9 帮忙做家务

4. 假想游戏

用一个绒毛动物或娃娃来玩"过家家"。演示并告诉幼儿娃娃在做什么（例如走路、睡觉、吃饭或跳舞等），然后成人说指令，让幼儿用娃娃模仿成人所说的动作，轮流交换角色。用塑料杯、塑料箱和勺子等作为炊具"做饭"，记得表扬幼儿的厨艺。

5. 认识表情

帮助幼儿认识各种表情（图4-2-10），在镜子前做高兴的、伤心的、疯狂的和愚蠢的表情。也可以画、剪下不同表情的脸谱，然后将它们贴在冰棒棍或筷子上，让幼儿利用这些脸谱做出不同的表情。

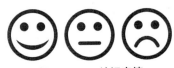

图 4-2-10 认识表情

五、玩具选择

幼儿可通过以下具体形象可触及的辅助工具来帮助练习行走、跑和捡拾物品，理解事物之间的联系，提升认知水平，可选择以下玩具。

（1）各种大小的球，可以踢球、抛球。

（2）积木；镶嵌类的玩具，比如型板；简单拼图。

（3）彩笔、画板，可以随意图画的纸。

（4）绒毛动物或者娃娃，玩"过家家"（娃娃和动物的五官应不宜脱落，避免孩子放到嘴里）。

（5）幼儿画报、绘本（与生活高度关联，又时常重复）。

第三节　1.5 ～ 2 岁幼儿养育指导

一、喂养指导

幼儿已尝试了多种美食，味觉和咀嚼能力都得到了进一步提高，继续巩固，仍保持每天喝奶 500ml 的好习惯，保证钙的来源。

（一）奶类摄入

1.5 ～ 2 岁幼儿每天奶量仍需保持 500 ml，每天母乳喂养不超过 4 次。如果母乳不足可追加配方奶粉。

普通鲜奶、酸奶、奶酪等的蛋白质和矿物质含量远高于母乳，会增加幼儿肾脏负担，该年龄段肾功能发育尚未完全，故可以将鲜奶作为食物多样化的一部分而逐渐尝试，但建议少量进食为宜，不能完全替代母乳和 / 或配方奶。普通豆奶粉、蛋白粉的营养成分不同于配方奶，也与鲜奶等奶制品有较大差异，不建议作为婴幼儿食品。无乳糖大豆基配方奶可作为婴幼儿慢性迁延性腹泻时的治疗饮食，但应在医师指导下应用。

（二）主食选择

1. 餐次频率

这一年龄段幼儿的餐次频率同 1 ～ 1.5 岁幼儿。

2. 种类及性状选择

1.5～2 岁幼儿食物的种类及形状应与 1～1.5 岁幼儿的食物相同。

1.5～2 岁幼儿已经大致尝试过各种家庭日常食物，这一阶段主要是学习自主进食，也就是学会自己吃饭，并逐渐适应家庭的日常饮食，在满 2 岁后与家人一起进食。

3. 辅食喂养技巧

家庭自制幼儿辅食时，应选择新鲜、优质、安全的原材料。辅食制作过程中必须注意清洁、卫生，如制作前洗手、保证制作场所及厨房用品清洁。必须注意生熟食分开，以免交叉污染。按照需要制作辅食，做好的辅食应及时食用，未吃完的辅食应丢弃。多余的原料或制成的半成品，应及时放入冰箱冷藏或冷冻保存。

鱼刺等卡在喉咙是最常见的进食意外。当幼儿开始尝试家庭食物时，由大块食物哽噎而导致的意外会有所增加。整粒花生、腰果等坚果，幼儿无法咬碎且容易呛入气管，禁止食用。果冻等胶状食物不慎吸入气管后，引起窒息，3 岁以下幼儿禁食用。

进食时避免幼儿哭闹、嬉笑，防止食物呛入气管引起窒息。

 小贴士

怎样避免高糖、高盐的加工食品

经过加工后的食品，其中的钠含量大大提高，并大多额外添加糖。如新鲜番茄几乎不含钠，100ml 市售无添加番茄汁含钠 20mg，而 10g 番茄沙司含钠量高达 115mg，并且加入玉米糖浆、白砂糖等。100g 新鲜猪肉含钠 70mg，而市售 100 g 香肠中含钠量超过 2500mg。即使是婴儿肉松、肉酥等加工肉制品，100g 含钠量仍高达 1100mg。学会阅读食品标签，识别高糖、高盐的加工食品。按照我国的食品标签法，食品标签上需要标示每 100g 食物中的能量及各种营养素的含量，并标示其占全天营养素参考值的百分比（NRV%）。如钠的 NRV% 比较高，特别是远高于能量 NRV% 时，说明这种食物的钠含量较高，最好少吃或不吃。从食品标签上的配料表上则可查到额外添加的糖。要注意的是，额外添加的糖除了标示为蔗糖（白砂糖）外，还有其他各种名称，如麦芽糖、果葡糖浆、浓缩果汁、葡萄糖、蜂蜜等。

二、疾病预防

幼儿经过一年春夏秋冬四季轮换，免疫力得到了进一步提高，仍不能掉以轻心，预防为主是第一道防线。

（一）基本预防

1.5 ～ 2 岁幼儿基本预防同 1 ～ 1.5 岁幼儿。

（二）其他预防

（1）添加含铁丰富的食物（动物的肝、血等），预防贫血的发生。

（2）该年龄会走、跑，要防止攀爬跌落、烫伤、电伤、中毒（药物、清洁剂等）。

（3）停止使用奶嘴。

（4）避免接触电子产品（如手机、平板电脑、电视、电脑等）。

三、智能开发

利用唾手可得的身边物品和设施，引导幼儿学习生存本领。

（1）搭积木、小盒套大盒、拼图、翻书、握笔涂鸦，穿珠子，促进手眼协调能力，锻炼注意力和观察力。

（2）上楼梯，滑滑梯，走平衡木，训练专注力、动作平衡协调能力，培养勇敢精神。

（3）认物品，说用途，看图学话、学数数字，认颜色、大小、多少、形状。

（4）玩捉迷藏游戏，培养注意力、记忆力、思维能力和快速反应能力。

（5）每天给孩子读书、念儿歌，鼓励孩子自己看书、画画。

（6）坐便盆大小便，养成定时排便习惯。规律作息时间。

（7）学做家务事，懂得关心别人。

（8）家长对待幼儿的养育态度和行为要一致。在保证安全的前提下，给幼儿自主做事情的机会，对幼儿每一次的努力都给予鼓励和赞扬，培养其独立性和自信心。

（9）与幼儿玩"给娃娃喂饭、哄睡觉"等装扮性游戏，学习更多词汇，说出身边物品名称、短语，鼓励用语言表达需求和简单对话；学习区分大小，匹配形状和颜色等。

（10）提高幼儿身体动作协调能力，学习扶着栏杆上下楼梯、踢皮球、踮着脚尖走和跑，大人拉幼儿的双手，练习双脚跳，以后大人不扶持，示范让幼儿做小兔跳。

（11）握笔模仿画线，积木叠高等。先示范用硬塑料线穿过木珠，然后将线拉出，手把手教会幼儿，以后让幼儿独自穿珠，逐渐改为穿扣子。给幼儿一本纸质较硬的书，示范一页一页地翻书，让幼儿模仿。

（12）培养幼儿生活自理能力，如用匙进食、用杯子喝水，学习脱袜子、脱鞋；固定大小便场所，练习示意大小便。

四、早期发展

1.5 ～ 2 岁幼儿早期发展训练重点为扶栏上下楼、双足跳、翻书、拼图游戏、说单字或短句、大小便训练、说常见物用途等。

（一）大运动发育促进

1. 拍手和跳舞

引导幼儿跟着音乐拍手、跳舞，通过前进、转圈和后退还可以练习平衡。如果需要，拉着幼儿的手来帮助他 / 她。

2. 上下楼

利用有护栏的楼梯，让幼儿手抓住护栏，一阶一阶地往上迈步或迈下台阶。稍大一点的幼儿，用玩具等吸引幼儿，让其不扶护栏，独自上下楼梯。

3. 双足跳离地面

成人拉着幼儿的双手，练习双腿跳，示范让幼儿做小兔跳。

4. 打保龄球

用塑料不倒翁、装网球的罐或空塑料瓶来做保龄球瓶，教幼儿滚球打倒保龄球瓶。

5. 蹬上去，跳下来

准备一个高 15 cm 左右的小椅子，扶着幼儿蹬上去，然后抓住他的两只小手，教他往下跳。大一点的幼儿可以自己蹬上去，跳下来，但是大人要在旁边做好保护（图4-3-1）。

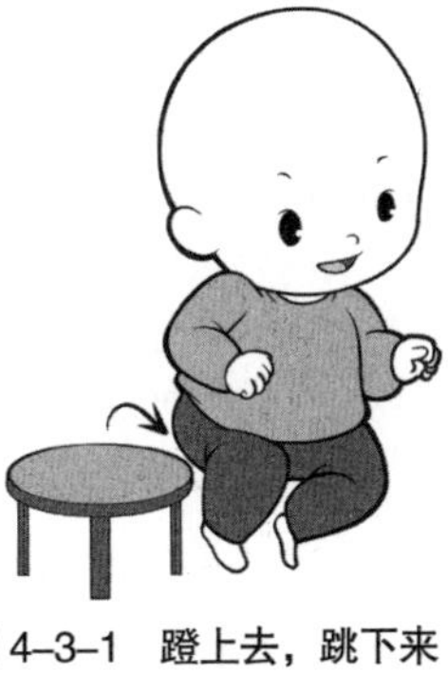

图 4-3-1 蹬上去，跳下来

（二）精细动作发育促进

1. 穿串珠和穿扣子

先示范用硬塑料线穿过算盘珠或木珠，穿后将线拉出，手把手教会幼儿，然后幼儿独自穿珠，逐渐改为穿扣眼（图 4-3-2）。

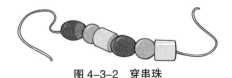

图 4-3-2　穿串珠

2. 一页一页翻书

给幼儿一本纸质较硬的书，示范一页一页地翻书，让幼儿模仿。

3. 往信箱投信

在鞋盒的上方剪一个长方形的洞，让幼儿往里面放旧扑克牌或用过的信封。这个盒子可以用来存放幼儿的"信"。

4. 练习组合

把钥匙插到锁孔里或把信放到信箱里等，练习组合、配套。

5. 建造房子

（1）和幼儿一起把弄皱的或撕成细条状的报纸塞进购物纸袋里，把封口处折起来用胶带封住制成大积木。也可以使用鞋盒制作大积木。然后，用这些积木"建筑"高塔或房子等。

（2）将家用电器的盒子剪出门和窗，便可以成为幼儿的玩具小屋。可以用蜡笔、彩笔或颜料来装饰小屋。

6. 触觉体验

将砂纸、羽毛、棉球、尼龙、丝绸和纽扣等不同质地的东西贴在书页上做成书，让幼儿感受粗糙、平滑、硬、软等不同质地（图 4-3-3）。

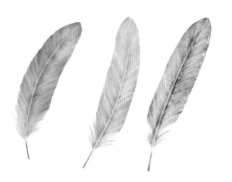
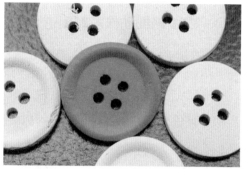

图 4-3-3　触觉体验

（三）适应能力发育促进

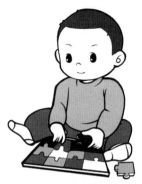

1. 拼图游戏

把不同形状的型板给幼儿玩，鼓励其将板块放入相应的孔内。稍大一些的幼儿，可以做一些复杂的拼图游戏（图 4-3-4）。

图 4-3-4　拼图游戏

2. 配对游戏

（1）很多日常用品（如袜子、鞋、手套等）都可以用来帮助幼儿学习配对。成人拿起一只，让幼儿找另一只。并同时说出物品的名称。

（2）从两副扑克牌中抽出几对相同的牌，给幼儿其中一张，把剩下的牌一字排开摆在幼儿面前，让幼儿找另一张与其手里相同的牌。

3. 吹泡泡

教幼儿吹泡泡或让他/她看成人吹。亲子还可以玩捏泡泡。

4. 情景故事

根据幼儿故事的情节，用玩具制造相应场景给幼儿讲故事，例如拔萝卜等。提问幼儿一些关于故事中的角色和对故事的情景感受如何。

5. 做影集

与幼儿一起将照片或从杂志上剪下来的图片等放入影集，供幼儿翻阅。

6. 物品分类

（1）幼儿可以帮成人分类待洗的衣物，把袜子放在一堆、上衣放在另一堆；

把不同玩具放到相应的架子或盒子里。

（2）准备几个盒子，把杂志上的图片剪下来，让幼儿将相同类别的图片放进同一个盒子里。

7. 做选择

让幼儿做一些简单的选择。例如穿衣服的时候，问他 / 她是要红色的还是蓝色的衬衫；吃饭的时候，想要牛奶还是果汁。

（四）语言发育促进

1. 说单字或短句

（1）通过日常生活，随时随地用一切机会与幼儿谈话，成人态度要和蔼，发音要尽量准确，吐字要清晰，不说"儿语"。利用玩具、图片或游戏，引起幼儿兴趣，引导幼儿模仿，从单字和短语开始。

（2）当幼儿会说单字后，进一步增加词汇量，鼓励幼儿模仿说简单的句子（含主谓语），如"妈妈抱""我要上街去"等，及时予以表扬，让其感到说话是很有趣的事。

（3）鼓励幼儿回答简单的问题，如"这是什么（皮球）""那是谁""妈妈去做什么了"等。

2. 沟通

把幼儿最喜欢的玩具放在一个其能看见、差一点就能够到的地方或拧紧瓶盖的透明瓶子里，诱导幼儿问成人要，创造沟通的机会，成人要积极回应幼儿的要求。

3. 照片故事

给幼儿看其以前的照片，同时讲关于照片的故事（图 4-3-5）。

4. 认识自己的衣服

在给幼儿穿衣前，把他 / 她的衣服摆在床上，让他 / 她递给成人上衣、裤子、鞋和袜子等。这是一个学习日常用品名称的简单方法。

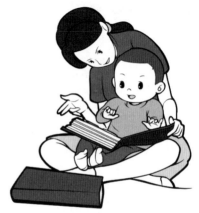

图 4-3-5　看照片，讲故事

（五）社交行为发育促进

1. 大小便训练

便盆放在固定的地方，若幼儿主动表示要大小便或去坐便盆，应及时鼓励表扬。对不愿坐盆的应引导坐盆。若幼儿仍然拒绝，暂时不要勉强，可再等一会儿。对不肯坐盆又尿裤的幼儿不要斥责，要正面引导，逐步培养其大小便时请求坐盆的习惯。

2. 表示个人需要

当幼儿有某种需求时，尽量鼓励他说出来，如果说不完整，成人不要取笑，更不要模仿，当幼儿会说后应及时给予他需要的东西作为奖励，让幼儿感到说话是很有用的。

3. 说常见物用途

告诉幼儿日常接触到的物品名称及用途，如"碗、水杯是干什么用的""笔是做什么用的""板凳有什么用途"等。

4. 等待一会儿

在日常生活游戏中，有意培养诱导幼儿耐心等待和控制情绪的能力。当出现上述良好情感时，应及时给予表扬以强化这些行为。

5. 自制橡皮泥

把2杯面粉和3/4杯盐搅拌在一起，加1/2杯水和2汤匙沙拉油后揉搓。揉到面团变得平滑，再加入食物颜料揉匀。利用自制橡皮泥捏出不同的物品。

6. 打扮游戏

给幼儿一些成人的衣物（如帽子、上衣、丝巾、钱包、项链、墨镜等），让幼儿用来打扮自己并照镜子。同时，问幼儿"是谁打扮得这么好看呀？"

7. 玩沙子

把沙子或米等放到储物箱或盆子里，给幼儿勺子、小桶、铲子、玩具卡车等玩具，亲子一起玩沙（图4-3-6）。

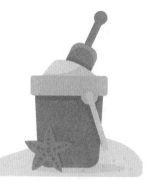

图 4-3-6　玩沙子

8. 遵守规则与分享

当幼儿和朋友玩时，引导其轮流玩耍、遵守规则、分享玩具。如果幼儿做到了，及时给予表扬和鼓励。另外，还可以和幼儿一起玩需要轮流玩的游戏，如跳房子、扔沙包等；和幼儿一起玩带有简单规则的游戏，如红灯停绿灯行的游戏等。

五、玩具选择

通过触手可及的玩具和图画来形象地帮助幼儿练习行走、跑和捡拾物品，理解事物之间联系，提升认知水平，可选择的玩具如下。

（1）搭积木；磁力玩具；拼图；可以玩沙的各类工具；画笔或者画板。

（2）角色扮演的玩具，如儿童厨房用具、小小医生用具。

（3）切水果的玩具；画笔；穿串珠或穿扣子。

（4）家庭照片；幼儿画报、幼儿绘本（有简单情节，与生活高度关联，又时常重复）。

第四节　2～2.5岁幼儿养育指导

一、喂养指导

此时幼儿的饮食品种几乎与家庭成员一致，品种丰富，自主进食，学会使用筷子。进餐氛围和谐，不一样的地方在于食物中氯化钠的含量每天不超过2g，仍保持每天奶量350～500ml。

（一）奶类摄入

2～2.5岁幼儿每天奶量仍需保持350～500 ml，2岁后可断母乳、饮用鲜奶。

（二）主食选择

1. 餐次频率

与家人一起进食，一日三次正餐，品种丰富，不挑食、不偏食，提供良好的进餐氛围和就餐环境，每日2～3次点心。

2. 均衡饮食

平衡饮食的概念可以简单地理解为身体得到了需要的营养物质。平衡饮食是一种既关注重点又兼顾各方面的饮食习惯。就幼儿期而言，平衡饮食是三大物质的充足和微量营养素的充足。三大物质是指碳水化合物、蛋白质和脂肪。微量营养素是指各种维生素和微量元素。

在给幼儿补充营养的时候，父母需要注意以下几点：①在提供充足的三大物质后，幼儿其实已经获得了绝大部分微量营养素，理论上是不需要单独补充微量营养素的。②钙元素对骨骼和肌肉的发育非常重要。幼儿期每天摄入的钙元素应达到600mg，食物补充不足的部分可通过钙剂再补充。幼儿每天饮用的500ml牛奶中含有500mg左右的钙，每100g瘦猪肉只含有14mg的钙，100g豆浆含钙量为25mg。③铁元素和锌元素有必要时才补充。④不提倡盲目地给幼儿补充各种营养品。

 小贴士

2～3岁幼儿饮食举例

2～3岁幼儿饮食可参考表4-4-1和图4-4-1。

表4-4-1　2～3岁幼儿1天饮食举例

时间	食物	量	热量
早上7点	牛奶	250ml	约350kcal
	馒头	1个（30～40g）	
	鸡蛋	1个	
	维生素AD	1粒	
上午9点	香蕉或苹果	1个	约80kcal
中午12点	软饭	1碗（约60g大米）	约340kcal
	碎肉、菜	小半碗	
下午3点	牛奶	200ml	约150kcal
	饼干	2块	
下午6点	面条	1碗	约350kcal
	碎鱼肉	50g	
	番茄	50g	

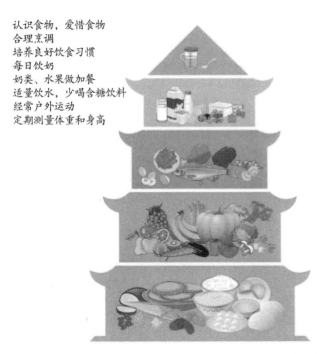

认识食物，爱惜食物
合理烹调
培养良好饮食习惯
每日饮奶
奶类、水果做加餐
适量饮水，少喝含糖饮料
经常户外运动
定期测量体重和身高

盐	< 2g
油	10 ～ 20g
奶类	350 ～ 500g
大豆适当加工	5 ～ 15g
坚果适当加工	—
蛋类	50g
畜禽肉鱼类	50 ～ 75g
蔬菜类	100 ～ 200g
水果类	100 ～ 200g
谷类	75 ～ 125g
薯类	适量
水	600 ～ 700ml

图 4-4-1　2～3 岁幼儿膳食宝塔

二、疾病预防

此阶段幼儿的手眼脑协调能力进一步完善，户外活动更多，玩伴接触时间更多，仍要注意预防为主，远离不安全环境。

（一）基本预防

2 ～ 2.5 岁幼儿基本预防措施同 1 ～ 1.5 岁幼儿。

（二）其他预防

（1）持续近距离注视时间每次不超过 30 分钟，看电子产品时间每次不超过 20 分钟，每天累计时间不超过 1 小时。眼睛与各种电子产品荧光屏的距离一般为屏面对角线的 5 ～ 7 倍，屏面略低于眼高。

（2）不要盲目使用眼保健产品，到具有相应资质的医疗机构配制眼镜。

（3）防止眼外伤，远离烟花爆竹、锐利器械、有害物质，如遇眼伤，要及时到正规医院眼科就诊。

三、智能开发

通过眼见为实、耳听为明、手触为灵的锻炼及家人的言传身教，学会情绪正确的释放，幼儿的智能水平又上了一个台阶。

（1）穿珠子、玩沙子，促进观察、记忆、注意、思维和想象力的发育。

（2）独自上楼梯，立定跳远，抛球踢球，促进全身肌肉、骨骼的发育。

（3）说出自己的性别，理解大小、多少等反义词的概念。

（4）和孩子同欢乐，让快乐的情绪得到发展，不愉快的情绪要正确表达出来。

（5）常带孩子与同龄小朋友一起做游戏，培养与人合作、平等相待等社交技能。

（6）讲故事提问题，培养孩子动脑筋、勤思考的好习惯。

（7）培养良好的行为习惯，如自我约束、讲礼貌、谦让等，是健康人格形成的基础。

（8）鼓励幼儿帮助家长做一些简单的家务活动，如收拾玩具、扫地、帮忙拿东西等，促进自信心的发展，激发参与热情。

（9）当幼儿企图做危险的活动时，应当及时制止；出现无理哭闹等不适宜的行为时，可采用消退（不予理睬）或转移等行为矫正方法，让幼儿懂得日常行为的对与错，逐步养成良好的行为习惯。

（10）教幼儿说出自己的姓名、性别、身体部位以及一些短句和歌谣。学习执行指令，用较准确的语言表达需求；培养幼儿理解"里外""上下""前后"等空间概念。

（11）学习独自上下楼梯、单腿站，提高身体协调及大运动能力；用玩具等吸引幼儿，让其手不扶扶梯、不左右摇晃上下楼梯。练习单脚站 1 ～ 5 秒钟。

（12）通过搭积木、串珠子、系扣子、画画等游戏，提高精细动作能力。给幼儿粗蜡笔示范画横、竖直线，让其模仿。用积木做游戏，摆房子、桥等物品。

四、早期发展

2 ～ 2.5 岁幼儿早期发展训练重点为单脚站立、模仿搭桥、认识大小、说完整句子、假扮游戏等。

（一）大运动发育促进

1. 金鸡独立

（1）单脚站立：刚开始练习时，让幼儿扶着椅子或成人手握的棒子单脚站立约 5 秒；成人可以先做示范，并帮助小儿数数。接下来鼓励幼儿不扶任何物体，单脚站立。

（2）单脚原地跳起：在地面上画一个直径 15cm 的圆圈，让幼儿的双脚站在圆圈内。一只脚弯曲抬起，另一只脚跳起 1～5 次，然后换另一只脚练习（图 4-4-2）。

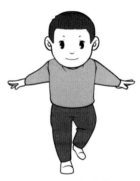

图 4-4-2　金鸡独立

2. 唱歌跳舞

给幼儿喜欢的歌谣配上动作，例如"我们绕过桑树林""两只老虎""小白兔""拔萝卜"等。成人与幼儿一起边唱边跳。

3. 投掷游戏

成人和幼儿把沙包、球、毛线球和卷成球的袜子等投到水桶或盒子里玩投掷游戏。数一数各投中了多少个，进行"比赛"。

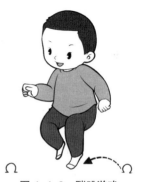

4. 蹦跳游戏

和幼儿玩蹦跳游戏（例如跳远等），可以是跳过一块地砖。起初需要成人拉着幼儿的手提供帮助（图 4-4-3）。

图 4-4-3　蹦跳游戏

5. 跟着"领导"走

成人踮起脚尖走、倒退走、大步或小步走、快走或慢走，让幼儿跟着"领导"走。成人和幼儿可以交换角色。

（二）精细动作发育促进

1. 模仿搭桥

成人示范用下面 2 块，上面 1 块方木搭成有孔的桥，让幼儿模仿（图 4-4-4）。

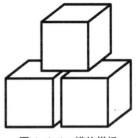

图 4-4-4　模仿搭桥

2. 制作"我的书"

和幼儿一起做一本"我的书"，拿一些纸，用胶水粘上幼儿的照片、家庭成员的照片，宠物的照片或者其他的照片，并把这些纸钉成一本书。

3. 泥工造型

教幼儿用橡皮泥做蛇或球、用小擀面杖擀成薄饼、用模子做出不同形状。注意安全。

4. 揭蛋壳

让幼儿两只手各握一只已经冷凉的鸡蛋，相互碰撞，蛋壳破碎后，成人示范一片一片剥去蛋壳，然后让幼儿来做。

（三）适应能力发育促进

1. 认识大小

用同一形状（如圆、方、三角）、大小不同的纸片或物品教幼儿认识大小。或向幼儿展示大小不同的球（积木或盘子等），描述这些球的不同。让幼儿将大球或最大的球、所有的大球给成人；还有关于小球的指令；教幼儿当成人说变大时举高手"变大"，说变小时蹲下"变小"。

2. 认识颜色

结合日常生活，告诉幼儿这是红颜色的衣服，那是绿颜色的桶等。认识各种物品、动物的名称及红绿颜色。

3. 认识表情

画或剪切一些不同面部表情的纸张，例如愤怒、泄气和高兴的表情，鼓励幼儿用这些纸张面具告诉成人自己的情感（图 4-4-5）。

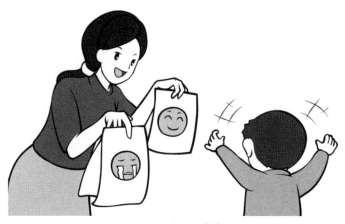

图 4-4-5　认识表情

4. 执行指示

给幼儿一些多步骤的指示，像"请你把所有乐高玩具放在箱子里，然后把箱子放进橱子里"，让幼儿感受到自己为成人提供了很大帮助。

5. 分辨声音

用塑料彩蛋或不透明的瓶子做发声容器，将沙、豆或大米等物品装进容器，然后用胶带封口。每两个容器装一种物品。诱导幼儿找到摇晃时发出相同声音的容器。

6. 听不同节奏的音乐

播放不同节奏的音乐或歌曲，训练幼儿的乐感。教幼儿随着音乐的节奏运动或做动作。

（四）语言发育促进

1. 说完整句子

成人应说规范、完整的句子，并鼓励、引导稍大点的幼儿说完整的句子。在平日说话中，逐渐增添每句话中的词汇量或改变词语结构，如"宝宝，在家玩的什么玩具""宝宝，你想吃什么"等，让幼儿自然说出长句子。

2. 记住名字

鼓励幼儿告诉成人自己的名字和年龄。有时可以用幼儿的名字编一首诗或者歌曲来帮助其记住。

3. 有趣的事

给幼儿讲述当他/她还是婴儿的时候做过的一些有趣的事情。开头讲一个最喜欢的故事，看幼儿是否能接着讲下去。

4. 唱儿歌

成人念儿歌或唐诗（或放磁带）给幼儿听，让他跟着念，还可配合相应的表情、动作加深理解（图4-4-6）。

小星星

一闪一闪亮晶晶，
满天都是小星星。
挂在天上放光明，
好像无数小眼睛。

图 4-4-6 唱儿歌

（五）社交行为发育促进

1. 家庭照片

给幼儿看家庭照片，谈论照片的这些人都是谁："这是你的叔叔。"幼儿能告诉你这些人都是谁吗？

2. 你说我做

用球和幼儿玩"你说我做"游戏。例如"把球滚（踢、扔或推）过来""拍球""接住球"等动作，成人和幼儿轮流发出或执行指令。

3. 假扮游戏

成人可以假扮成狗、猫等不同的动物，模仿相应动物的叫声和动作。让幼儿假扮成动物的主人来抚摸成人、喂食物。成人和幼儿可以交换角色。

4. 帮忙做饭

当做饭和清理的时候，让幼儿帮忙做类似帮助搅拌、把面粉放进杯子里或者把叉勺等放进抽屉里等一些事情。

五、玩具选择

模仿日常生活中的场景和情景，利用小道具、书、画册培养幼儿的逻辑思维能力、创造力、抽象力，可选择以下玩具。

（1）成套的玩具（如厨房玩具、医疗玩具、整套工具），模拟实际生活，进行角色扮演，培养想象力、创造力和逻辑思维力。

（2）画画并说出自己画的是什么。

（3）画笔或者画板；镶嵌图形可复杂些；玩沙子；积木可以搭不同造型；折纸。

（4）骑小三轮车。

（5）图书的画面可复杂一些，故事可长达 4 ～ 5 个句子。

第五节　2.5 ～ 3 岁幼儿养育指导

一、喂养指导

此时的幼儿的饮食品种与家庭成员基本一致，不挑食、不偏食，注重餐饮礼仪，自主进食。食物中氯化钠含量每天不超过 2g，仍保持每天奶量 350 ～ 500ml。

（一）奶类摄入

每天奶量仍需保持 350 ～ 500 ml。2 岁后肾功能基本发育完善，可饮用普通鲜奶、酸奶、奶酪等奶源。普通豆奶粉、蛋白粉的营养成分不同于配方乳，也与鲜奶等奶制品有较大差异，不建议作为幼儿食品。无乳糖大豆基配方乳可作为幼儿慢性迁延性腹泻时的治疗饮食，但应在医师指导下应用。

（二）主食选择

2.5 ～ 3 岁幼儿主食选择参考 2 ～ 2.5 岁幼儿主食选择。

二、疾病预防

做好五官保健，外出游玩注意安全。穿衣随季节而调整。

（一）基本预防

2.5 ～ 3 岁基本预防的内容同 1 ～ 1.5 岁幼儿。

（二）其他预防

（1）持续近距离注视时间每次不超过 30 分钟，看电子产品时间每次不超过 20 分钟，每天累计时间不超过 1 小时。眼睛与各种电子产品荧光屏的距离一般为屏面对角线的 5 ～ 7 倍，屏面略低于眼高。

（2）不要盲目使用眼保健产品，应到具有相应资质的医疗机构配制眼镜。

（3）防止眼外伤，远离烟花爆竹、锐利器械、有害物质。如果有眼伤，要及时到正规医院眼科就诊。

（4）口腔清洁，选用适合幼儿年龄的牙刷，用儿童含氟牙膏结合"画圈法"刷牙，家长每天帮幼儿刷牙 1 次，预防龋齿。定期带幼儿看牙医。

（5）纠正吮指、咬唇、吐舌、口呼吸等不良习惯。

三、智能开发

鼓励自己的事情自己做，作息规律，培养爱读书、善表达、懂谦让，讲礼貌等优良品质，为上幼儿园做好准备。

（1）穿珠子、拼插玩具，促进观察力、记忆力、注意力、思维能力和想象力的发育。

（2）独自上下楼梯、攀登、跳跃，促进手的握力和全身动作协调灵活。

（3）说出自己的性别，理解长短、前后等反义词的概念。

（4）和孩子同欢乐，让快乐的情绪得到发展，不愉快的情绪要正确表达出来。

（5）常带孩子与同龄小朋友一起做游戏，培养与人合作、平等相待等社会交往技能。

（6）每天给孩子读书，让幼儿念完整的儿歌。

（7）培养好的行为习惯，如自我约束、讲礼貌、谦让等，是健康人格形成的基础。

（8）看电视时间每天不超过 1 小时，每次不超过 20 分钟。按时上床睡觉，白天自己上厕所。

（9）提供与小朋友玩耍的机会，鼓励幼儿发展同伴关系，学习轮流、等待、合作、互助与分享，培养爱心、同情心和自我控制能力。

（10）通过与小朋友玩"开火车""骑竹竿""过家家"等想象性和角色扮演游戏，保护和培养幼儿的兴趣和想象力。

（11）经常给幼儿讲故事，并鼓励幼儿复述简单故事，教幼儿说歌谣、念儿歌、讲述图画，不断地丰富词汇，提高语言表达能力。用大小、长短、厚薄、冷热等特征相反的物品让幼儿观察、触摸等感知其特性，教幼儿说出反义词。

（12）练习双脚交替上楼梯、走脚印、跳远等，提高身体协调能力。示范并训练幼儿双足同时离地跳起，跃过 20 cm 以上的宽度。示范并鼓励幼儿双足交替跳起。

（13）通过画水平线、画圆形、扣扣子、穿鞋子等，提高精细动作能力。欣赏大人折纸，如长方形，正方形、三角形、飞机等，鼓励幼儿学着做。

（14）逐步培养规律的生活习惯，学习自己洗手、吃饭、穿衣、大小便等生活技能。通过示范手把手教会幼儿学会自我照顾，如穿鞋、解扣子、扣扣子和穿前面有开口的上衣并能扣上扣子或拉上拉链。帮助幼儿学会适应新环境，做好入园准备。

四、早期发展

2.5 ～ 3 岁幼儿早期发展训练重点为双脚交替跳、画身体轮廓、数数、认识方位、练习说反义词、规则游戏等。

（一）大运动发育促进

1. 玩气球

和幼儿一起将硬纸板做成拍子，教幼儿颠球或与成人相互传球等，尽可能长时间保持气球不落地。这个游戏可以锻炼大肌肉和手－眼协调能力。

2. 熊走路、兔子跳

保持腿和手臂伸直，用四肢交替前行模仿熊走路；蹲下后向前模仿兔子跳（在地面上画一个直径 20cm 的圆圈，让幼儿双脚站在圆圈内，脚后跟略向上抬起，然后靠双脚脚尖用力向上跳，要求双脚着地时，不能落在线外。或在地面上画两条间距 15～20cm 平行线，让幼儿两只脚靠拢，脚尖站在一条线内，然后向前跳远）。与幼儿玩类似的游戏可以锻炼其平衡和协调能力（图 4-5-1）。

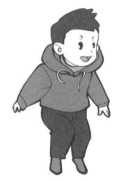

图 4-5-1　兔子跳

3. 双脚交替跳

示范并鼓励幼儿双脚原地交替跳。

（二）精细动作发育促进

1. 蔬菜印章

把土豆或藕片切成两半、雕刻成简单的形状或图样，让幼儿沾着颜料在纸上盖章。

2. 画身体轮廓

将一张足够大的纸放在地上，让幼儿躺在上面四肢伸展，成人用笔画其身体的轮廓。不要忘记画手指和脚趾。然后，告诉幼儿身体的各个部位的名称并写在相应的部位，让幼儿上色。

3. 折叠画

（1）在纸的中间或一边滴几滴不同颜色的颜料，然后把纸对折。让幼儿打开纸看所形成的图案。

（2）成人示范折纸，如长方形、正方形、三角形、飞机、小船、小盒子等，鼓励幼儿学着做。

4. 剪报

教幼儿把旧杂志上自己喜欢的图片剪下来贴到本子上。记得使用安全剪刀、无毒浆糊或胶棒这些安全且幼儿可以独立使用的用具。

（三）适应能力发育促进

1. 数数

准备一些麦圈、小馒头等，成人和幼儿各一个杯子，边说边做"给你一个，给我一个"。这样轮流把麦圈或小馒头放到幼儿和成人的杯子里。先把幼儿杯子里的东西倒出来，帮其数有多少个。

2. 积木公路

用积木建造"公路"和"桥"等，让玩具车在公路上行走、经过桥上桥下、穿过房子之间等。成人边做边解说："车开到马路上了""过桥了""穿过房子了"等，为幼儿提供学习地点名称的机会。

3. 建设"超市"

收集空盒子（麦片盒、快餐盒和鸡蛋盒）等，帮助幼儿建设他/她自己的小超市。

4. 认识方位

（1）结合日常生活告诉幼儿某种物体的方位，如里、外、上、下。

（2）结合方位认知儿歌，如"上上上，黑头发；下下下，小脚丫。左边心儿跳呀跳，在说悄悄话；另外一边就是右，千万别弄错。中间有个小肚脐，好像一朵花。"

5. 人体拼图

将完整的人的图片从杂志上剪下来，按照头、躯干和腿（或者是头、躯干和四肢）分为 3～5 部分。让幼儿按照人体结构将各个部分摆放或粘到硬纸板上，组成一个完整的人体。

6. 执行指令

在日常生活中，给幼儿下达至少两个步骤的指令，例如，"先把书放在桌子上，再把笔拿给我"。

7. 配对游戏

从两副扑克牌中抽出几对相同的牌，给幼儿其中一张，把剩下的牌一字排开摆在幼儿面前，让他/她找另一张与他/她手里相同的牌。

（四）语言发育促进

1. 说性别

告诉幼儿他/她的性别，以及父母等周围人的性别。

2. 学习生活常识

教会幼儿生活常识并用语言表达如"冷了"要穿衣，"渴了"要喝水等。

3. 说反义词

用大小、长短、厚薄、冷热等特征相反的物品让幼儿观察、触摸等感知其特性，教幼儿说出反义词。

4. 填空

讲或读幼儿熟悉的故事的时候，成人有意经常停下让幼儿补充他/她可能知道的词汇或故事情节。如小红帽说："奶奶，你的 _____ 好大啊！"

5. 复述故事内容

成人采用随机提问的方法，在幼儿听、看完一个故事后，让幼儿复述故事，如"小猴子怎么吃到桃子的？""小猴子住在哪里？"只要能够根据记忆说出故事大概即可。

6. 笑话和谜语

和幼儿一起讲笑话、猜简单谜语，共度欢乐时光，如"猜猜我是谁"游戏，"一只小动物呀，本领真是大呀，不吃饭来不偷瓜。它把舌头伸一伸，捕捉害虫是行家。猜猜它是谁吧，会发出呱呱呱呱的声音哦。"认识图片，学习歌谣，如"小蝌蚪，细尾巴，身子黑，脑袋大，水里生，水里长，长着长着就变啦！多了四条腿，少了细尾巴，脱下黑衣裳，换上绿裤褂。咦！变成一只小青蛙。"

7. 描述事物

在日常生活中注意为幼儿学习描述事物提供机会。如颜色（蓝色杯子等）、体积和形状（大球等）、速度（车跑得快、乌龟爬得慢等）和触感（冰淇淋凉、汤热）等。

（五）社交行为发育促进

1. 露营

在桌子上盖一个旧毛毯，把它当成帐篷或房子；放一个枕头在里面，再给幼儿一个手电筒，让其爬进帐篷里"露营"。

2. 准备就餐

吃饭前让幼儿帮忙准备就餐，让其先为每人摆一个凳子，再为每人摆一个碗、一双筷子。幼儿可以从中学习一一对应。

3. 冲突事件

用玩具动物或娃娃来制造一些有冲突的情景。跟幼儿谈论发生了什么事情，感觉如何，最好采取什么方式解决冲突。

4. 规则游戏

和幼儿一起玩带有简单规则的游戏，如"红灯停绿灯行"的游戏。或一起玩需要轮流玩的游戏，如跳房子、扔沙包等。

五、玩具选择

选择适合的玩具和游戏目的是练习儿童的运动协调能力，语言表达能力，培养想象力、创造力和逻辑思维能力，可选择如下玩具和游戏。

（1）成套的玩具（如厨房玩具、医疗玩具、整套工具），模拟实际生活，进行角色扮演，培养想象力、创造力和逻辑思维力。

（2）画画并说出自己画的是什么。

（3）画画；折纸；简单拼图；玩沙子。

（4）骑小三轮车。

（5）有简单故事的绘本，鼓励孩子复述故事。

第五章
学龄前期保健

第一节 学龄前期养育要点

　　这个时期的幼儿，体格生长到了稳步上升阶段，每年体重增长 2kg，身高增长 5 ～ 7cm，如果超出或低于此生长速度，需要咨询医生。此期幼儿大脑发育已达成人的 90% 以上，好奇心、求知欲、探索能力、模仿能力和交往能力等都在快速发展。俗话说，三岁看大，七岁看老，正确的人生观和世界观慢慢建立，此时养育人要给幼儿提供适宜的生长环境，规范自身的言行，给幼儿当榜样。此期幼儿的饮食品种接近成人，值得注意的是仍可保持每天奶量 350 ～ 500ml，盐量（包括酱油）不超过成人的一半，养成自己的事情自己做的良好习惯，要有规律地吃喝拉撒学睡玩，为适应小学生活做好准备。

第二节 3 ～ 4 岁幼儿养育指导

一、营养指导

　　该年龄段提倡饮食结构合理，不挑食、不偏食，每天食物品种 8 种，每周食物品种达 25 种，以煮、蒸为主，一日 3 餐主食，少油控盐，2 ～ 3 次奶，配少许零食水果当点心，以不影响主食为宜，进食的量和时间均要有规律，不建议吃油炸、膨化食品、汉堡、甜品、饮料等，切忌幼儿过胖。注意手卫生，饭前洗手。培养餐桌礼仪。仍建议每天奶量 350 ～ 500ml，保证钙的来源。

影响幼儿进食的因素

幼儿神经心理发育迅速，对周围世界的各种事物、人物都充满好奇，表现出很多不同的探索行为，这是非常值得欢喜的事情。但由于好奇心驱使，幼儿吃饭就变得不那么专心了。

（1）幼儿想自己吃饭，而父母仍然坚持喂食。

父母可能发现，幼儿在进食时也表现出强烈的自我进食欲望。父母要学会顺应幼儿发育的进程，给幼儿提供可以独立进食的环境和条件。发现幼儿有想自己进食的愿望后，要鼓励幼儿参与到自我进食的行为中来，满足幼儿自我进食的愿望，培养他独立进食的能力。无论幼儿的进食行为有多么不熟练，父母都要鼓励，然后再纠正。

（2）父母让孩子边玩边吃，想吃就吃。

这种父母属于溺爱型。通常这种情况与父母喂食同时存在。父母边喂食，幼儿边玩耍或边看电视，或者父母边看电视边喂食；或者只顾自己的想法，不断给幼儿进食。专心进食对培养良好进食行为很重要，要避免幼儿边玩耍边吃饭。幼儿的注意力很容易被分散，如果在进食的同时玩玩具、看电视、唱歌，或者玩平板电脑，就会降低幼儿对食物的注意力，使进食量下降，影响幼儿的营养摄入，而且对幼儿养成好的、健康的进食习惯非常不利。

（3）幼儿情绪不好，拒绝吃饭。

这就要求父母在餐前要保持良好的氛围，不大声吆喝，不争吵，不因幼儿的失误（如乱扔玩具）而训斥幼儿。和谐的氛围可以使幼儿进餐变得愉悦。

（4）父母忽略幼儿的进餐信号、生理及情感需求。

这种父母平时与幼儿的语言和肢体交流少，造成幼儿缺乏进食的动力和愿望。父母在培养幼儿的过程中，不能忽视幼儿，这对幼儿的体格生长和心理状态都是非常不利的。

（5）零食太多，影响正餐进食量。

幼儿时期零食明显多了起来，但父母要保证餐前至少一个小时不给幼儿吃零食，以免影响正餐进食。为了避免幼儿自己拿零食吃，父母要将零食放到幼儿够不到或看不到的地方。

二、疾病预防

这个年龄段的孩子大部分开始进入幼儿园了。进入集居状态，容易发生交叉感染。提醒家长和幼儿做好手卫生，防止病从口入，做好五官保健。

基本预防

（1）做好手卫生，饭前便后要用肥皂洗手。

（2）咳嗽或打喷嚏时要掩口鼻。

（3）不与他人共用物品。

（4）按时接种疫苗。

（5）生病时在家休息，痊愈后再返回幼儿园。

（6）注意食品安全。

（7）避免接触宠物等。

（8）建议每日补充维生素 D400 ～ 800U（包括药物及奶里维生素 D 的含量）。维生素 D 能促进钙的吸收和骨健康，增强免疫力。

（9）不要自行清洁外耳道，避免耳道黏膜受伤破损导致感染。

（10）洗澡或游泳时防止呛水和耳道进水。

（11）远离强声或持续的噪声环境，避免使用耳机。

（12）有耳毒性药物致聋家族史者，就医时应当主动告知医生。

（13）注意用眼卫生，看书、写字姿势正确，要在良好的照明环境下读书、游戏。

（14）持续近距离注视时间每次不超过 30 分钟，看电子产品时间每次不超过 20 分钟，每天累计时间不超过 1 小时。眼睛与各种电子产品荧光屏的距离一般为屏面对角线的 5 ～ 7 倍，屏面略低于眼高。

（15）不要盲目使用眼保健产品，要到具有相应资质的医疗机构配制眼镜。

（16）防止眼外伤，远离烟花爆竹、锐利器械、有害物质，如遇眼伤，要及时到正规医院眼科就诊。

（17）保持口腔清洁，选用适合幼儿年龄的牙刷，用幼儿含氟牙膏结合"画圈法"刷牙，家长每天帮幼儿刷牙 1 次，每年涂氟 2 次，预防龋齿。

（18）纠正吮指、咬唇、吐舌、口呼吸等不良习惯。

三、智能开发

幼儿已学会吃喝拉撒等一些基本生存本领,接下来就要向独立成长迈出第一步了,脱离熟悉的家人和家庭环境,从散居状态转入集居状态,寻找伙伴,学习礼、义、仁、智、信,逐渐树立正确的人生观和世界观。

(1)帮助幼儿适应集体环境,逐渐建立良好伙伴关系。关注分离焦虑情绪,引导适当的表达,妥善处理和缓解消极情绪。

(2)采用丰富的词句与幼儿对话、看图讲故事,耐心听其说话及复述故事,鼓励幼儿发现、提出问题并认真回答。交流时注意与幼儿眼睛平视。

(3)在保证安全的情况下,鼓励幼儿练习走直线、走和跑交替、攀登、骑三轮车等,学习折纸、剪纸、画画、玩橡皮泥、使用筷子等。

(4)通过有主题的角色扮演等团体游戏,鼓励幼儿自由联想、保持其好奇心。培养幼儿注意力及对事物的观察力,引导和培养兴趣爱好。

(5)帮助幼儿学会遵守生活、游戏和学习的规则,鼓励幼儿独立完成进食、穿衣、入厕大小便等力所能及的事情。

(6)允许幼儿在成长中犯错,让其学会从错误中汲取教训。以正确方法纠正不良行为,避免简单粗暴的管教方式。

四、早期发展

3～4岁幼儿早期发展训练重点为直线行走、单脚站跳、画图练习、拼图游戏、认识形状、抽象词语练习、穿衣服等。

(一)大运动发育促进

1. 直线行走

(1)向前走直线:在地板上用不粘胶粘一条2m长、10cm宽的线条让幼儿在线条上行走,足尖对足跟向前走。

(2)向后走直线:方法同上,足尖对足跟向后走(图5-2-1)。

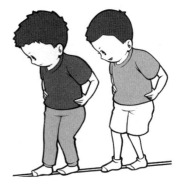

图 5-2-1 直线行走

2. 单脚站跳

（1）单脚负重站立：在幼儿进行单脚练习时，让其手里拿着物品或两手分别拎着装 500g 水的小水桶，让幼儿以负重的方式来认知身体平衡能力。

（2）脚尖站立：让幼儿双脚脚跟着地，脚尖踮起地站立约 3 秒钟时间。

（3）单脚跳圈：在地面上画一个直径为 80cm 的圆圈，圆圈分 4 段，每段分别涂上 4 种颜色，然后让幼儿站在线上单脚沿线跳跃，开始时，先跳一段，直到幼儿能连续跳完圆圈。或将数个圆圈排成一列，让幼儿单脚跳（图 5-2-2）。

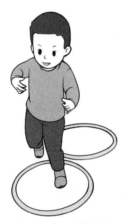

图 5-2-2　单脚站跳

（二）精细动作发育促进

1. 画图练习

让幼儿练习画人像，刚开始可以模仿。熟练后，让幼儿充分发挥自己的想象力画画。也可以让幼儿按书或实物练习几幅涂画作品，如苹果、门窗、小船、小动物等，每画完一幅画，成人握住幼儿的手在旁边再画一幅，让幼儿感知手的用力程度与运动技巧（活动完后要及时洗手）。

2. 画小路

用粉笔等在地上画出一条经过长椅下、绕过树、沿着墙的"小路"。与幼儿在小路上边走边说以上描述行走路线的话。等幼儿会说这些了，成人再画一条新的行走路线的"小路"或让幼儿自己画。

3. 可以吃的项链

把毛线的一头用胶带粘一圈，这样它就会变得像针一样硬，再在另一头打个结。让幼儿用它来串麦圈，做成一条可以吃的项链。

（三）适应能力发育促进

1. 读故事、问问题

睡前和幼儿一起看杂志或儿童读物，结合图片问幼儿"卡车在哪儿？""什么是圆的？""哪个跑得快？"等问题，让幼儿指出来。也可以让他/她用脚或胳膊肘来指，增加游戏的趣味性。

2. 拼图游戏

准备一些拼图，如形状、人像、椭圆形、动物等，让幼儿完成拼图。难度可逐步加大。

3. 分类与排序

（1）物品分类：摆出幼儿熟悉的物品，例如袜子、牛奶、帽子、外套、香蕉等，教幼儿把可以吃的、可以穿的物品归类，例如"把吃的东西放在一起""把穿的东西放在一起"。还可以用这种方法练习分类其他物品。

（2）大小分类：让幼儿玩大小不同的物体，如衣服、食物量具、瓶盖子等，鼓励幼儿按体积的大小或数量的多少整理和排列物品。

（3）分辨"大、中、小"圆：剪小、中、大各3个圆形，每一种尺寸用一种颜色的纸或彩色纸。让幼儿把圆形按照颜色和/或大小归类，还可以练习分辨大小，例如"哪个最小？"

4. 认识形状

（1）给幼儿剪一些大的圆形，也跟他/她聊聊身边球、月亮等圆形的东西。把圆剪成两份、三份或四份等，让幼儿把它们拼成圆形。

（2）出示三角形、圆形、正方形等不同的形状，教会幼儿认识形状。

5. 观察小鸟

找一个松果或一块木头，抹上花生酱。用滚或撒的方式让它沾满鸟饵做成喂鸟器。然后，将它挂到树上或窗户外面。当鸟来觅食时，就问他/她鸟的颜色、有几只鸟等问题。

6. 木头人游戏

当音乐停止时，成人和幼儿要保持最后一个姿势，不许说话、不许动；或在音乐停下时，必须站直，直到音乐再次开始时才可以动。可以找一个人来操控音乐。

7. 配对游戏

找两套 10 张或更多的图片，可以用两本相同杂志上的图片或两副扑克牌。把图片面朝上摆好，让幼儿找出两张相同的图片。从配两对图片开始、逐渐增加。

8. 比较多少

在做饭或吃饭时，和幼儿玩"比较多少"游戏。问他 / 她"谁的土豆比较多？""谁的比较少？"尽量使用同样大小的容器以便比较。

9. 自制图画书

将家人的照片、树叶、杂志上幼儿喜爱的图片和他/她画的画等放到影集里，或者粘到纸上，再用订书机把纸装订起来做成图画书。

10. 不相干指令

给幼儿下达 2 ~ 3 个互不相干的指令，例如，"碰碰你的胳膊肘，然后绕着圆圈跑""找一本书，将你的手放在头顶上"等，让幼儿执行。

11. 真实和虚构

讲故事或念儿歌时，和幼儿讨论故事和儿歌中哪些是虚构的，哪些是真实的。

（四）语言发育促进

1. 练习描述

（1）阅读图书：与幼儿一起阅读图书，描述和讨论图画中的内容，让幼儿说出看到的东西。

（2）描述生活常识：教幼儿一些必备的生活常识，如餐前、如厕后为什么要洗手？

（3）补充故事：在睡前讲故事或读书时，成人有意停下来空出某些词汇和情节，让幼儿来补充。

（4）不同的感觉：使用图画、手势和单词给幼儿讲解不同的感觉，引导幼儿使用词汇描述他 / 她的感觉。

（5）说出食物材质：教幼儿食物的来源，如烤肠、面包、馒头等是用什么做成的。

2. 形象对比

成人与幼儿一起看幼儿画册，用形象对比和比喻的方法增进幼儿对反义词的理解。如"宝宝，你看长颈鹿的脖子长吗？宝宝的脖子呢？"加深幼儿对反义词的理解。

3. 抽象词语练习

如黑 – 白、轻 – 重、大 – 小、长 – 短、热 – 冷、快 – 慢、多 – 少、上 – 下、硬 – 软等，在学习时，成人要创设一些情趣条件让幼儿积极配合，可以采用接句子的游戏方式进行练习，如大人先说："兔子跑的快，乌龟爬的……"，等待幼儿快速接句子后面的词，每天与幼儿玩一会这种游戏，使幼儿在快乐中学习、快乐中记忆。

4. 实践体验

成人在说的过程中，可以让幼儿亲身体验词语所表达的事物实际状况和感觉，如热与冷，成人在两只杯子里分别放入热水和凉水，让幼儿分别触摸杯子外面（注意安全），使幼儿获得感知，然后成人可以问："宝宝，哪杯水是热的？哪杯水是凉的？"通过亲身生活体验，提高幼儿对反义词的理解能力。

（五）社交行为发育促进

1. 穿衣服

让幼儿自己练习穿上衣，并完成扣扣子、拉拉链等步骤。将练习扣扣子和拉拉链游戏化。例如，将扣子穿过扣眼说成是"火车过山洞啦"，把拉拉链说成是"车上山（或下山）啦"。帮助幼儿整理自己的衣服，叠简单的衣服，并放入衣柜里。

2. 冲突解决

用玩具动物或娃娃来制造一些有冲突的情景。跟幼儿谈论发生了什么事情，感觉如何，最好采取什么方式解决冲突。或选择幼儿喜欢的、有关"愤怒"的故事或儿歌，和幼儿讨论故事中人物解决分歧的积极方法。

3. 什么是危险的

（1）告诉幼儿家里哪些东西有危险，如电源插座、火炉等，也告诉幼儿户外哪些事情很危险，例如，横穿马路。

（2）找一些画或杂志上的图片，给幼儿讲什么是真正的危险（如火、汽车等），什么是虚构的危险（如鬼怪、黑暗等）。

4. 聊聊数字

读与数字 3 有关的故事，例如"三只小猪""三只坏脾气的小山羊""三只小熊"等；数熟悉的物品到 3，例如石头、扑克牌、积木等；跟他 / 她谈谈长到 3 岁时的情况。幼儿理解后，如果他 / 她还有兴趣，就 4、5 依次递增数字。

5. 情景游戏

用简单的道具，如旧衣服、箱子、塑料器皿等假扮成商店、消防站和学校等，与幼儿玩情景游戏。或根据图书中故事情节，用玩具动物或布娃娃扮演不同的角色，和幼儿讨论每个角色的感受、该如何表演。

6. 培养自信心

使幼儿体验到自己对别人是重要的；知道自己的长处和不足，并有成功的信心；经过自己的努力获得成功后，心里感到快乐和自豪。

五、玩具选择

选择合适的玩具和游戏目的是锻炼孩子的运动协调能力，培养想象力、创造力和逻辑思维能力、解决问题的能力，可选择如下玩具和游戏。

（1）轮滑板，各种球类（拍皮球、踢足球，塑料保龄球）。

（2）画图，可画人或物；橡皮泥（注意安全，也可选择食物素材做的）；拼图；玩泡泡。

（3）自制图画书（可将喜爱图片、树叶、丝带粘到纸上，装订成一本书）。

（4）情景游戏（用简单道具，如箱子、容器假扮商店、学校）、扮演游戏（根据故事情节，用玩具动物或娃娃扮演不同角色）。

（5）阅读图书、绘本，练习描述、补充故事。

第三节 4～5岁幼儿养育指导

一、营养指导

根据《中国学龄前儿童膳食指南（2022）》推荐，4～5岁幼儿仍处于快速生长发育阶段，营养需求较大，所摄入的食物种类和膳食模式已接近成人，但消化功能尚未完全成熟，其膳食制备与成人有一定的差异。这一时期是幼儿健康饮食行为培养的关键期，从小培养儿童良好的饮食习惯，纠正挑食、偏食等不良饮食行为，为一生健康打下坚实基础。幼儿膳食应保持食物原汁原味，不过咸、过油、过甜及辛辣，少用或不用调味品，可选天然、新鲜香料和新鲜蔬果汁调味。每日膳食安排应予3次正餐和2次加餐（3餐2点），加餐在上、下午各1次，与零食相结合，食物多选奶类、水果及坚果。每天饮奶量350～500ml或相当奶制品，保证钙的来源。每日饮水700～800ml，以饮白开水为佳，避免含糖饮料（图5-3-1）。

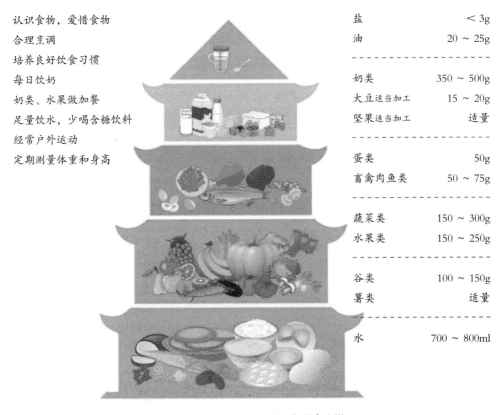

认识食物，爱惜食物		盐	< 3g
合理烹调		油	20～25g
培养良好饮食习惯			
每日饮奶		奶类	350～500g
奶类、水果做加餐		大豆适当加工	15～20g
足量饮水，少喝含糖饮料		坚果适当加工	适量
经常户外运动		蛋类	50g
定期测量体重和身高		畜禽肉鱼类	50～75g
		蔬菜类	150～300g
		水果类	150～250g
		谷类	100～150g
		薯类	适量
		水	700～800ml

图5-3-1 4～5岁幼儿平衡膳食宝塔

小贴士

正确对待幼儿食欲波动

与我们正常成人一样，幼儿的食欲也会有波动。幼儿在进食过程中已经有能力判断自己是否吃饱，这种判断可在一餐或几餐中表现出来。比如，幼儿可能早餐吃得多，午餐和晚餐吃得少。这种进食量的波动就是一种调节，提示幼儿有自主调节进食量的能力。已有的研究表明，幼儿期餐间摄入量的差别可高达 40%，但一日的总能量摄入相对恒定，波动幅度在 10% 以内。当幼儿食欲波动太大时，要考虑食物的种类和可口度。父母不要突然大幅地改变食物的种类或突然增加多种幼儿以前没有接触过的食物，要一种一种地增加，让幼儿有一个适应的过程。当幼儿食欲出现波动时，如果他玩耍正常，活泼如常，睡眠正常，大小便正常，就不用担心。重点是评估幼儿一整天的进食情况或者连续几天的进食情况。

二、疾病预防

这个年龄段的孩子已经进入幼儿园了。进入集居状态，容易发生交叉感染。提醒家长和幼儿做好手卫生，防止病从口入，做好五官保健，具体疾病预防措施同 3～4 岁幼儿。

三、智能开发

幼儿进入幼儿园，已向独立成长迈出了第一步，脱离熟悉的家人和家庭环境，已从散居状态进入集居状态，巩固伙伴关系，学习礼、义、仁、智、信，逐渐树立正确的人生观和世界观。

（1）帮助幼儿正确认识男孩女孩性别差异，并对自己性别接纳和认同。

（2）引导幼儿用语言表达自己的感受和要求，逐渐学会控制情绪和行为。鼓励幼儿多接触社会，遵守各种规则，强化其乐于助人的意识。

（3）增加猜谜语等简单的抽象思维游戏，学习按形状、大小、颜色、性质、用途等将物品进行归类，帮助幼儿认识事物的规律和内在联系。

（4）学习儿歌、讲故事、表演节目；练习跳绳、扔球、接球；练习复杂图形剪纸、摆拼图、搭积木等。

（5）注重培养幼儿的独立意识和生活自理能力，在实际生活中学习整理和保管自己的玩具和图书。

四、早期发展

4～5岁幼儿早期发展训练重点为曲线行走、球类游戏、使用筷子、寻找异同和缺少的部位、描述物品、培养合群感和独立性等。

（一）大运动发育促进

1. 曲线行走

（1）在地面上贴上红色圆纸片，每隔20cm贴一个纸片，整条线路是呈曲线型，如："S"形、"O"形等，让幼儿踩点向前行走，反复练习。

（2）榴莲球、菠萝球或不同形状的触点排成曲线，即可让幼儿体验行走乐趣，又可进行触觉刺激。

2. 轮滑游戏

让幼儿使用轮滑板，在运动中练习单脚站立，促进四肢和整个大身体的平衡控制能力（图5-3-2）。

3. 球类游戏

（1）接球：幼儿能接住成人从约1m远的地方扔到地上弹起来的中型球（篮球大小的球）。

图 5-3-2　轮滑游戏

（2）练习拍球：使用直径10～15cm的皮球，每天在家里或户外练习拍皮球。先学会单手拍（左右手分别练习），等熟练后，两只手可以采用交替拍球的方式拍球（图5-3-3）。

（3）投篮：让幼儿站在180cm远的地方，朝大桶或大盒子里投球。如果把水桶盛满水会玩得更有趣。

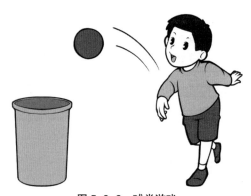

图 5-3-3　球类游戏

4. 乘公交

在一张大纸上画一条蜿蜒的公路，在公路上每隔一段距离画一个"车站"。成人和幼儿一人一个棋子，然后扔骰子。根据骰子上的数字决定跳几步，并边数边一站一站地跳，看谁先到达终点。

5. 玩沙包

把 3/4 杯的干豆子装进袜子里，把开口的地方缝起来或用橡皮筋绑起来或与幼儿一起用碎布缝制沙包，用沙包玩简单的抛接游戏。鼓励幼儿用高手和低手投球。

（二）精细动作发育促进

1. 使用筷子

教幼儿吃饭时练习使用筷子，并利用筷子夹取花生米、小豆子等。

2. 写名字

经常写幼儿的名字，当他 / 她画完画时，记得帮他 / 她写上名字，并一边写一边念出每个字。如果他 / 她有兴趣的话，鼓励他 / 她说或自己写他 / 她的名字。

3. 做小人

用橡皮泥、黏土、木棍、扣子、牙签、珠子等做小人。你们还可以讲关于这个小人的故事。

4. 玩泡泡

用 3/4 杯洗碗精和 8 杯水混合后制成泡泡液，然后，用吸管吹泡泡；也可以用毛线把两根吸管穿在一起，在毛线尾端打个结做成一个圆圈。将圆圈的线在泡泡液里蘸一下拿出来，然后将吸管轻轻地在线上移动，就会出现可爱的大泡泡。

5. 勺子舀水

成人同幼儿一起做比赛游戏。在桌上每人面前摆放两只小碗，中间放一只汤盆，里面放入水，然后各自从汤盆中取水装进碗里，看谁先装满自己的碗，而水洒下的少。让幼儿知道用勺子舀水时的动作技巧为慢、平、稳，才不会洒水。锻炼幼儿动手操作的平衡控制能力及灵巧性。

6. 折纸练习

成人先学习折纸艺术，然后教幼儿折纸，先易后难，如折小船、帽子、飞鸽等。折纸材料最好使用彩色蜡光纸，折好的作品不要随便丢弃，放进纸袋中收藏起来，最好在每件作品上写上日期，作为纪念。

7. 剪纸

教幼儿使用安全剪刀练习"剪"的动作，训练三指的灵活性及双手的配合能力，注意安全。

（三）适应能力发育促进

1. 寻找异同和缺少的部位

（1）寻找异同：让幼儿寻找两幅图中相同的地方和不同的地方。

（2）寻找局部相同：为幼儿准备玩具或图片若干，如牛、羊、斑马、河马。让幼儿说出它们之间有什么一样的地方？

（3）寻找缺少的部位：给幼儿出示事先画的图片，寻找其中少画了什么（图5-3-4）。

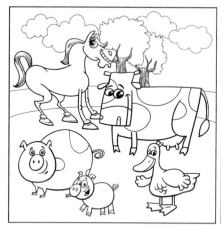 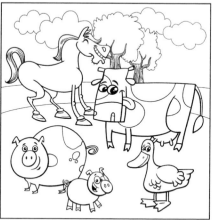

找出 5 个不同的地方　　结果

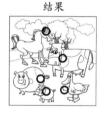

图 5-3-4　寻找异同

2. 什么不该在这里

（1）饭前摆桌子的时候，在盘子和碗旁边放一个此时通常不该放在餐桌上的玩具，问幼儿："什么东西不应该在桌子上？"也可以在其他场景玩这个游戏，如成人梳头时，摆出刷子、发卡、梳子和球。

（2）让幼儿在 6～7 个单词中找出与其他词不是一个类别的单词。这个单词的不同之处可以是不押韵或与其他词不属于同一种类。例如：豆子、苹果、篮子、袜子；说话、画画、变化、计划、太阳；红色、橘色、紫色、甲壳虫、绿色、黄色；勺、叉子、衣服、锅、菜刀、筷子。也可以让幼儿出题目，成人来猜。

3. 会发生什么

训练幼儿解决问题和思考的能力，例如问幼儿："如果我把积木一直往上垒会发生什么？"

（四）语言发育促进

1. 表达喜恶

教幼儿用语言表达情绪，如和幼儿讨论购物："我喜欢 / 不喜欢去商场，因为商场可以买到好吃的东西 / 因为有时需要排很长的队。你喜欢在商场买什么 / 你不喜欢商场什么？"给幼儿时间思考，并接受他的观点。

2. 认识数字

（1）数手指：教幼儿数手指，并提问双手一共有多少个手指。

（2）认识数字：让幼儿认识 1～10，不按照顺序出示数字。

（3）数车牌：让幼儿找第一个数字是 1 的车牌，当他 / 她熟悉后，再找第一个数字是 2 的车牌。这样按照数字正数的顺序，一直找到 9。然后再让他 / 她按照数字倒数的顺序一直找到 1。

3. 描述物品

发挥幼儿的想象力，让幼儿描述家中圆形的或方形的物品。

4. 个人信息

教幼儿学习他 / 她的姓名、家庭地址和电话号码。可以把它们编成歌或绕口令，让幼儿唱给成人听。

5. 扮演动物

鼓励幼儿用他/她的想象力变成一只动物，例如小猫等。成人可以问："小猫吃什么"或"小猫住在哪里"，与他/她一起互动，使剧情发展下去。

6. 数字运算

练习5以内的加减。用实物演示数的变化，如在盘中放上2根香蕉，让幼儿拿出一根给成人，问幼儿盘中还剩几根香蕉。成人不断变换盘中物品的数量，通过直观的演示，使幼儿在学习中不觉乏味。

（五）社交行为发育促进

1. 家人称谓

与幼儿一起观看和讨论家人的照片，让幼儿了解家人的称谓，并增加讨论家庭关系的词汇，如哪些是"妈妈的家人"，哪些是"爸爸的家人"。

2. 正确和错误

给幼儿讲含有"正确"和"错误"概念的故事或儿歌，与其讨论故事里人物行为的正确与否。

3. 做饭

让幼儿帮忙做饭，如择菜、洗菜、淘米等，还可以帮助擦餐桌、摆凳子、端菜等。

4. 马戏表演

帮幼儿演一场马戏。在地上放一根绳子来代替钢丝，一个卷起的纸筒做话筒报幕，一些有趣的物品用作魔术道具，毛绒玩具用来表演。发挥幼儿的想象力和创造力，成人及时给予赞扬。

5. 走失该怎么办

问幼儿的生日、电话号码和姓名。讨论如果在商店里走失了该怎么做。

6. 培养合群感

让幼儿感到与小伙伴在一起玩游戏是一件高兴的事。在活动和游戏中乐意遵守规则，并能宽容别人的无意过失，从中体验到合作、谅解的愉快。

7. 培养独立性

锻炼幼儿的独立性。让其做简单的家务，例如收拾自己的玩具、睡觉前让他 /
她准备好第二天要穿的衣服。

五、玩具选择

选择合适的玩具和游戏，目的是锻炼孩子的运动协调能力，培养想象力、创
造力和逻辑思维能力、解决问题的能力，可选择如下玩具和游戏。

（1）轮滑板；各种球类。

（2）画图，可画人或物；橡皮泥（注意安全，也可选择食物素材做的）；拼
图（可稍微复杂，如人物、动物）；玩泡泡；折纸。

（3）利用各种物品（黏土、木棍、扣子、胡萝卜、牙签等）做小人或动物
（注意安全）。

（4）棋类、牌类。

（5）表演游戏（利用旧箱子制作商店、消防车、舞台）。

（6）结合孩子兴趣阅读图书、绘本，包含各种故事和科普绘本。

第四节　5～6岁幼儿养育指导

一、营养指导

该年龄段幼儿膳食结构接近成人水平，建议每天食物品种 8 种，每周食物品
种达 25 种，以煮、蒸为主，一日 3 次主食，少盐，清淡为宜，2～3 次奶配少
许零食水果当点心，仍建议每天奶量 350～500ml，保证钙的来源。

 小贴士

家庭成员的行为也会影响幼儿进食

已有研究发现，由于学习能力的增强和周围环境的作用。幼儿选择的食物和
进食过程也会受到影响。进食过程又极大地影响幼儿长大以后对各类食物的偏好。
如果幼儿的进食环境轻松愉快，幼儿对食物的喜爱会增加，对进食有好感。当幼
儿不愿或者还没有准备好接受某种有营养的食物的时候，强迫进食会使幼儿更加
不喜欢这种有营养的食物。建议在进食时，关掉电视，全家专心用餐；父母不要
在吃饭时争论问题甚至吵架，营造良好、轻松的进餐环境；适时给予幼儿鼓励，

增强幼儿自主进食的信心。同时父母需注意，这个时期的幼儿模仿能力极强，如果父母不好好进食，幼儿也会模仿。所以，父母要为幼儿树立好榜样，带头进食，让幼儿也养成积极进食的好习惯。

二、疾病预防

这个年龄段的幼儿已经进入幼儿园，进入集居状态，容易发生交叉感染。提醒家长和幼儿做好手卫生，防止病从口入，做好五官保健，具体疾病预防措施同3～4岁幼儿。

三、智能开发

幼儿已完全适应集体生活，学会了与小朋友如何相处，人生观和世界观已初步建立，要继续巩固已习得的本领，为上小学做好准备。

（1）鼓励幼儿仔细观察周围事物及其相互关系，促进幼儿注意力的发展。多与幼儿交流幼儿园及周围发生的事情，积极回答幼儿提出的问题。

（2）给幼儿设立适当的行为规范，引导幼儿遵守社会与家庭生活规则和要求，对幼儿的各种努力与进步及时给予肯定和鼓励，促进幼儿的自尊和自信的发展。

（3）让幼儿在活动中自己感受困难，适度、适量体验挫折，并为克服困难做出努力，培养其坚持和忍耐的品质。

（4）逐渐学会了解他人的感受和需求，懂得与人相处所需的宽容、谦让、共享与合作，同情、抚慰、关心和帮助他人。

（5）练习跳绳、单脚跳、拍皮球等；经常画图画、做手工、玩创造性游戏。学会整理书包、文具及图书等物品，做好入学前的准备。

四、早期发展

5～6岁幼儿早期发展训练重点为倒走、单手拍球行走、打结、解结、学习生活常识、复述故事、培养感恩意识等。

（一）大运动发育促进

1. 袋鼠跳

亲子一起在跳袋内向前、后、左、右方向跳跃（图5-4-1）。

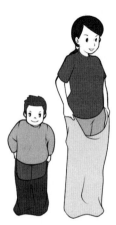

图 5-4-1 袋鼠跳

2. 沿曲线倒走

在地面上贴上红色圆纸片，每隔 20cm 贴一个纸片，整条线路是呈曲线型，如："S" 形、"O" 形等，让幼儿脚的落点踩在点上。

3. 单手拍球行走

让幼儿在拍打中带球行走，有利于幼儿的手对用力变化的感知和方向控制能力的提高，有利于下肢与身体的协调运动。

（二）精细动作发育促进

1. 剥大蒜

教幼儿练习"剥"的动作，加大剥的难度。

2. 打结、解结

展示将纱巾系在娃娃颈部且打一个蝴蝶结，然后示范解结。

3. 创作拼贴画

从户外收集叶子、小石子和小木棍，把它们粘在一张硬纸板或硬纸上做成拼贴画。把麦片盒和饼干盒剪开可以当作硬纸板。

4. 制作土豆泥

和幼儿一起把土豆洗干净、去皮煮熟、捣成泥、摊在保鲜膜上。然后，让幼儿把手洗干净，用手指在上面写字、画画等，还可以食用。

5. 译码

第一步，成人在纸上画一组图形，如圆形、方形、三角形、五角星形、菱形等；第二步，再在各个图形中分别画上不同的记号，如"="" # "等；第三步，在标准图形下方排 5 列画出 40 ~ 50 个以上图形的组合，让幼儿按标准图形在下面图中画上所记对应符号。

（三）适应能力发育促进

1. 学习生活常识

（1）认识方位：教幼儿认识自己的左右及成人的左右。如端碗的手是左手，拿筷子的手是右手；拿牙杯的是左手，拿牙刷的是右手等（按照习惯区分）；鼻子在嘴巴的上面；扣子扣在衣服前面，书包背在后背上。

（2）区别星期几：培养幼儿的时间观念，懂得今天是星期几，明天又是星期几。

（3）区别上下午：培养幼儿的时间观念，区别现在是上午还是下午。

2. 名字海报

做一个海报，把幼儿已经会读的名字写在上面，例如快餐店的名字、麦片盒的名字和其他食物的名字。也可以把幼儿、亲戚和朋友的名字写在小纸条上，然后贴到海报上。海报上的名字会随着他/她学会的名称的增多而增加。

3. 神秘的声音

找一些会发出特别声音的物品，例如钟表、铃、钥匙、装有米的瓶子等。把幼儿的眼睛蒙住，然后，让幼儿猜其听到的是哪个物品发出的声音。亲子可以互换角色。

（四）语言发育促进

1. 复述故事

拿出幼儿喜欢的玩具（小狗），给幼儿讲述故事，描述主要角色和事件，如3个清晰的事件：①首先，小狗寻找和它一起玩耍的伙伴。②然后，它遇到了一只可怕的小老虎，追着他跑回了家。③最后，它在自己的房子里找到了一只小兔子，和他一起玩。鼓励幼儿复述故事。

2. 懂得季节常识

让幼儿用语言表达出一些季节时序的基本概念和常识，如量的概念：一年有四季，每季有3个月；时序变化情况：春—夏—秋—冬；每季的自然现象常识：春天树木发芽、夏天天气炎热、秋天是收获的季节、冬天气候寒冷等。

3. 准确表述自己、别人和事物

日常生活中，让幼儿表述自己、别人和熟悉的事物。如"我姓刘，我叫刘小宇，今年6岁了""亮亮是我的好朋友""我们家前面有一个广场""汽车站离我们家很近""我家养了一只小狗，名字叫黑黑"。

4. 生活科学常识

教幼儿一些生活科学常识，如"衣服是棉布做的，棉布是棉花做的，棉花是农民伯伯种的""酒、醋、酱油、味精分别是什么做的""走路为什么要靠右行""坐火车、汽车、轮船时为什么不能带鞭炮""房子是用哪些东西盖的""水壶冒热气了是什么原因""雨是从哪儿来的""下雨天为什么会打雷"等。

（五）社交行为发育促进

1. 日历记事

帮助幼儿在日历上画上图和文字，提醒他最近发生的事件，如将鞋子图片剪下来贴在日历上，提醒幼儿买鞋子的时间。

2. 培养感恩意识

指导幼儿发自内心真诚地表达感激之情。经常在家里开展礼貌用语教育，尊重长辈，关爱他人；教育幼儿要懂得谦让，学会互助友爱；带着幼儿参与各种主题的感恩关爱活动。

3. 蒸鸡蛋糕

将鸡蛋敲破后倒进碗里，加水、放盐等调料，搅拌后放进蒸锅里，打开火开始蒸。成人可以根据幼儿的能力让其分担工作。事后，让幼儿说出大人制作蒸鸡蛋糕的过程。

4. 表演哑剧

引导幼儿表演哑剧，例如吃鸡、吃面条、赢了一场比赛、发现一个巨大的蜘蛛、在又厚又黏的泥里走路等。

5. 什么不见了

当着幼儿的面摆放 5 ～ 6 个熟悉的物品，然后让其闭上眼睛，成人拿走一个并重新摆放剩下物品的位置。让幼儿睁开眼睛，找什么不见了。亲子可互换角色。

6. 木偶表演

用冰淇淋小木勺、纸袋、袜子和鸡蛋盒来做布偶。用毛线、画笔、扣子和彩纸来装饰布偶。把桌子推倒，当做布偶剧舞台，藏在桌面的后面让布偶在桌面边沿的上面表演。角色互换，在幼儿表演的时候成人做观众。

五、玩具选择

选择合适的玩具，目的是锻炼幼儿的运动协调能力，培养想象力、创造力和逻辑思维能力、解决问题的能力，可选择如下玩具。

（1）自行车、各种球类、跳绳。

（2）复杂拼图、各种建筑玩具。

（3）棋类、牌类。

（4）结合幼儿兴趣阅读图书、绘本，包含各种故事和科普绘本。

第六章
预防接种

第一节　正常儿童预防接种

一、预防接种的定义

预防接种是指利用人工制备的抗原或抗体通过适宜的途径对机体进行接种，使机体获得对某种传染病的特异免疫力，以提高个体或群体的免疫水平，预防和控制传染病的发生和流行。

二、儿童预防接种的意义

婴儿出生后，可以从母亲体内获得一定的传染病抗体，但随着孩子月龄增长，其体内的母传抗体水平会逐渐减弱和消失，成为传染病的易感者。为了提高儿童抵抗传染病的能力，预防传染病的发生，需要按照免疫程序及时给儿童接种疫苗，有计划、有步骤地提高和增强儿童抵抗疾病的能力，预防传染病的发生，保护儿童健康成长。

三、预防接种的一般原则

（1）注射疫苗的部位通常为上臂外侧三角肌处和大腿前外侧中部。卡介苗选择上臂（一般为左上臂）。

（2）当多种疫苗同时注射接种（包括肌内、皮下和皮内注射）时，可在左右上臂、左右大腿分别接种。

（3）早产儿如医学评估稳定并且处于持续恢复状态，按照出生后实际月龄接种疫苗。

（4）接种起始年龄：免疫程序表所列各疫苗剂次的接种时间，是指可以接种该剂次疫苗的最小年龄。

四、疫苗分类及区别

根据《疫苗流通和预防接种管理条例》疫苗分为两类（表6-1-1）。

一类疫苗，即免费疫苗，由政府免费向公民提供。每个孩子都必须接种，入园入学时必验查。接种后出现的特殊反应的赔付经专家评审后由国家提供。

二类疫苗，即自费疫苗，公民"自费、自愿"接种。

自费疫苗和免费疫苗没有孰轻孰重，其划分只是一种行政分类。在疾病的预防效果和安全性上没有本质区别。

表6-1-1　疫苗分类

一类疫苗	二类疫苗
乙肝疫苗、卡介苗、脊灰灭活疫苗、脊灰减毒活疫苗、百白破疫苗、白破疫苗、麻腮风疫苗、乙脑减毒活疫苗、乙脑灭活疫苗、A群流脑多糖疫苗、A群C群流脑多糖疫苗、甲肝减毒活疫苗、甲肝灭活疫苗	肺炎球菌疫苗、五联疫苗、四联疫苗、流感嗜血杆菌（Hib）疫苗、流感疫苗、流脑疫苗、灭活乙脑疫苗、灭活甲肝疫苗、手足口病（EV71）疫苗、水痘疫苗、腮腺炎疫苗、轮状病毒疫苗

五、国家免疫规划疫苗儿童免疫程序

国家免疫规划疫苗儿童免疫程序见表6-1-2。

表6-1-2　国家免疫规划疫苗儿童免疫程序表（2021年版）

可预防疾病	疫苗种类	接种途径	剂量	英文缩写	出生时	1月	2月	3月	4月	5月	6月	8月	9月	18月	2岁	3岁	4岁	5岁	6岁
乙型病毒性肝炎	乙肝疫苗	肌内注射	10或20μg	HepB	1	2					3								
结核病[①]	卡介苗	皮内注射	0.1ml	BCG	1														
脊髓灰质炎	脊灰灭活疫苗	肌内注射	0.5ml	IPV			1	2											
	脊灰减毒活疫苗	口服	1粒或2滴	bOPV					3								4		
百日咳、白喉、破伤风	百白破疫苗	肌内注射	0.5ml	DTaP				1	2	3				4					5
	白破疫苗	肌内注射	0.5ml	DT															

续表

可预防疾病	疫苗种类	接种途径	剂量	英文缩写	接种年龄														
					出生时	1月	2月	3月	4月	5月	6月	8月	9月	18月	2岁	3岁	4岁	5岁	6岁
麻疹、风疹、流行性腮腺炎	麻腮风疫苗	皮下注射	0.5ml	MMR								1		2					
流行性乙型脑炎②	乙脑减毒活疫苗	皮下注射	0.5ml	JE-L								1			2				
	乙脑灭活疫苗	肌内注射	0.5ml	JE-I								1、2			3				4
流行性脑脊髓膜炎	A群流脑多糖疫苗	皮下注射	0.5ml	MPSV-A							1		2						
	A群C群流脑多糖疫苗	皮下注射	0.5ml	MPSV-AC												3			4
甲型病毒性肝炎③	甲肝减毒活疫苗	皮下注射	0.5或1.0ml	HepA-L										1					
	甲肝灭活疫苗	肌内注射	0.5ml	HepA-I										1	2				

注：①主要指结核性脑膜炎、粟粒性肺结核等。②为选择乙脑减毒活疫苗接种时，采用两剂次接种程序。选择乙脑灭活疫苗接种时，采用四剂次接种程序；乙脑灭活疫苗第1、2剂间隔7～10天。③为选择甲肝减毒活疫苗接种时，采用一剂次接种程序。选择甲肝灭活疫苗接种时，采用两剂次接种程序。

六、每种疫苗的使用说明

1. 重组乙型肝炎疫苗（乙肝疫苗）

可预防疾病：乙型病毒性肝炎。

接种对象及剂次：按"0-1-6个月"程序共接种3剂次，其中第1剂在新生儿出生后24小时内接种，第2剂在1月龄时接种，第3剂在6月龄时接种。

补种原则：①若出生24小时内未及时接种，应尽早接种。②对于未完成全程免疫程序者，需尽早补种，补齐未接种剂次。③第2剂与第1剂间隔应不小于28天，第3剂与第2剂间隔应不小于60天，第3剂与第1剂间隔应不小于4个月。

2. 皮内注射用卡介苗（卡介苗）

可预防疾病：结核病。

接种对象及剂次：出生时接种1剂。

补种原则：①未接种卡介苗的小于3月龄儿童可直接补种。②3月龄～3岁儿童对结核菌素纯蛋白衍生物或卡介菌蛋白衍生物试验阴性者，应予补种。③大于等于4岁儿童不予补种。④已接种卡介苗的儿童，即使卡痕未形成也不再予以补种。

3. 脊髓灰质炎（脊灰）灭活疫苗（IPV）、二价脊灰减毒活疫苗（脊灰减毒活疫苗，bOPV）

可预防疾病：脊髓灰质炎。

接种对象及剂次：共接种4剂，其中2月龄、3月龄各接种1剂IPV，4月龄、4周岁各接种1剂bOPV。

接种途径：IPV为肌内注射。bOPV为口服。

4. 吸附无细胞百白破联合疫苗（百白破疫苗，DTaP）、吸附白喉破伤风联合疫苗（白破疫苗，DT）

可预防疾病：百日咳、白喉、破伤风。

接种对象及剂次：共接种5剂次，其中3月龄、4月龄、5月龄、18月龄各接种1剂DTaP，6周岁接种1剂DT。

5. 麻疹腮腺炎风疹联合减毒活疫苗（麻腮风疫苗，MMR）

可预防疾病：麻疹、流行性腮腺炎、风疹。

接种对象及剂次：共接种2剂次，8月龄、18月龄各接种1剂。

6. 乙型脑炎减毒活疫苗（乙脑减毒活疫苗，JE-L）

可预防疾病：流行性乙型脑炎。

接种对象及剂次：共接种2剂次。8月龄、2周岁各接种1剂。

7. 乙型脑炎灭活疫苗（乙脑灭活疫苗，JE-I）

可预防疾病：流行性乙型脑炎。

接种对象及剂次：共接种4剂次。8月龄接种2剂，间隔7～10天；2周岁和6周岁各接种1剂。

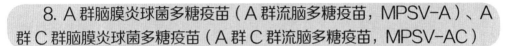

8. A群脑膜炎球菌多糖疫苗（A群流脑多糖疫苗，MPSV-A）、A群C群脑膜炎球菌多糖疫苗（A群C群流脑多糖疫苗，MPSV-AC）

可预防疾病：A群流行性脑脊髓膜炎、A群C群流行性脑脊髓膜炎。

接种对象及剂次：MPSV-A接种2剂次，6月龄、9月龄各接种1剂。MPSV-AC接种2剂次，3周岁、6周岁各接种1剂。

9. 甲型肝炎减毒活疫苗（甲肝减毒活疫苗，HepA-L）

可预防疾病：甲型病毒性肝炎。

接种对象及剂次：18月龄接种1剂。

10. 甲型肝炎灭活疫苗（甲肝灭活疫苗，HepA-I）

可预防疾病：甲型病毒性肝炎。

接种对象及剂次：共接种2剂次，18月龄和24月龄各接种1剂。

七、儿童疫苗接种后的注意事项

（1）接种部位24小时内保持干燥和清洁，不要碰水。

（2）口服减毒活疫苗后1小时内不要给孩子喂热水或热的食物，以避影响免疫效能。

（3）仔细观察孩子的反应，部分孩子在预防接种后10分钟至10天内有可能会出现异常症状。

（4）不要俯卧入睡，预防万一出现痉挛或呼吸困难而危及生命。

（5）出现症状时应咨询医生。如果接种后出现40℃以上的高热或48小时内哭闹时间超过3小时或出现痉挛或发生严重的过敏反应，应在下一次接种前先咨询医生后再决定是否接种或何时接种。

（6）接种后应原地观察15～30分钟，无异常反应方可离开。

小贴士

A. 接种表里提到的月龄是按哪天计算

接种月龄是指接种该疫苗的最小起始月龄，这个月龄指的是某段时间而不是某一天。例如：2月龄要接种第一剂脊髓灰质炎疫苗。这个"2月龄"是指宝宝满2个月至满3个月之间的这段时间，而不是指满2个月这一天。

B. 推迟接种疫苗会影响孩子健康吗

推迟接种疫苗只是推迟了接种疫苗产生保护效果的时间，不会影响疫苗整体、长久的保护效果。如果没有什么特殊情况发生，还是建议按时接种。

第二节　特殊状态下的儿童预防接种

一、早产儿

早产儿是指出生时胎龄 < 37 周的新生儿，其身体各器官构建和生理功能呈不同程度的不成熟，对感染的抵抗力较弱。因此，早产儿接种疫苗是有必要的。早产儿疫苗接种建议：①早产儿可以接种各类疫苗（出生体重 < 2.5kg 的早产儿暂缓接种卡介苗）。危重早产儿应在生命体征平稳后尽早接种第 1 剂乙肝疫苗。②出生体重 < 2.5kg 的早产儿，暂缓接种卡介苗，待体重 ≥ 2.5kg，生长发育良好时，可接种卡介苗。

二、婴儿黄疸

婴儿黄疸是婴儿期最常见的临床症状，对无并发症的黄疸患者应接种疫苗，否则可能会遭受疫苗可预防疾病的侵袭，增加治疗原发疾病的难度。因此，黄疸婴儿接种疫苗是有必要的。黄疸婴儿疫苗接种建议：①生理性黄疸、母乳性黄疸患儿身体健康状况良好，可按免疫程序接种疫苗。②病理性黄疸患儿需及时查明病因，暂缓接种其他疫苗，建议前往专科门诊就诊。

三、湿疹

湿疹是由多种内、外因素引起的真皮浅层及表皮炎症。湿疹患儿应接种疫苗，可预防疾病发生，且接种疫苗后不会加重湿疹疾病症状。因此，湿疹婴儿可以接种各类疫苗（避开湿疹部位）。

四、食物过敏

目前的绝大多数疫苗不含有食物相关成分，不会因食物相关成分导致过敏反应。因此，食物过敏儿童可正常进行预防接种。食物过敏儿童疫苗接种建议：①食物过敏的儿童可以按免疫程序正常接种；有蛋类严重全身过敏反应史的儿童，应在医疗机构监护下接种流感疫苗。②食物过敏的急性反应期（如并发哮喘、荨麻疹等）或接种部位皮肤异常（湿疹、特应性皮炎等），应暂缓接种。③对蛋类过敏者忌接种黄热病疫苗。

五、感染性疾病

感染性疾病是由于细菌、病毒、支原体等病原微生物感染引起的呼吸系统、消化系统、神经系统、泌尿系统等各系统病变。感染性疾病儿童疫苗接种建议：①急性感染性疾病痊愈后可接种各类疫苗。轻症急性感染性疾病者热退后可接种疫苗。②急性感染性腹泻对此类患儿暂缓接种口服减毒活疫苗。中度和重度的急性感染性疾病，在疾病好转前应暂缓接种疫苗。

六、肛周脓肿

肛周脓肿是指肛门直肠周围软组织感染所形成的化脓性疾病，多由细菌感染引起，病情易反复。肛周脓肿患儿疫苗接种建议：按免疫程序接种，脊灰疫苗基础免疫使用 IPV，痊愈后加强免疫可接种 IPV 或 bOPV。

七、热性惊厥

对于单纯性热性惊厥，既往没有惊厥持续状态，本次发热性疾病痊愈后，按免疫程序接种各类疫苗，建议每次接种 1 剂次。对于复杂性热性惊厥，或短期内频繁惊厥发作（半年内发作 ≥ 3 次，或 1 年内发作 ≥ 4 次），应查明病因，治愈后再行疫苗接种。

八、支气管哮喘

支气管哮喘是由多种细胞和细胞组分共同参与的气道慢性炎症性疾病。这种慢性炎症导致气道反应性增加，引起反复发作的喘息、气促、胸闷和 / 或咳嗽等症状。支气管哮喘儿童疫苗接种建议：①支气管哮喘不是预防接种的禁忌，哮喘的缓解期且健康情况较好时应按免疫规划程序进行预防接种。②在哮喘急性发作（出现喘息、咳嗽、气促、胸闷等症状），尤其是全身应用糖皮质激素时（包括口服和静脉给药）应暂缓接种。

九、先天性心脏病

先天性心脏病是胎儿期心脏及大血管发育异常所致的先天畸形，是最常见的畸形。先天性心脏病儿童较健康儿童更易患感染性疾病。先天性心脏病儿童疫苗接种建议：①生长发育良好、无临床症状、心功能无异常，先天性心脏病儿童介入治疗术后者可以接种。复查心功能无异常，先天性心脏病儿童外科术后 3 个月复查心功能无异常者可以接种。②伴有心功能不全、严重肺动脉高压等并发症的先天性心脏病儿童应暂缓接种。

十、贫血

重度、极重度贫血患儿由于血红蛋白不足，携氧能力下降，影响婴儿的生长发育和免疫功能，发生感染的危险性较高。因此，贫血儿童接种疫苗是必要的。其疫苗接种建议：①轻、中度缺铁性贫血不伴有其他症状者可以接种。②重度缺铁性贫血和 / 或伴有肝脾肿大、心功能异常、合并感染等患儿应暂缓接种。

十一、静脉注射免疫球蛋白使用者

静脉注射免疫球蛋白（intravenous immunoglobulin，IVIg）使用者是否可以接种疫苗，主要与 IVIg 是否含有该疫苗所预防病原的抗体，以及 IVIg 的剂量和半衰期有关。其中，除含麻疹成分疫苗以外的其他疫苗可以接种。

接受大剂量（2 g/kg）IVIg 者应暂缓接种含麻疹成分的疫苗，8 ～ 9 个月后方可接种含麻疹成分的疫苗。

十二、巨细胞病毒感染

婴儿巨细胞病毒感染由人巨细胞病毒（CMV）引起。婴儿感染 CMV 后的病毒血症持续时间长，因 CMV 是弱致病因子，对免疫功能正常个体并不具有明显致病性，绝大多数表现为无症状性感染，因此对无症状性感染的患者应及时按正常程序接种。巨细胞病毒感染儿童疫苗接种建议：① CMV 感染无临床症状者、有后遗症但无 CMV 复制者可以接种。② CMV 感染有临床症状、有后遗症者且有 CMV 复制者应暂缓接种。

十三、脑性瘫痪

脑性瘫痪（简称"脑瘫"）是一组持续存在的中枢性运动和姿势发育障碍、活动受限的症候群，这种症候群多是由于胎儿或婴幼儿在发育过程中脑部非进行性损伤所致。脑瘫常伴有感觉、知觉、认知、交流和行为障碍，以及癫痫和继发性肌肉、骨骼问题。脑性瘫痪儿童易反复感染，此外因就诊次数较其他儿童为多，交叉感染机会也比健康儿童多。脑瘫是非进行性的，脑损伤是静态的，不会一直恶化下去。因此，脑瘫患儿接种疫苗是安全的，可以按免疫程序接种疫苗。

十四、颅内出血

颅内出血是新生儿期尤其是早产儿常见的严重疾病，危害新生儿的身体健康和脑发育，严重者常伴有神经系统后遗症。颅内出血患儿以早产儿居多，但早产儿机体免疫功能大多不成熟，并发感染后可能会导致病情进一步恶化。疫苗对于患儿来说是外源性物质，增加的外源性刺激可能会再次诱发颅内出血或使病情加重，需综合评判其身体状况和感染风险后，考虑是否给予此类患儿实施疫苗接种。颅内出血儿童疫苗接种建议：①新生儿时期Ⅰ、Ⅱ级脑室周围－脑室内出血和蛛网膜下腔出血以及硬膜下出血患儿，如出血控制，生命体征稳定，应及时接种乙肝疫苗和卡介苗。②新生儿时期Ⅲ、Ⅳ级脑室周围－脑室内出血患儿，有较明显的脑软化、空洞脑等异常改变，如存在进行性神经系统疾病的后遗症，应暂缓接种乙肝疫苗和卡介苗。

十五、儿童肝病

肝病是指不同病因引起的肝脏形态结构的破坏和肝功能的异常。感染无论是对急性肝病患者还是对慢性肝病患者都是十分重要的问题，是导致患者病情加重甚至死亡的重要原因。虽然慢性肝病患者由于免疫功能受损，疫苗接种后产生具有保护效果抗体的比率较正常儿童低，但仍具有一定的保护作用，因此，对于这些高危人群接种疫苗的反应性低不应成为禁忌接种疫苗的理由。儿童肝病疫苗接种建议：①慢性肝病轻、中度肝功能异常、胆红素升高患者可以接种各类疫苗，肝硬化患者可以接种灭活疫苗。②急性肝功能异常、肝病有出血倾向或肝功能衰竭患者应暂缓接种各类疫苗。③肝硬化患者禁忌接种减毒活疫苗。

十六、肾病

肾病是由各种原因引起肾脏结构和功能障碍的一类疾病统称，病情迁延3个月以上者为慢性肾病。肾病患者常因自身免疫异常，或使用免疫抑制剂引起机体免疫抑制，易受各类病原微生物感染，导致病情进一步进展或恶化，因此，对肾病患者进行疫苗接种是一个非常关键的预防策略。灭活疫苗对肾病患儿没有特殊危害，可以按照标准免疫程序接种，但要根据患儿自身免疫状态，适当加大疫苗的剂量，增加接种次数。不使用免疫抑制剂的肾病患者在无症状期可接种各类疫苗。使用免疫抑制剂的肾病患者在缓解期可接种灭活疫苗。

附：案例分析

案例 1

宝宝为 35^{+2} 周的早产儿，出生体重 2.35kg，生后一般状况良好，正常吸奶，大小便正常，母亲乙肝表面抗原阴性。

请问：宝宝出生后如何疫苗接种？

建议：出生后接种乙肝疫苗第一针，待体重增长到 ≥ 2.5kg 后，接种卡介苗，以后的疫苗按出生实际月龄来接种。

案例 2

宝宝胎龄 38 周出生，出生体重 3.5kg，生后纯母乳喂养，已接种卡介苗、乙肝疫苗第一针，现在出生胎龄 35 天，面部有少许湿疹，伴有皮肤黄染，测 TCB 为 8.2、7.5、6.9 mg/dl，精神状态、吃奶反应好，大小便正常。

请问：现在宝宝可以接种乙肝疫苗第二针吗？

建议：宝宝黄疸未达到病理性黄疸水平，避开湿疹部位可以正常接种乙肝疫苗第二针。

案例 3

宝宝现在年龄 6 个月 15 天，10 天前出现了咳嗽、流涕、鼻塞的症状，体温正常，被诊所医生诊断为"感冒"，予口服药物 3 天后，症状有所缓解，现在每天偶尔咳嗽 1～2 声，精神状态良好，每次奶量 150ml，辅食正常，大小便正常。

请问：宝宝能够接种乙肝疫苗第三针吗？

建议：宝宝轻症的感染性疾病已经基本痊愈，体温正常，可以正常接种各类疫苗。

案例 4

宝宝目前年龄 18 个月，儿童保健常规体检查血常规提示血红蛋白 105g/L，被医生诊断为"缺铁性贫血"，予口服铁剂治疗，精神状态良好，食欲、大小便正常。

请问：宝宝能够接种麻腮风疫苗吗？

建议：宝宝属于轻症的贫血，可以正常接种各类疫苗。

案例5

宝宝12个月时因反复发热数天，到医院就诊，经检查，被诊断为"川崎病"，予大剂量静脉注射免疫球蛋白治疗后康复，查心脏彩超大致正常，现在年龄为18个月，精神状态良好，食欲、大小便正常。

请问：宝宝能够接种麻腮风疫苗第二针吗？

建议：宝宝6个月前使用过大剂量静脉注射免疫球蛋白，如果接种含有麻疹成分的疫苗应推迟至少9个月，至少21个月后才能接种麻腮风疫苗第二针。

第三节 预防接种不良反应处理

一、预防接种不良反应概述

合格的疫苗在实施规范预防接种后，发生的与预防接种目的无关或意外的有害反应，包括一般反应和异常反应两大类。

二、常见预防接种不良反应及处理

1. 发热

发热是婴幼儿疫苗接种后最为常见的反应。

处理方法：如果体温在38.5℃以下，没有其他不适，多给婴幼儿喂奶，补充水分、减少衣被，增加散热；如果体温超过38.5℃，或伴有精神状态不佳时需要去医院就诊。

2. 局部红肿

多发生于接种疫苗后数小时至24小时或稍后，伴有疼痛。

处理方法：红肿直径<1.5cm，一般不需任何处理。红肿直径1.5～3cm，可用干净的毛巾先冷敷，出现硬结者可热敷，每日数次，每次10～15分钟。

3. 局部皮肤硬结

有些婴幼儿在接种含吸附剂的疫苗，会出现因注射部位吸附剂未完全吸收，刺激结缔组织增生，而形成皮肤硬结。

处理方法：皮肤硬结直径<1.5cm，一般不需任何处理。硬结直径1.5～3cm，局部热敷，每日数次，每次10～15分钟，可促使硬结消退；硬结直径≥3cm，

应及时到医院就诊。

4. 皮疹

一般在接种疫苗后数小时至数日发生。

处理方法：多数皮疹 1 ～ 2 天自行消退，一般不需做任何处理。严重皮疹或者皮疹持续不退，应及时到医院就诊。

三、卡介苗接种反应与处理

1. 卡介苗接种后的正常反应

婴幼儿卡介苗接种后一般 2 ～ 3 周接种部位局部会出现小硬结，逐渐软化形成小瘢痕，甚至可能形成脓肿，穿破皮肤形成浅溃疡（直径 ≤ 0.5cm ），然后结痂，痂皮脱落后可留下永久瘢痕（卡疤）。

2. 卡介苗接种后注意事项

注意事项：①卡介苗接种后至少观察 30 分钟，看是否有过敏反应。②保持局部清洁，勿用手抓，勤剪指甲，勤换内衣，24 小时不洗澡。③保持清洁，如有脓液流出，可用无菌纱布或棉花轻轻擦拭。

3. 卡介苗接种不良反应与处理

1）局部红肿

有些婴幼儿在接种卡介苗 2 周左右，接种部位可出现红肿。

处理方法：一般不需要额外包扎或涂药，保持局部清洁干燥即干。另外穿着宽松舒适柔软的衣物，减少对局部皮肤的摩擦。

2）局部硬结

卡介苗接种后 2 ～ 3 天，接种处皮肤略有红肿，可隆起一凸痕，约 30 分钟后可消失，为非特异性反应。

处理方法：一般不需处理，但要注意局部清洁干燥，防止继发感染。

3）发热

有些婴幼儿接种卡介苗后可能出现一过性发热反应。

处理方法：若接种后出现体温升高，当体温不超过 38.5℃时可选择物理降温；若体温超过 38.5℃，或伴有精神状态不佳时需要去医院就诊。

4）局部脓肿与溃疡

接种卡介苗后 2 周左右，接种部位可出现红肿浸润，有些婴幼儿随后出现化脓，形成小溃疡。

处理方法：如果局部脓肿和溃疡直径 < 10mm，可用无菌纱布或棉花轻轻擦拭继续观察，保持伤口干净；如局部脓肿和溃疡直径 >10mm 及长期不愈（>12周），应及时至医院诊治。

5）淋巴结炎

有些婴幼儿接种卡介苗后接种侧腋下淋巴结（少数在锁骨上或对侧腋下淋巴结）可出现轻微肿大。

处理方法：如果淋巴结直径 ≤ 10mm，可用毛巾热敷方式促进其消退。如局部淋巴结肿大（>10 mm），需要去医院就诊。

第七章
儿童居家保健护理

一、大小便后的护理

（1）给婴儿勤换尿布，大小便后要及时清洗，保持皮肤干燥。清洗时，准备好婴儿专用的洗屁股小盆和纯棉纱布巾，先加冷水再加热水，将水温控制在 37 ～ 40℃。

给女婴清洗小屁股的要领：①先用纸巾擦去残留的粪便渍。②托起婴儿的臀部，用一块纱布清洗大腿褶皱处。③清洗尿道口和外阴，注意一定要由前往后擦。④清洗大腿根部，往里清洗至肛门处。⑤用另一块干净的干纱布以按压的方式由前往后拭干小屁股。⑥让小屁股暴露在空气中1～2分钟，干爽后再换上干净的尿不湿。⑦遵循"从前往后"的原则。

给男婴清洗小屁股的要领：①先用纸巾擦去残留的粪便渍。②由上往下清洗外生殖器。清洗反面时，可用手指轻轻提起外生殖器，但不可用力拉扯。③用手轻轻将婴儿的阴囊托起再清洗。④举起婴儿的双腿，清洗屁股及肛门处。⑤用另一块干净的干纱布以按压的方式轻轻拭干生殖器和阴囊处的水渍，再拭干大腿褶皱处、肛门处和小屁股表面的水渍。⑥让小屁股暴露在空气中1～2分钟，干爽后再换上干净的尿不湿。

（2）尿布质地要柔软，以旧棉布为好，应用弱碱性肥皂洗涤，还要用热水清洗干净，以免残留物刺激皮肤而导致臀红。

（3）腹泻时应及早治疗。

（4）臀部轻微发红时，应引起注意。每次清洗后暴露婴儿的臀部于空气或阳光下，或用红外线灯照射使局部皮肤干燥。还可以涂鞣酸软膏。

（5）勿经常使用沐浴露清洗小屁股。

（6）培养婴儿良好的排便习惯。

二、衣物选择与清洗

婴儿的衣服应选择保暖性能好、柔软透气的棉质材料。以浅色调为主，不能有金属饰物等，宜采用系带方式，要求宽松适宜。伸展性好的连体衣更适合婴儿。不建议将婴儿的小手用手套套住，这样影响婴儿抓握东西，导致感知觉发育受阻。婴儿活动度逐渐增加，新陈代谢旺盛，出汗较多，衣服的选择上更要注重吸湿性。

婴儿衣服需分开洗，使用婴儿专用洗衣液或皂类清洗，慎用漂白剂和洗衣粉，多冲几次水，直至水清为止，以免清洁剂残留，刺激婴儿的肌肤。婴儿的衣服尽量放在阳光下暴晒，6 小时可以达到较好的杀菌消毒效果。

三、洗浴护理

（一）洗澡时间与温度

洗澡时间选择上午 10 点到下午 4 点之间为宜。夏季洗澡前关闭门窗、空调、电风扇等，维持室内温度 24 ～ 26℃。冬季可开启暖气或空调调节温度。新生儿洗澡宜在喂奶前或喂奶后 1 ～ 1.5 小时进行，水温宜保持在 38 ～ 40℃。水温是否适宜最好由温度计来判断，有条件也可以安装恒温控制系统；没有水温计时，可用肘关节试水温。房间内布置温馨、舒适，可播放一些柔和的音乐。

（二）洗澡前准备

洗澡前先把婴儿专用的浴盆、小毛巾、浴巾、婴儿沐浴露、洗发水、润肤油、护臀霜、75% 乙醇、棉签、换洗的衣服、尿布、抚触油（润肤油）等所需要的物品准备好。

（三）洗澡步骤

（1）脱下婴幼儿衣服，包裹臀腹部。以左手托住婴儿枕部，左臂及腋下夹住新生儿臀部和下肢，用小毛巾由目内眦向目外眦擦拭双眼，清洗小毛巾后擦洗面颊部、耳后、耳郭（图 7-1-1）。

（2）洗头。左手拇指和中指分别将左右耳郭向前反折，使双耳郭堵住外耳道口，防止水流入耳道。将婴儿专用洗发水倒在手上，然后在婴儿头上轻轻揉洗，然后将洗发水洗干净。注意勿用指甲接触婴幼儿头皮。胎脂、结痂者不要强行洗去，可涂润肤油后次日再洗（图 7-1-2）。

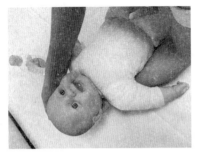

图 7-1-1　婴儿洗澡姿势

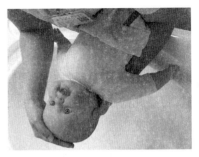

图 7-1-2　洗头

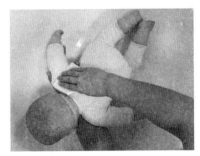

（3）移开大浴巾及尿布，检查尿布有无大小便，擦洗全身。左手托婴儿头颈部，右手托双腿将婴儿轻放于温水中。左手托住婴儿头颈部并环绕婴儿肩胛部及腋下，右手拿小毛巾沾温水洗擦全身，挤沐浴露于手掌依次擦洗婴儿颈部、胸腹部、四肢，为婴儿翻身使其趴于操作者手臂上，擦洗背部、臀部、会阴部（图7-1-3）。再用小毛巾沾温水擦洗全身皮肤。特

图 7-1-3　翻身擦洗背部

别注意擦洗皮肤皱褶处，观察肢体活动情况。注意观察全身皮肤有无异常情况。

（4）洗澡结束后，将婴儿放在铺好的浴巾上，迅速包裹全身并将水分吸干，特别注意擦干颈部、臀部、腋下等部位。

（5）如为新生儿，需进行脐部护理。用棉签蘸75%乙醇擦净脐带残端，环形消毒脐带根部，一般情况不宜包裹，保持干燥使其易于脱落。观察脐部有无红、肿、热、痛、破损、分泌物等（图7-1-4）。

（6）为婴儿称体重（图7-1-5）。

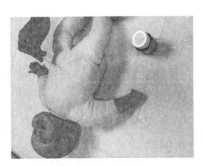

图 7-1-4　新生儿脐部护理

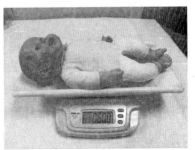

图 7-1-5　称体重

（7）抚触（图7-1-6）。①将婴儿放于浴巾上并包裹，将按摩油倒在掌心，两掌相搓，润滑和温暖双手，依次按摩：前额→下颌→头→胸→腹→上、下肢→背→臀。②两拇指腹从前额中央推至太阳穴。③两拇指从下颌中央向外侧自下而上滑动至耳垂画一个笑脸。④两手从前额发际抚向脑后，最后两中指分别按在耳后乳突处，完成头部抚触。⑤两手分别从胸部的两侧肋缘滑向对侧肩部，两手交替进行胸部抚触。抚触时避免触及乳头。⑥双手交替按顺时针方向在腹部画半圆，用右手指腹从右上腹部滑向右下腹部划一个英文字母"I"，由右上腹经左上腹滑向左下腹画一个倒的"L"，由右下腹经右上腹、左上腹画向左下腹画一个倒的"U"，结束腹部抚触。抚触时避开脐部。⑦双手交替从上臂至腕部轻轻挤捏婴儿手臂，双手夹着手臂，上下轻轻搓滚肌肉群至手腕，再用两拇指按摩手掌、其余四指按摩手背，然后提捏手指各关节。按摩下肢，双手交替从大腿根部向脚踝轻轻挤捏下肢，搓滚肌肉群至脚踝，再用两拇指按摩脚掌、其余四指按摩脚背，然后提捏手指各关节，同法做对侧。⑧婴儿呈俯卧位，从脊柱为中点，双手食、中、无名指腹向外滑行，从上到下抚触脊柱两侧，用示指和中指从尾骨部位沿脊椎向上抚触到颈椎，双手在两侧臀部做环形抚触。⑨以上每一个操作各重复4～6次。全身抚触每次以15分钟为宜。

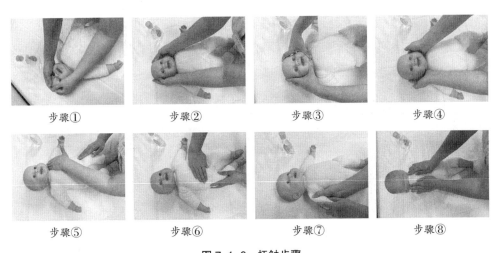

步骤①　　　　步骤②　　　　步骤③　　　　步骤④

步骤⑤　　　　步骤⑥　　　　步骤⑦　　　　步骤⑧

图 7-1-6　抚触步骤

（8）包尿布（必要时涂护臀霜），穿衣服。尿布选用柔软透气吸水性好的、大小适中，经常更换，尿布包裹不可过紧或过松（图7-1-7）。

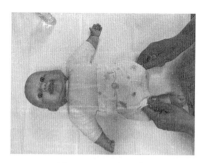

图 7-1-7　包尿布

（四）注意事项

（1）洗澡过程中注意保暖。

（2）哺乳后 30 分钟以内不要洗澡。

（3）胎脂、结痂者不要强行洗去，可涂植物油后次日再洗。

（4）尽量使用抚触油（润肤油）代替爽身粉。确需使用爽身粉时，颈下扑爽身粉时要用手掌遮盖婴儿口鼻，防止粉末吸入呼吸道；女婴腹股沟扑爽身粉时，用手掌遮盖外阴防止粉末进入阴道。

（5）婴儿生病或注射疫苗时，暂停洗澡。

（6）应注意面部及外耳道口、鼻孔等处的清洁，但勿挖外耳道及鼻腔。由于婴儿口腔黏膜细嫩、血管丰富，极易擦伤而引起感染，因此不可经常用劲擦洗口腔，以防细菌进入人体而引起败血症。

四、室内环境布置

婴儿的房间务必要空气新鲜，每天要定时开窗通风 2～3 次，每次 30 分钟～1 小时。但应避免婴儿床放在窗下，风直吹婴儿容易引起感冒。由于新生儿，尤其是早产儿脂肪含量少，而体表面积较大；且体温调节中枢发育不完善，体温容易随着周围环境的改变而变化，因此必须使环境保持适宜的温湿度，才能保证婴儿的正常体温。室内温度应在 22～26℃，湿度保持在 60%～70%。可在婴儿床旁放一盆水，以保持室内的湿度。婴儿的卧室需随时保持清洁，采用湿法打扫和湿法擦拭。床铺清洁时，将床单或被罩取下后在室外轻轻抖动，避免将尘埃漂浮在婴儿卧室中，否则，易引起婴儿过敏性哮喘或细菌传播。

五、餐具消毒

婴儿餐具需要及时清洗，以免细菌滋生。奶瓶和奶嘴需要用奶瓶和奶嘴刷刷洗，注意死角的清洗。婴儿餐具的消毒一般采用煮沸消毒法、浸泡消毒法和家用消毒柜消毒法。水沸腾后再煮 20～30 分钟，即可达到较好的消毒效果。消毒过的餐具应该放在厨房纸巾上晾干。

六、安全管理

保证居家环境的安全性对预防意外伤害发生至关重要。

（1）确保婴儿活动区域远离电源和热源，电源插座加盖。

（2）抽屉和门锁尽量使用安全搭扣。

（3）坐厕盖及时放下。

（4）桌、凳宜采用圆角设计，棱角处贴防撞条。

（5）及时清理地板上的小物品。

（6）玩具选择注意质地光滑，没有棱角，无毒，不易吞食。此外，应始终保持婴儿在成人的视线范围之内。

（7）阳台设置防护栏，护栏高度 ≥ 110cm，护栏上方安装隐形防护网。

（8）窗户安装幼儿不能打开的防护栏，但护栏要有开关，保证紧急情况时逃生。防护栏的间隙不能太大，避免幼儿把头或部分肢体伸出去。易攀爬的家具应远离窗户和阳台。

（9）勿随意在地面放置电线以及其他连线。

（10）强化幼儿安全意识。

七、鞋子选择

对于已经会扶走或独立行走的儿童，开始宜穿质地稍软的布底鞋子，过渡期也可以穿鞋袜。夏天鞋子宜大小适中。冬天鞋子可稍大一些，以后跟留下一成人小手指的空间较好。

八、便秘护理

95% 的婴儿便秘属于功能性问题。人工喂养婴儿，通常是由于奶类食物中蛋白质含量高，而碳水化合物、纤维成分少而引起便秘。如果是人工喂养，应给婴儿多喂点水，辅食加入果泥、菜泥。母乳喂养的母亲要注意饮食结构的调整，多吃些水果、蔬菜、粗粮，多喝水，饮食不要过油腻。给婴儿做肛门按摩，使其产生便感。给婴儿做腹部按摩：右手四指并拢，在婴儿的脐部按顺时针方向轻轻推揉、按摩，手法不宜太重。揉腹部能增加肠蠕动，使大便通畅。平常多活动，增加参与排便肌肉的肌力，养成每天定时排便的习惯。

九、发热护理

人体正常腋温为 36 ~ 37℃，高于 37.3℃为发热。若体温超过 38.5℃，需要药物降温，遵医嘱使用对乙酰氨基酚（≥ 2 个月婴儿）和布洛芬（≥ 6 个月婴儿），但不推荐联合用药或交替用药。若体温 38.5℃以下，精神较好，玩耍如常，可暂不处理，多饮水；及时更换被汗液浸湿的衣被；小婴儿可解开包被，但体温仍未将至正常者，建议及时就医。勿使用物理降温。

十、排泄护理

关注幼儿排泄前的动作和表情，掌握其大小便的时间规律，逐步培养幼儿对大小便的正确表达方式。培养幼儿独自坐便盆，开始每次坐 2 ~ 3 分钟，逐渐延长至 5 ~ 10 分钟。如不能顺利排便，可等待一会儿再坐盆，勿让其长时间坐在便盆上。2 岁后逐渐减少白天使用尿布的时间。

十一、呕吐护理

（1）幼儿出现呕吐时，应立即取侧卧位。如果早产儿，家里可备一个洗耳球（吸球），及时吸净口鼻腔内呕吐物，以避免呕吐物吸入或堵塞呼吸道，引起窒息、呼吸暂停或肺部感染。温开水漱口，去除口中异味。

（2）监测体温。注意观察幼儿有无气促、呼吸暂停、面色青紫等表现。若有应及时予以急救处理，并送医院急诊。如果是长期反复、严重呕吐并伴有腹胀、脱水、体重不升或降低，或是呕吐物为胆汁、血液及粪便样物，上述情况均提示为病理因素导致的呕吐，此时也应及时送医院，采取措施及时治疗。

（3）呕吐症状完全消失后，进食要循序渐进，宜定时定量，避免暴饮暴食，勿大量食用煎炸、肥腻食品及冷饮。呕吐较轻者可进食易消化的流食或半流食，少量多餐。呕吐症状严重者暂时禁食。

十二、安抚护理

（1）查看婴儿哭闹原因，是否饿了、纸尿裤不够干爽、身体不舒服等。满足婴儿生理需求。

（2）如果生理原因已排除，可将婴儿抱起进行安抚，抚摸头部、轻拍背部。也可边抱着边散步，将婴儿贴近成人的心脏，听见成人的心跳声，婴儿也会感到更安心。还可播放一些轻柔的音乐，让婴儿心理放松下来。

（3）如果以上的方法均行不通的话，可以让婴儿独处一会儿，消耗掉过剩的精力，婴儿自然会安静下来。

第八章
儿童眼、耳、口腔保健

第一节　儿童眼及视力保健

一、概述

眼睛是我们人类感官中最重要的器官之一，是人类感官获得信息的最主要来源，大脑中大约有80%的知识都是通过眼睛获取的。我们可以通过眼睛进行看书认字、欣赏美景等一些事物，眼睛将这些信息转变成神经信号，传送给大脑。

新生儿出生后，眼球的基本结构已形成，但是视力以及双眼视功能仍不健全。视力在不断地发育，类似我们的身高一样，在许多不利因素的影响下，视力发育受阻。如果错过治疗时机，就可能导致终身视力受损，而这种视力损伤，常常是不可逆的。因此，通过眼保健宣传教育、视力评估和相关眼病的筛查，早期发现影响儿童视觉发育的眼病，及早矫治或及时转诊，保护和促进儿童视功能的正常发育，可显著降低儿童视力异常的发生率。

二、儿童眼和视力保健

（1）正常儿童眼保健时间：根据不同年龄段正常儿童眼及视觉发育特点，结合0～6岁儿童健康管理服务的时间和频次，为0～6岁儿童提供13次眼保健和视力检查服务。其中，新生儿期2次，分别在新生儿家庭访视和满月健康管理时；婴儿期4次，分别在3、6、8、12月龄时；1～3岁幼儿期4次，分别在18、24、30、36月龄时；学龄前期3次，分别在4、5、6岁时。

（2）新生儿眼病的高危因素：①新生儿重症监护病房住院超过7天并有连续吸氧（高浓度）史。②临床上存在遗传性眼病家族史或怀疑有与眼病有关的综合征，例如先天性白内障、先天性青光眼、视网膜母细胞瘤、先天性小眼球、眼球震颤等。③巨细胞病毒、风疹病毒、疱疹病毒、梅毒或毒浆体原虫（弓形体）等引起的宫内感染。④颅面形态畸形、大面积颜面血管瘤，或者哭闹时眼球外凸。⑤出生难产、器械助产。⑥眼部持续流泪、有大量分泌物。⑦出生体重<2000g 的早产儿和低出生体重儿（在生后 4 ~ 6 周或矫正胎龄 32 周，由眼科医师进行首次眼底病变筛查）。对于上述存在高危因素的新生儿，需立即去医院就诊治疗。

第二节 儿童近视防控

随着全国儿童青少年近视率增加，特别是低龄儿童的近视发生率明显增加，最终引起高度近视的人群数明显增加，国家层面高度重视，于是 2018 年由中华人民共和国教育部牵头，联合中华人民共和国国家卫生健康委员会等八部门联合印发《综合防控儿童青少年近视实施方案》，近视防控上升为国家策略，希望通过家校、学生、医疗卫生机构、政府等各部门互相配合，共同呵护好孩子的眼睛。

一、概述

在调节放松状态下，平行光线经眼球屈光系统后聚焦在视网膜之前，称为近视，如图 8-2-1。近视的人会出现视物不清的现象，就像照相机的焦点位于胶片之前，无法形成一个清晰的像。近视初期常有远距视力波动，注视远处物体时眯眼。由于看近时不用或少用调节，所以易引起外隐斜或外斜视。

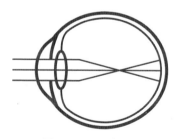

图 8-2-1　近视图

二、近视的危害性

（1）远视力减退。

（2）近视度数较高者，除远视力差外，还常伴有夜间视力差、飞蚊症、眼前出现漂浮物等症状，与正常人相比，发生视网膜脱离、撕裂、裂孔、黄斑出血和新生血管的危险性要大得多。

三、近视的预防

（一）户外活动

每天2～3小时的户外活动时间可以非常有效地预防近视的发生。

增加户外活动频率的方法建议：①增加白天的课外活动时间，可以鼓励学生走路上下学，并将作业移到晚间做，尽量利用放学后天还亮着的1小时进行户外活动。②增加体育课时，严格落实国家体育与健康课程标准，确保小学生在校时每天1小时以上体育活动时间，幼儿园可考虑每天增加一节户外活动课或提供更长的课间休息时间，鼓励儿童到户外活动。体育课户外活动的侧重点在于户外暴露，而非运动强度。③鼓励孩子户外上课、课间休息走出教室，比如鼓励幼儿园开展多姿多彩的"露天化"课程等。

户外活动的形式可以多种多样，比如打球，随着球的运动，双眼可以做远近调节运动，能促进眼部血液循环。还有集体的做操和游戏，如跳绳、体操、舞蹈等，散步和静坐也是推荐的户外活动形式。家长应当鼓励并支持孩子参加各种形式的体育活动，使其掌握1～2项体育运动技能，引导孩子养成终身锻炼的习惯及保持户外活动的兴趣。

（二）建立眼屈光发育档案

建立儿童眼屈光发育档案是预防近视的基础步骤。通过定期检查，建立屈光发育档案，记录儿童屈光发育过程，能够及早发现孩子的屈光异常及各种眼病，避免成为高度近视，做到早监测、早发现、早预警、早干预。

（三）改善用眼习惯

1. 减少近距离用眼

首先保持合理的用眼距离，避免用眼距离不足一尺。做作业或阅读时，保持良好坐姿。做到双腿平放不耸肩；身体坐正头不歪，以及"一尺一拳一寸"，即阅读距离"一尺"，身体距桌"一拳"，手距笔尖"一寸"。家庭和学校应根据学生的身高，配备高度适宜的桌椅板凳，课桌的高度可以调节，孩子学习过程中不再弯腰驼背，自觉控制阅读的距离，从而保护视力。

避免孩子在走路、吃饭、卧床时，以及在晃动的车厢内、光线暗弱或阳光直射等情况下用眼。

严格控制电子产品的使用时间，建议 2 岁以下孩子应当尽量避免接触电视，3～5 岁阶段手机、电脑、电视等电子产品娱乐性使用单次不宜超过 15 分钟，每天累计不宜超过 1 小时。使用投影仪时，观看距离应在 3m 以上；使用普通电视时，观看距离应在屏幕对角线距离的 4 倍以上；使用电脑时，观看距离应在 50cm 以上。线上学习时间规定，小学生每天累计不超过 2.5 小时，每次少于 20 分钟。

2. 间歇性用眼

连续用眼一段时间后，应休息几分钟。国外推荐"20-20-20"法则：近距离工作 20 分钟，眼睛看至少 20 英尺（6m）远的地方，至少 20 秒。

读书写字间隙做眼保健操是一个预防近视的好办法。每天上下午各做 1 次眼保健操，做眼保健操之前注意保持手部清洁卫生。

3. 改善用眼环境

适当提高学校和家庭的室内光照亮度可以显著降低儿童近视眼的发生率。做家庭作业时，建议采用房顶的 LED 灯以及台灯两个光源。

4. 改善不良的睡眠和饮食习惯

预防近视，需保障孩子睡眠时间。确保小学生每天睡眠 10 个小时。

预防近视，日常饮食中多吃粗粮和蔬菜、水果，做到营养均衡。适当增加摄入鱼类、豆制品、奶制品、蛋、虾等富含钙的食物，以及芝麻、糯米等富含维生素 B_1 的食物，适当补充维生素 D，并控制甜食的摄入。

四、近视的治疗

对于那些近视持续增长者，除了改变生活方式外，还应积极采取措施来减缓近视的进展。近视治疗方式包括验配定制框架眼镜（日间配戴）、多焦点软性角膜接触镜（日间配戴）、角膜塑形镜（夜间配戴）和低浓度阿托品（每天每眼睡前点眼 1 滴）。

原则上框架眼镜和软性角膜接触镜应从醒来后全天配戴并在睡前取下，最好每周 7 天配戴，当然，配戴时间的长短也取决于近视度数。角膜塑形镜应每周 7 天整夜配戴。

低浓度阿托品（0.01% ～ 0.05%）应在每晚睡前滴眼，每晚1滴，每周7天。需注意，低浓度阿托品存在剂量反应，近视者应在专业眼科医生指导下使用。治疗持续时间应至少维持到近视者在当前的年龄和生活方式下没有或很少有近视进展风险。

小贴士

A. 近视眼镜是否会让眼睛度数越戴越深

不会，近视越来越深是因为不良用眼习惯和遗传因素等引起的。

B. 现在市场上许多宣传近视可以治愈的手段，包括一些训练及中医疗法，是否真的有效

目前宣传近视可以治愈的都是假的，近视是不可逆的，目前对近视的治疗需要去正规医院进行治疗，近视治疗的目标就是延缓近视的发展。

第三节 儿童斜视与弱视

一、儿童斜视

斜视是指眼外肌协调运动失常导致双眼不能同时注视同一物体，视轴呈分离状态，其中一眼注视目标，另一眼偏离目标。由先天或后天的因素导致。

斜视者如果融合机制正常，可能没有症状。当斜视者融合机制不正常时，可表现为双眼视力的异常，如视觉疲劳；视觉阅读异常，阅读时有障碍容易丢字，可能出现复视；立体视觉异常，不能准确判断周围环境；等等。

二、弱视

在视觉发育期，由于单眼斜视、未矫正的屈光参差、未矫正的高度屈光不正及形觉剥夺引起的单眼或双眼最佳矫正视力低于相应年龄的视力为弱视；或双眼视力相差2行及以上，视力较低眼为弱视。弱视眼部检查无器质性病变。

（一）弱视的诊断标准

弱视诊断时要参考不同年龄儿童正常视力下限：3岁儿童正常视力参考值下

限为 0.5，4～5 岁为 0.6，6～7 岁为 0.7，7 岁以上为 0.8。如果幼儿视力不低于同龄儿童正常视力下限，双眼视力相差不足 2 行，又未发现引起弱视的危险因素，则不宜草率诊断为弱视，可以列为观察对象。

（二）弱视的治疗

一旦确诊为弱视，应立即治疗，否则年龄超过视觉发育的敏感期，弱视治疗将变得非常困难。弱视的疗效与治疗时机有关，发病越早，治疗越晚，疗效越差。治疗弱视的基本策略为精确的配镜和对优势眼的遮盖。

（1）消除病因：矫正屈光不正，早期治疗先天性白内障或先天性完全性上睑下垂等。

（2）遮盖治疗：迄今最为有效的治疗单眼弱视的方法。用遮盖法治疗时，须密切观察被遮盖眼视力的变化，避免被遮盖眼发生遮盖性弱视。复诊时间根据患儿年龄确定，年龄越小，复诊间隔时间越短。1 岁儿童复查间隔为 1 周，2 岁儿童复查间隔为 2 周，4 岁儿童复查间隔才能为 1 个月。因为弱视治疗易反复，双眼视力平衡后，要逐步减少遮盖时间慢慢停止遮盖治疗，以使疗效巩固。

（3）光学药物疗法（压抑疗法）：人为造成一眼视远，一眼视近，是压抑疗法治疗弱视的基础。适于中、低度单眼弱视及对遮盖治疗依从性不好的儿童。

（4）其他治疗：后像疗法、红色滤光片（波长 640nm）法、海丁格刷也是弱视治疗的有效方法。

第四节　儿童耳聋

一、儿童耳聋的概念

耳朵的结构或者功能出现了故障，导致听不清、听不见就称为耳聋。

按照我国的标准，耳聋的严重程度分级以纯音测听所得言语频率听阈（500Hz、1000Hz、2000Hz）的平均值为标准（表 8-4-1）。

表 8-4-1　耳聋分级

耳聋分级	平均听阈	交流
轻度	25～40dB	听低声谈话有困难
中度	41～55dB	听一般谈话有困难

续表

耳聋分级	平均听阈	交流
中重度	41 ～ 55dB	需大声说话才能听清
重度	71 ～ 90dB	需耳旁大声才能听到
极重度	>90dB	耳旁大声都听不清

二、儿童耳聋的后果

正常听力是产生语言的必要条件。没有听力的宝宝，是永远不会说话的，所谓"十聋九哑"就是这个道理。即使轻度听力障碍的儿童，其因为听不清楚，往往也是学话慢、学话少、口齿不清。听力有问题的宝宝还往往伴有心理问题：如脾气暴躁、导致孤独症、暴力倾向等。因此耳聋对于儿童的语言发育、智力发育和心理发育有不利的影响。

三、儿童耳聋的诊断方法

1. 通过各种听力检查设备

儿童听力筛查的常用设备有筛查型耳声发射仪、筛查型听力计和自动听性脑干反应仪。听力诊断项目有行为听力测试（包括纯音测听、游戏测听、视觉强化测听、行为观察测听等）、耳声发射、声阻抗、听性脑干反应、多频稳态反应等。

2. 通过综合判断

儿童耳聋的诊断必须综合病史、患儿生活中对听力的反应、全面的听力学检查和影像学检查甚至遗传学检查综合判断，不能只根据一两种听力学的检查就做出诊断。

四、儿童耳聋的治疗和干预办法

1. 药物治疗

对于中耳炎导致的耳聋，需尽早及时使用抗生素等药物控制炎症，及时治疗可避免听力不可逆下降。

2. 验配助听器

对于诊断明确的永久性听力下降，可考虑验配助听器，助听器对于中重度以下的耳聋效果较好，对于重度和极重度耳聋效果较差。

3. 手术干预

对于重度和极重度耳聋佩戴助听器效果欠佳者，可考虑手术植入人工耳蜗；对于慢性中耳炎患儿也可根据病变情况选择听力重建手术以改善听力。

4. 语言康复训练

验配助听器和语言康复只是儿童耳聋干预的第一步，特别是对于语前聋（还没学会说话就耳聋）的患儿，进行语言康复训练极其重要。

五、儿童耳聋的保健预防

1. 如何预防儿童耳聋

听力一旦受损，特别是感音神经性听力损害，治疗非常困难，往往是"无药可治"。因此，听力保健以预防为主。所以，了解如何保护儿童的听力极其重要。归纳起来要做到 5 个"防"。

（1）防出生缺陷。孕期的时候要注意避免对胎儿不利的各种因素，如烟、酒、辐射、感冒、疾病、药物、特别注意预防与感音神经性听力损害有关的先天性感染，如弓形虫、梅毒、风疹、疱疹和巨细胞病毒等。另外如果家族里有耳聋病史的，可进行耳聋基因检查，指导生育。

（2）防外伤。不要随便掏耳朵、不要打孩子、要注意避免孩子高处坠落、交通意外等导致耳朵和头部外伤。

（3）防感染。要积极防治中耳、外耳炎症，计划免疫接种，防治容易导致感音神经聋的传染病如风疹、麻疹、弓形虫、巨细胞病毒、单纯疱疹病毒等病毒感染，以及流行性腮腺炎、脑膜炎、艾滋病、梅毒等。

（4）防噪声。注意避免各种工业噪声、生活噪声，特别注意不要让儿童听高分贝的立体音响或者用耳机听 MP3（音乐），更不要带儿童到 KTV 等高分贝噪声的场所。另外特别要注意，近距离燃放鞭炮，其产生的高峰噪声也可能造成终身的听觉损害，因此尽量避免小朋友燃放鞭炮，即使要燃放，也应带离小朋友至 10m 以外，并捂住耳朵。

（5）防耳毒性药物。常见的有氨基糖苷类药物，如链霉素、庆大霉素、卡那霉素、丁胺卡那霉素等，治疟疾药如奎宁、止痛剂如阿司匹林。这类耳聋往往是"一针见聋"，就是只要一用，儿童听力就会受损。因此，如果能不用尽量不用。如果有耳毒性药物致聋家族病史的儿童去看病，一定要告诉医生用药要避免该类药物。

2. 如何早期发现儿童耳聋

（1）儿童耳聋的早期表现：① 听觉反应迟钝，睡觉时异常安静，很少被大声吵醒，往往提示小儿耳聋较严重；叫名字不回头次数较多；对大声有反应，对小声不理会，很可能有轻中度耳聋；对拍手关门声有反应，对铃声不敏感，可能高频听力有问题；听声音时习惯将头转向一侧，可能单侧听力有问题。② 言语发育迟缓，10 个月仍不会发 "ba ba" "ma ma" 等声音；1 岁半时仍不会说 1 ～ 2 个有意义的词；2 岁左右只会说 1 ～ 2 个词，如 "爸" "奶"；某些音发不准，如 "3" "4" "7" "10" 等；只会重复别人的话，不理解别人说话。③ 日常行为及交流异常，平时性格暴躁，不听指挥；平时较为孤独，不愿交流；别人和他说话，他不看别人；注意力不集中，常常答非所问；反问较多，常把电视音量放大；唱歌或做操时，常合不上节拍。如果发现这 3 类情况，需尽快去医院检查听力。

（2）听力筛查是早期发现儿童耳聋的重要手段。实际上，仅仅靠家长的观察，几乎不能在 1 岁内发现儿童的听力障碍，多数到了 2 ～ 3 岁不会说话时，才引起注意。这时候就错过了干预的最佳时机。因此，我们需要靠仪器进行客观的筛查，才能够更早地发现幼儿的听力问题。

新生儿听力筛查指用听力设备，在新生儿出生后自然睡眠或安静的状态下进行客观、快速和无创的检查（见图 8-4-1）。新生儿生后 3 ～ 5 天住院期间进行初筛，如果未通过，在出生 42 天内的婴儿进行复筛。如果属于听力损失高危儿

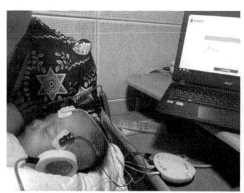
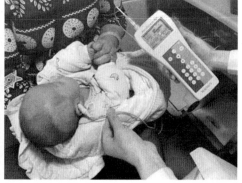

图 8-4-1　听力筛查的两种方式：耳声发射（OAE）和快速脑干诱发电位（AABR）

如重症监护病房患儿，即使通过，也需要在 42 天、3 个月、6 个月进行听力复筛随访至 3 岁（见图 8-4-2）。听力复筛未通过的婴幼儿就需要进一步检查，确定有无听力损失，听力损失程度是多少，听力损失的原因是什么。有问题的婴幼儿要尽早进行治疗，6 个月内效果最好。

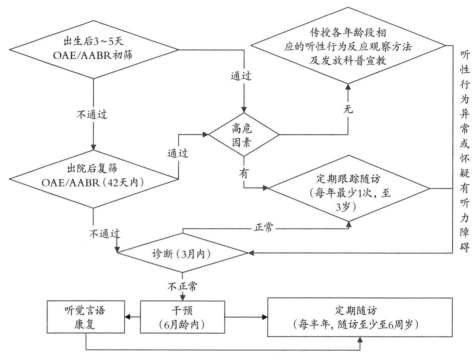

图 8-4-2　新生儿听力筛查流程

　　然而新生儿听力筛查也有其局限性，一方面是由于任何一项听力筛查技术都有假阴性，会漏诊部分耳聋儿童，另外更重要的一方面是因为迟发性耳聋，所谓的迟发性耳聋是指出生时听力是正常的，随着时间的推移，患儿的听力突然下降或者逐渐下降，在我国婴幼儿此类耳聋发病率为 0.75%，占儿童期耳聋总发病率的 1/4。因此国家为了让这类儿童能够得到早期发现、早期诊断和早期干预，在 2013 年发布了《0 ～ 6 岁儿童耳及听力保健技术规范》，其流程如图 8-4-3。

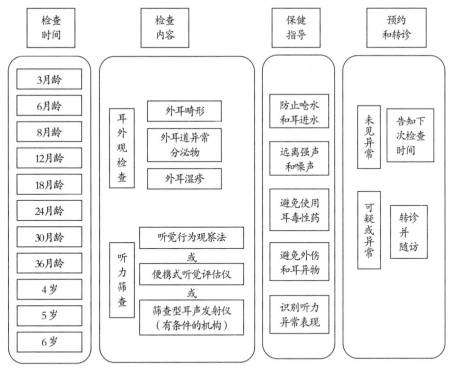

图 8-4-3 0～6 岁儿童耳及听力保健流程图

第五节 儿童过敏性鼻炎

一、认识儿童过敏性鼻炎

过敏性鼻炎，顾名思义，就是过敏导致的鼻部炎症。其包含 3 个要素：过敏性体质、过敏物质（过敏原）、鼻部过敏表现。当过敏性体质的人碰到其过敏的物质，出现鼻塞、鼻痒、喷嚏、流涕等鼻部过敏症状，过敏性鼻炎就发生了。

过敏性体质一般都是遗传的，据研究统计，父母中有一方有过敏性鼻炎的，遗传给子代的可能性达 50%，如果父母双方都有，则子代患病的可能性高达 80%。

过敏原包括食入性过敏原（图 8-5-1）和吸入性过敏原（图 8-5-2）。大家最熟悉的芒果过敏就是其中的一种食入性过敏表现。但其实更常见的食入性过敏原是海虾、螃蟹、牛奶、鸡蛋、坚果、小麦等。吸入性过敏原存在于空气中，常见的变应原主要有尘螨、蟑螂、动物皮屑、花粉、真菌等。

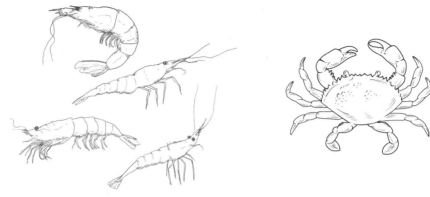

图 8-5-1　常见食物过敏原

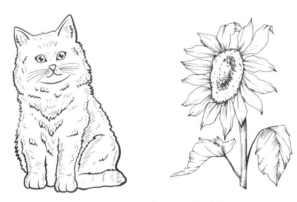

图 8-5-2　常见吸入性过敏原

鼻部过敏表现典型的有四大症状（图 8-5-3）：鼻塞、鼻痒、喷嚏、流清水样鼻涕。需要注意的是并不是所有过敏性鼻炎患者都会同时具备上述 4 种症状。尤其是儿童，可能仅仅表现为晚上打呼噜、爱流鼻血、反复咳嗽、反复"感冒"、头晕等。

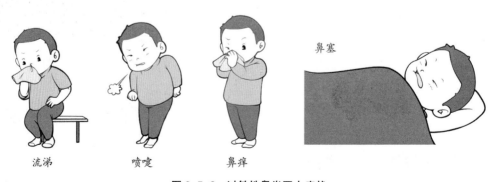

流涕　　　喷嚏　　　鼻痒

图 8-5-3　过敏性鼻炎四大症状

儿童有以下几种情况是需要怀疑过敏性鼻炎（图8-5-4）：①"过敏性敬礼"指患儿为了缓解鼻痒和使鼻腔通畅而用手掌或者手指向上揉鼻的动作。②"过敏性黑眼圈"指患儿下眼睑肿胀导致静脉回流障碍而出现的下睑暗影。③"过敏性皱褶"指患儿经常向上揉搓鼻尖而在外鼻皮肤表面出现的横行皱纹。

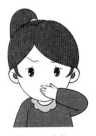
过敏性敬礼

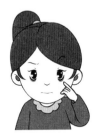
过敏性黑眼圈

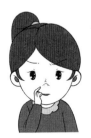
过敏性皱褶

图8-5-4 过敏性鼻炎常见体征

过敏性鼻炎的患儿往往还可能伴随着身体其他地方的过敏，如眼部过敏表现为眼痒、眼红、流泪；下呼吸道过敏表现为喘息、咳嗽、气急和胸闷；皮肤过敏表现为皮肤红疹、皮肤痒；消化道过敏的表现为腹泻、腹胀、消化不良等。

二、过敏性鼻炎防治

过敏性鼻炎由3个因素组成：过敏性体质、过敏原和过敏症状。因此防治应从改善过敏体质、避免过敏原和改善过敏症状3个方面进行。

1. 改善过敏体质

完全避免过敏原理论上可以杜绝过敏性鼻炎的发生，但现实中很难做到。抗过敏药物一般能够很好地控制过敏性鼻炎的症状，但是"治标不治本"，停药后容易复发。因此，改变过敏体质就成了预防和控制过敏性鼻炎复发、进展的关键。然而过敏体质往往受到遗传因素的作用，很难彻底的改变。那么有哪些措施和方法能够改善甚至改变我们的过敏体质呢？

（1）亲近自然和母乳喂养：国外的研究表明幼年时期微生物暴露机会的减少会引起免疫失衡，从而导致过敏性疾病的发生，而农场生活可以有效预防过敏性疾病形成，与动物近距离接触和完全母乳喂养被认为与较低致敏率有关。因此家长们应避免给孩子们太过于干净的生长环境，应让孩子们多跟大自然接触，同时尽量母乳喂养。

（2）益生菌：国内外的研究表明含有鼠李糖杆菌的益生菌具有改善过敏性体质的效果。

（3）中医中药：某些中医中药如"玉屏风颗粒"能够益气、固表、止汗，对于爱流汗、爱"感冒"，脾气虚弱和肺气虚寒的过敏性鼻炎患儿效果明显，而近来广为推崇的"三伏灸"对于表虚的过敏性鼻炎患者也有一定的效果。

（4）脱敏治疗：是目前国内外普遍认同能够改变过敏体质、预防过敏性鼻炎进展的治疗方法，分为皮下注射脱敏治疗和舌下含服脱敏治疗。舌下脱敏治疗因为其无创、方便、安全，可以自行在家中进行而在国内广泛开展。

2. 避免过敏原

通过改变和控制环境因素，从而减少或避免患儿与过敏原接触，达到预防和治疗过敏性鼻炎的目的。理论上讲完全避开过敏原，过敏性鼻炎就不会发作，虽然现实中很难做到，但如果能够尽量控制环境因素，仍能有效地减少过敏性鼻炎的发作。

我国过敏性鼻炎患儿过敏原以尘螨和花粉最为常见，所占比例最高。因此家长们应着重加强对此类过敏原"脱离"疗法的认识与重视。

（1）尘螨：尘螨被公认为过敏性鼻炎分布最广泛而强烈的过敏原，在我国多地的过敏原分析中，尘螨都位居第一位，南方地区的感染更为严重。尘螨喜好温暖潮湿环境，在人们生活环境中无处不在，易滋生于地毯、沙发、床垫、被单、宠物毛发等处。因此过敏性鼻炎患儿及家长生活中应该做到：①定期勤洗勤晒床单、被褥、枕头、窗帘等棉布类生活用品。不铺地毯、减少使用布类软垫沙发、不买毛绒玩具。②禁止饲养宠物，减少患儿在室外环境下接触流浪宠物等。

（2）花粉：调查显示我国约有30%的过敏性鼻炎是由花粉导致的，致敏花粉多随空气大量飘散，具有明显的地区性和季节性。花粉过敏的患儿多表现在特定季节或生活环境中过敏症状出现或明显加重。花粉过敏的过敏性鼻炎患儿及家长应该做到：①花粉传播季节减少外出，避免到公园等花草茂密地方活动。②居家或汽车使用的空调尽量调至室内循环或空气净化状态。③室外活动后应马上洗澡祛除花粉，避免污染室内生活环境。④有条件的家庭可在花粉传播季节选择外出生活，改变周围的生活环境。⑤在自然暴露的花粉环境中，建议使用特制的口罩、眼镜、花粉阻隔剂等可减少致敏花粉的吸入与接触。

儿童过敏性鼻炎的过敏原存在混合型，除了以上最常见的螨虫和花粉外，临床及生活中仍可见真菌、蟑螂等相关致敏物质，家长需要做好保持厨房及卫生间清洁干燥，及时清除蟑螂排泄物及动物的皮屑，减少真菌生长和霉变的发生，保证患儿最大可能地"脱离"过敏原。

3. 过敏症状的控制

过敏性鼻炎主要有四大症状：鼻痒、喷嚏、流鼻涕、鼻塞，其控制主要是药物对症治疗。目前主要的药物有以下几种。

（1）抗组胺药物：口服剂型如盐酸西替利嗪、氯雷他定片等鼻喷剂型（如爱赛平、立复汀），能有效地控制鼻痒、喷嚏、流鼻涕等症状。

（2）鼻喷激素：如糠酸氟替卡松鼻喷剂、糠酸莫米松鼻喷剂、布地奈德鼻喷剂等，能够改善过敏性鼻炎的四大症状。

（3）减充血剂：如盐酸赛洛唑啉滴鼻液、麻黄碱滴鼻液等，能够很好地缓解鼻塞症状，但是连续使用不能超过1周，否则长期使用会引起药物性鼻炎。

（4）生理海水清洗鼻腔：国内外的研究都表明生理海水鼻腔冲洗能够清除鼻内刺激物、变应原和炎性分泌物，能够缓解鼻塞、鼻痒等症状。

第六节 儿童口腔保健

人的一生有两副牙齿：乳牙和恒牙。乳牙一般有20颗，恒牙28～32颗。乳牙不仅是咀嚼器官的主要组成部分，对儿童的生长发育、正常恒牙列的形成等都起重要作用。

一、牙齿的萌出顺序

牙齿萌出是正常的生理现象，并且都有一定的顺序。

（1）乳牙萌出顺序见表8-6-1。

表 8-6-1　乳牙萌出顺序

顺序	下颌	顺序	上颌
1	中切牙	2	中切牙
4	侧切牙	3	侧切牙
5	第一乳磨牙	6	第一乳磨牙
7	尖牙	8	尖牙
9	第二乳磨牙	10	第二乳磨牙

（2）恒牙萌出顺序见表8-6-2。

表8-6-2　恒牙萌出顺序

顺序	下颌	顺序	上颌
1	第一磨牙	2	第一磨牙
3	中切牙	5	中切牙
4	侧切牙	6	侧切牙
7	尖牙	8	第一前磨牙
9	第一前磨牙	10	第二前磨牙
11	第二前磨牙	12	尖牙
13	第二磨牙	14	第二磨牙

二、牙列分期

儿童口腔科根据牙齿的萌出状态，将牙列进行分期，具体如下。

（1）无牙期：从出生至6～8个月，乳牙尚未萌出。

（2）乳牙列形成期：出生后6～8个月至3岁，乳牙开始萌出至20个乳牙全部萌出。

（3）乳牙列期：3岁至6岁，乳牙列完成至第一个恒牙萌出前。

（4）混合牙列期：6岁至12岁，乳恒牙替换时期。

（5）恒牙列期：12岁以后，全部乳牙被替换进入恒牙列期。

三、儿童口腔常见疾病

（一）龋齿

乳牙在萌出后不久就可以患龋，乳牙龋齿（图8-6-1）好发于上颌乳切牙、下颌乳磨牙。常见的乳牙龋蚀例如奶瓶龋，是由于长期用奶瓶人工喂养，奶嘴贴附于上颌乳前牙，而奶瓶内多为牛奶、果汁等易产酸发酵的液体，刚萌出的乳牙表面结构不成熟，更易受酸的作用脱矿，形成早期龋齿。

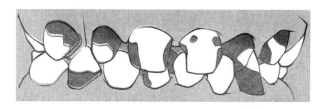

图8-6-1　乳牙龋

与恒牙龋相比，乳牙龋有其独特的临床表现。

1. 乳牙龋齿特点

（1）患龋率高、发病早。

（2）龋齿多发、龋蚀范围广。

（3）龋蚀发展速度快。

（4）自觉症状不明显。

乳牙较恒牙易患龋，这与乳牙的解剖形态、组织结构、矿化程度及其所处环境等因素有关。

2. 乳牙容易出现龋齿的原因

（1）家长认知错误，认为乳牙会换牙，不重视或忽视口腔保健。

（2）儿童口腔自洁和清洁作用差。睡眠时间长，口腔处于静止状态，唾液分泌减少，利于细菌滋生。儿童不能很好地保证刷牙的有效性，易滞留食物及软垢。

（3）食物。婴幼儿的饮食多为软质食物，黏稠性强，含糖量高，易发酵产酸。

（4）乳牙解剖结构的特点：乳牙釉质矿化度低，抗酸力弱。

3. 乳牙龋病的不良影响

（1）儿童龋病致牙体缺损，咀嚼功能明显降低。

（2）乳牙龋齿致根尖周炎症影响后继恒牙牙胚的发育及萌出，例如可使其釉质发育不全、牙列拥挤不齐等。

（3）破损的牙冠或锐利牙尖可刺激唇颊黏膜或舌体，形成慢性创伤性溃疡。

（4）影响儿童营养摄入，机体抵抗力下降，影响全身生长发育。

（5）病灶牙可使其他组织发生病灶感染，与病灶牙有关的疾病如低热、风湿性关节炎、蛛网膜炎、肾炎等。

（6）影响美观、发音及心理。

4. 龋齿的三级预防

（1）一级预防：①进行口腔健康教育，普及口腔健康知识，树立自我保健意识，养成良好口腔卫生习惯。②控制及消除危险因素，合理使用各种氟化物的防龋方法。

（2）二级预防：早期诊断早期处理，定期检查，发现早期龋及时充填。

（3）三级预防：①防止龋病的并发症，对龋病引起的牙髓炎、根尖周炎应进行治疗，防止炎症继续发展。②恢复功能，对牙体缺损及缺失，及时修复。

5. 不同年龄的口腔清洁方式

（1）0～6个月：乳牙还未萌出时，使用湿纱布清洗口腔。

（2）6个月至3岁：牙齿萌出后，每天早、晚使用牙刷刷牙。

（3）3～6岁：在家长帮助下，引导儿童使用圆弧刷牙法刷牙。

（4）6岁以上：在家长监督下，让儿童学会用巴氏刷牙法刷牙，一天两次，每次3分钟。

同时家长帮助辅助使用牙线，配合刷牙进行有效的口腔清洁。

6. 儿童刷牙方法

1）膝对膝刷牙法

需要父母两人配合，首先找到家里一个温暖舒适且光线充足的地方，然后取两张椅子或直接坐在地毯上都可以。之后两人相对而坐，膝盖对着膝盖，让孩子头躺在妈妈腿上，妈妈负责控制头部，并且负责清洁孩子的牙齿。而爸爸负责固定孩子的手脚，具体做法是先将孩子的双手握住，并放在孩子肚子上固定住，然后双腿则夹住孩子双腿一并加以固定，这样可以有效防止孩子乱动，顺利完成刷牙（图8-6-2）。

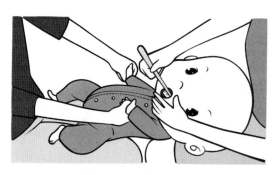

图 8-6-2　膝对膝刷牙

2）十字固定刷牙法

适合只有父母其中一人时使用。方法基本和膝对膝刷牙法相似，唯一不同是固定孩子的方法，孩子头部靠于家长下腹部，把孩子的双手臂打开分别压在家长双腿下，同时家长一边膝盖弯曲搭压在孩子双腿上，牢固控制住孩下半身，当然固定效果自然不如两人一起，但是孩子也不容易挣脱（图 8-6-3）。

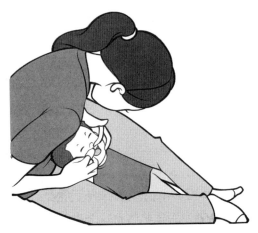

图 8-6-3　十字固定刷牙

3）"圆弧"刷牙法

刷毛轻轻接触上颌最后磨牙的牙龈区，用较快、较宽的圆弧动作，很小的压力从上颌牙龈拖拉至下颌牙龈；前牙切缘对切缘接触，连续圆弧形颤动；舌侧面与腭侧面需往返颤动（图 8-6-4）。

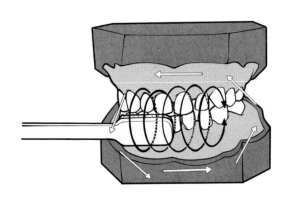

图 8-6-4　圆弧刷牙

4）巴氏刷牙法

"巴氏刷牙法"又称水平颤动法（图8-6-5）。

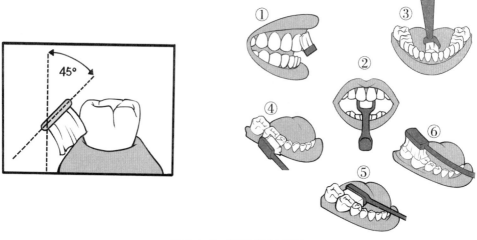

图 8-6-5 巴氏刷牙法刷牙

（1）刷牙颈部龈缘：①手持刷柄，将刷头置于牙颈部，刷毛与牙长轴呈45°角，刷毛指向牙根方向（上颌牙向上，下颌牙向下），轻微加压，使刷毛部分进入龈沟，部分置于龈缘上。②以2～3颗牙为一组，以短距离（约2mm）水平颤动牙刷4～6次。然后将牙刷向牙冠方向转动，拂刷唇舌（腭）面。注意动作要轻柔。③将牙刷移至下一组2～3颗牙的位置重新放置，注意放置要有1～2颗牙的位置重叠。④刷上前牙舌（腭）面时将刷头竖放在牙面上，使前部刷毛接触龈缘或进入龈沟，做上下提拉颤动，自上而下拂刷，不做来回拂刷。刷下前牙舌面时，自下而上拂刷。

（2）刷颊舌（腭）面采用拂刷方法。

（3）刷咬合面手持刷柄：刷毛指向咬合面，稍用力做前后来回刷，注意上下左右区段都必须刷到。

在（2）和（3）步骤间进行以保持刷牙动作连贯，要依顺序刷到上下颌牙弓唇舌（腭）面的每个部位，不要有遗漏。

7. 氟化物的应用

涂氟（图8-6-6）是由口腔专业人员把高浓度的氟化物涂在牙齿表面，形成保护层，起到预防蛀牙的效果。根据美国儿科学会建议，当宝宝萌出第一颗牙后，也就是 6 个月左右，家长就该定期带宝宝去看牙医，根据风险的不同等级，判断是否需要涂氟。如果宝宝满了 3 岁，我们建议宝宝就要进行常规涂氟，通常每年 2～4 次，即每 3～6 个月涂氟一次，由医生根据宝宝的牙齿状况及患龋风险来决定一年几次更合适。

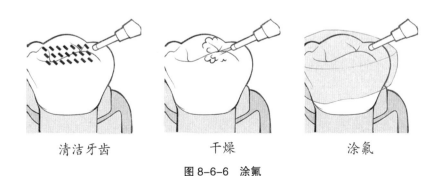

清洁牙齿　　　　　　　干燥　　　　　　　涂氟

图 8-6-6　涂氟

8. 窝沟封闭

窝沟封闭（图 8-6-7）是一种无痛、无创伤的方法。是指不损伤牙体组织，将窝沟封闭材料涂布于牙冠咬合面、颊舌面的窝沟点隙，形成一层保护性的屏障，覆盖在窝沟上，能够阻止致龋菌及酸性代谢产物对牙体的侵蚀，以达到预防窝沟龋的方法。

窝沟封闭的最佳时机为牙齿完全萌出，且尚未发生龋坏的时候。

（1）儿童牙齿萌出后达到咬合平面即适宜作窝沟封闭，一般在萌出 4 年之内。

（2）乳磨牙 3～4 岁，第一恒磨牙 6～7 岁，第二恒磨牙 11～13 岁，双尖牙 9～13 岁。

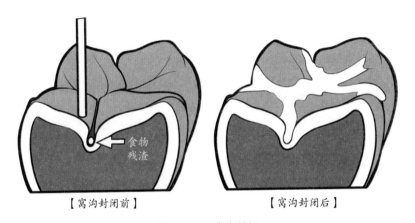

食物
残渣

【窝沟封闭前】　　　　　　　【窝沟封闭后】

图 8-6-7　窝沟封闭

（二）舌系带过短

舌系带过短是指孩子出生后舌系带（舌筋）没有退缩到舌根下，其附着点靠前，导致舌头不能伸出口外，舌尖不能上翘，影响孩子的发音，尤其是卷舌音，建议出生后或 1～3 岁左右手术。但孩子的发音不准并不都是舌系带过短导致的，常与平时的训练有关。

（三）急性假膜型念珠菌口炎

本病又称鹅口疮，是白念珠菌感染所致，6 个月以内的婴儿最易患此病。损害临床表现为凝乳状的假膜，好发于唇、舌、颊、软腭与硬腭等黏膜。治疗一般用 1%～2% 碳酸氢钠溶液擦洗，局部涂布制霉菌素混悬液，同时提醒家长注意口腔卫生及食具的消毒。母乳亲喂者应用碳酸氢钠溶液清洗乳头。

（四）萌出性龈炎

萌出性龈炎是在牙萌出时常可见的暂时性牙龈炎。表现为覆盖牙的黏膜局部肿胀充血，但无明显的自觉症状。只需注意口腔卫生，一般无需特殊处理。

（五）地图舌

地图舌是一种不明原因的舌黏膜疾病。不规则形舌乳头萎缩发红，病损边缘舌苔增厚，病变位置和形态不断变化。一般不伴有疼痛及其他不良感觉，预后良好，无需特殊治疗。

（六）乳牙滞留

乳牙滞留指乳牙未及时脱落，或一直保持在恒牙列中，与乳牙牙根吸收不良、恒牙萌出异常或先天缺失等有关。恒牙异位萌出者，需要及时拔除滞留乳牙，部分恒牙萌出异常者可能需要矫正治疗。

四、儿童口腔保健的建议

儿童第一次检查应在第一颗乳牙萌出后 6 个月内接受口腔健康指导。

（1）喂养。提倡母乳喂养，牙齿萌出以后规律喂养，逐渐减少夜间喂养次数。人工喂养儿应当避免奶瓶压迫其上颌、下颌，不要养成含着奶瓶或含着乳头睡觉的习惯。夜间睡眠前可喂服 1～2 口温开水清洁口腔。建议儿童 1 岁～1 岁半后停止使用奶嘴。

（2）牙齿萌出。乳牙萌出时婴儿可能出现喜欢咬硬物和手指、流涎增多、个别婴儿会出现身体不适、哭闹、牙龈组织充血或肿大、睡眠不好、食欲减退等现象。待牙齿萌出后，症状逐渐好转。建议这一时期使用磨牙饼干或磨牙棒以减轻症状。

（3）饮食习惯。减少吃甜食及饮用碳酸饮品的频率，预防龋病的发生。牙齿萌出后，进行咀嚼训练。进食富含纤维、有一定硬度的固体食物。培养规律性的饮食习惯，注意营养均衡。

（4）口腔清洁。注意儿童的口腔清洁，尤其在每次进食以后。牙齿萌出后，家长应当用温开水浸湿消毒纱布、棉签或指套牙刷轻轻擦洗婴儿牙齿，每天1～2次；当多颗牙齿萌出后，家长可选用婴幼儿牙刷为幼儿每天刷牙2次；3岁以后，家长和幼儿园老师可开始教儿童自己选用适合儿童年龄的牙刷，用最简单的"圆弧"刷牙法。此外，家长还应每日帮儿童刷牙1次（最好是晚上），保证刷牙的效果；当儿童学会含漱时，建议使用儿童含氟牙膏。

（5）纠正不良习惯。纠正吮指、咬唇、吐舌、口呼吸等不良习惯。

（6）定期涂氟、窝沟封闭。

（7）发现错合畸形及时矫治干预。

（8）积极治疗龋齿、牙髓炎、根尖炎等口腔疾病。

（9）每半年进行一次口腔检查。

第九章
儿童常见症状与疾病

第一节　婴儿常见症状的识别与处理

　　儿童生长发育是一个连续的过程，又具有一定的阶段性。根据其解剖、生理和心理特点，我们将年龄不足 1 周岁的儿童称为婴儿，婴儿期是人一生中生长发育最旺盛的阶段，需要得到更多的关注。婴儿期的常见症状如下。

一、消化系统

（一）吐奶

　　吐奶是指部分奶汁流出口腔伴有呕吐和痛苦表情的现象，多发生在奶后不久，6 个月内的小婴儿多见。

1. 家庭指导

　　需与之鉴别的是溢奶。溢奶是指没有呕吐动作，只是随打嗝、腹部或全身用力等出现的，没有痛苦表情的奶汁反流现象。溢奶是正常生理现象，因为婴儿胃肠功能发育不完善，胃呈水平位，容量小（图 9-1-1），连接食管处的贲门较松弛，关闭作用差，自主神经调节功能不成熟易引起与小肠连接的幽门痉挛，同时吃奶时又常常吸入空气，使奶汁容易反流入口腔，无需特殊处理。

　　可采取以下方式预防婴儿吐奶：①首先不要让孩子吃的太急，母乳喂养可以用一种剪刀式的哺乳方式，将母乳的乳腺导管压住几个，减缓奶流速度；人工喂养则需选取奶孔大小合适的奶嘴，可以少量多餐。②喂奶时，婴儿的头、上身始终要与水平位保持 45°。③吃完奶后给婴儿拍嗝也可以减少吐奶，注意力度的把握，要用中空的手掌给孩子拍背，轻轻地振动，排出胃里过多的空气（图 9-1-2）。吐奶时注意将婴儿的身体侧过来，防止奶汁吸入肺部。

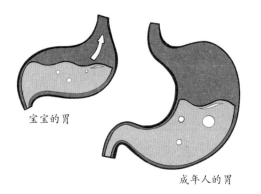

图 9-1-1 婴儿的胃

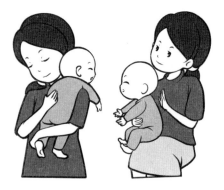

图 9-1-2 拍嗝

2. 转诊指征

如果婴儿有频繁的吐奶伴有体重不增，或呕吐物为咖啡色、胆汁样的话，则需要及时就医进行进一步评估。

（二）打嗝

胸腔和腹腔之间有一层肌肉，被称为膈肌，它把胸腔和腹腔分隔开来，起到保护内脏器官的作用。由于婴儿吃奶过快或吸入冷空气后自主神经受到刺激，使膈肌突然的收缩，气体迅速冲过声门发出"嗝"的声音，而出现打嗝的现象。

1. 家庭指导

可以采用以下两种方式来解决：①可采取继续喂养的方式，给孩子继续喂养乳汁，孩子在大口吞咽几口乳汁后打嗝可以停止。②刺激孩子大声地哭，一般来说，哭两到三声或者一小会儿后，孩子打嗝也可以停止。喂养是要注意不要等到孩子很饿了再喂，这会导致孩子吸奶过快，另外应让孩子的口腔内充满乳头，避免吸入过多空气。

2. 转诊指征

如果孩子出现顽固性打嗝，需要到医院就医。

（三）腹泻

婴儿常见的大便为软软的或略有形状的，若为坚果状则需考虑便秘，若为水状则需考虑腹泻。门诊中常常遇到家属问：医生，我宝宝拉绿便或大便里有些奶瓣是不是受惊吓或消化不良了呀？要不要紧？其实只要婴儿体重增长良好，这都是正常的。但如果婴儿的大便出现了豆腐渣样、黏液较多、蛋花汤便、白陶土便则是异常的，需要及时就医。我们可以先了解下布里斯托大便分型（图9-1-3），以及婴儿常见大便的性状和颜色，再了解什么是婴儿腹泻。

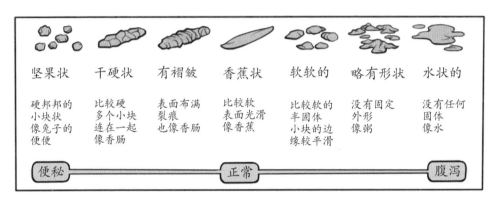

坚果状	干硬状	有褶皱	香蕉状	软软的	略有形状	水状的
硬邦邦的小块状像兔子的便便	比较硬多个小块连在一起像香肠	表面布满裂痕也像香肠	比较软表面光滑像香蕉	比较软的半固体小块的边缘较平滑	没有固定外形像粥	没有任何固体像水
便秘			正常			腹泻

图9-1-3 布托里斯大便分型

腹泻是指排便次数增多，粪质稀薄。

1. 家庭指导

母乳喂养的婴儿大便次数一般较多，如果婴儿奶量正常，腹部不胀，身高体重增长好，可以继续观察。还有一种情况就是一吃就拉，相信很多妈妈都有这样的经验，婴儿奶一喝进去，马上就大便。其实这也是正常的，婴儿肠道神经发育不完善，肠道极易被激惹，婴儿的吮吸动作和吸进的奶液，都可能成为刺激源，刺激肠道，使其蠕动加强、加快，结果就会一吃就拉，随着婴儿的长大，症状会逐渐缓解。处理方法同前，即继续观察，注意监测婴儿身高、体重增长情况。

2. 转诊指征

若大便呈便水分离，婴儿尿量有减少，或有较多黏液，或大便次数达10次以上，或有特殊的臭味，则需要及时就医进一步评估。

（四）便秘

有的婴儿一吃就拉，有的婴儿则3～5天都不排便，很多宝妈就说自己家宝宝便秘了，但其实这并不一定是便秘。

便秘是指大便次数减少，一般每周少于3次，伴排便困难、粪便干结。婴儿便秘需要掌握 3 个主要特征：①排便次数减少，即排大便 <3 次 / 周。②大便干硬且伴有排便困难或疼痛。③以上症状需持续 1 个月。配方奶喂养的婴儿容易发生便秘。

1. 家庭指导

与便秘症状很像，需要加以鉴别的是攒肚，二者都有排便次数减少，但攒肚的大便是稀糊状的，攒肚一般发生在 <6 月龄的婴儿，母乳喂养的婴儿容易出现。一方面说明妈妈的母乳质量好，另一方面也说明婴儿消化能力提高，对母乳充分地消化和吸收，导致肠蠕动不充分，出现攒肚现象。无论是便秘还是攒肚，都可以多带婴儿做排气操和对腹部进行顺时针的按摩来帮助排便。

2. 转诊指征

若上述方法处理后婴儿仍有明显的排便困难或出现腹胀则需及时就医。

（五）婴儿绞痛

婴儿绞痛就是平时说的肠绞痛，在儿童功能性胃肠病罗马 IV 标准中婴儿绞痛的诊断要符合以下 3 点：①一天长时间、反复的、难以安抚的哭闹 >3 小时。②一周超过 3 天。③无生长迟缓、发热或疾病的证据。引起婴儿绞痛的原因目前尚未明确，可能是动力紊乱、内脏高敏感性及中枢神经系统调节功能异常等有关，故又称脑 – 肠互动异常。这是伴随着婴儿正常生长发育的一个过程。婴儿绞痛是消化系统中婴儿常见的症状，有时婴儿突然大声哭叫，哭时面部涨红，双手紧握，腹部紧张，双腿向上蜷起，抱哄、喂奶都不能缓解，常常发生在傍晚或夜间，大多从生后 2 周开始，可持续到 4 个月左右。

1. 家庭指导

可以试试用以下方法来帮助婴儿顺利度过这个阶段：①包裹，用小被子将婴儿轻轻包裹起来，让婴儿在襁褓中寻找最熟悉的记忆。襁褓的作用相当于妈妈的子宫，被包裹的感觉可以使婴儿找回在妈妈肚子里的感觉，身体上的不适会逐渐减轻，慢慢安静下来了。注意不是"蜡烛包"的方式，要给脚留出一定空间。②侧位、腹位或飞机抱，这些姿势对孩子的腹部有一定的压迫，可以在一定程度上缓解腹部疼痛。③按揉肚子，在手上涂一层婴儿润肤霜或婴儿油，按顺时针方向轻轻揉婴儿的小肚子，有助于排出肠道内的气体。④此外，有节奏的嘘嘘声或白噪声也可能有一定效果。

2. 转诊指征

婴儿全天持续存在的难以安抚，伴有腹胀、排黏液便或血便、呕吐、拒奶、发热、精神不振等需及时就医。

二、呼吸系统

（一）鼻塞

鼻塞就是指鼻子不通畅，呼吸不顺畅。鼻塞是婴儿常见的呼吸系统的症状。婴儿出现鼻塞不一定是感冒了。因为婴儿鼻道相对狭窄，血管丰富，容易出现鼻黏膜水肿。且容易受到外界环境冷热变化的刺激，鼻黏膜血管出现扩张、收缩，鼻涕增多。如果没有及时帮婴儿把鼻涕清理出来，慢慢就会变成鼻痂堵塞鼻道，加重鼻塞的程度。

1. 家庭指导

可以采用以下方式缓解：①用斜坡垫或小被子将婴儿上半身抬高约15°。②哭闹时可竖直抱起，入睡后采取侧卧位（左侧鼻塞向右卧，右侧鼻塞向左卧）。③可以热敷或用生理盐水洗鼻子。在喂奶或者睡觉前半小时，用滴管往婴儿鼻腔里滴两滴生理盐水，再用吸鼻器吸出来。④如果分泌物变硬，可用温水使之变软，再行清除，注意不要过度清理，否则也会刺激鼻黏膜分泌更多黏液，也可能损伤鼻黏膜导致鼻部病菌侵袭。

2. 转诊指征

如果鼻塞时间超过2周，睡眠、吃奶及精神状态有受到影响或伴有痰响声明显的咳嗽、呼吸增快则需要及时就医。

（二）喉喘鸣

喉喘鸣是气流通过梗阻的气道时产生湍流而发出的声音。喉喘鸣一般于出生时或出生后数周内出现，大部分婴儿仅表现为轻度喘鸣，没有呼吸困难或喂养困难，极少部分婴儿可出现呼吸困难，需要紧急干预。喉软化是引起喉喘鸣最常见的病因，喉软化引起的喉喘鸣为吸气相喘鸣，导致喉软化的原因可能是妊娠期缺钙、宫内窒息、脐带绕颈、胃食管反流等。此外还有多种病因都可产生这一症状，如会厌舌根囊肿、喉麻痹、喉蹼、气管软化等。

1. 家庭指导

细致喂养，预防感冒，保持呼吸道通畅，注意补充维生素 D，加强户外活动。

2. 转诊指征

因喉喘鸣病因复杂，故发现宝宝有喉喘鸣均建议前往医院，由医生详细询问病史及体格检查后，针对不同病因制定诊疗策略。

三、皮肤

（一）生理性黄疸

生理性黄疸通常在生后 2～3 天出现，4～6 天达到高峰，足月儿一般 2 周左右消退，早产儿可延迟到生后 4 周消退，黄疸程度没有达到需要蓝光治疗的标准（根据胎龄、出生体重、生后日龄及有无黄疸的高危因素而有所不同）。生理性黄疸是因为胎儿期血液含氧量低，需要较多的红细胞来运输氧气，而生后肺泡扩张，开始呼吸后血液中含氧量迅速上升，不再需要如此多的红细胞来携氧，多余的红细胞就会逐渐破坏，释放出多余的胆红素，超过肝脏的代谢水平，即出现了皮肤黄染，黄疸高峰期可出现巩膜黄染。

1. 家庭指导

可加强喂养帮助胆红素从粪便和尿液中排出，以使黄疸尽快消退。母乳性黄疸是一种排他性诊断，母乳喂养的孩子没有病理性黄疸的症状，胆红素以间接胆红素升高为主，停母乳 3 天黄疸迅速下降，可考虑。1～3 个月才消退，并无大碍，注意动态检测胆红素指标变化。若血清总胆红素指数超过 256.5μmol/l（15mg/dl），可暂停母乳 3 天，注意保持泌乳，不要因此放弃母乳喂养。

2. 转诊指征

若生后 24 小时即出现黄疸，动态监测每日血清总胆红素升高超过 85.5μmol/l（5mg/dl）或每小时 >8.6μmol/l（0.5mg/dl）；持续时间长，足月儿 >2 周，早产儿 >4 周仍不退，甚至继续加深加重或消退后重复出现，均为病理性黄疸，需要及时就医。

（二）溢脂性皮炎

溢脂性皮炎俗称摇篮帽、乳痂，可能是婴儿受母体雌激素的影响，使皮脂腺分泌功能旺盛所致，出生 2～10 周起病，好发于皮脂溢出区。常见头皮、前额、耳、眉、鼻颊沟及皱褶处出现圆形红斑，边界清楚，上有鳞屑，红斑可扩展融合，表面附着油腻性黄色痂皮，一般 3 周到 2 个月可痊愈。

1. 家庭指导

大部分婴儿没有不适，有的会有瘙痒，可用植物油浸泡、软化，再用软布、细齿梳轻轻擦去，注意不要太用力，以免损伤头皮。

2. 转诊指征

如持续不愈，常可伴发婴儿异位性皮炎，也可继发细菌或念珠菌感染，要及时就医。

（三）枕秃

枕秃是指婴儿后脑勺出现一圈头发稀少或没有头发的现象。枕秃在 3 个月左右的婴儿很常见，这个月龄的婴儿头部控制较前明显成熟，运动比较多，睡觉出汗可使婴儿不自主地转头，容易蹭掉头发，与缺钙没有关系。

1. 家庭指导

婴儿枕秃不可盲目补钙，只需常规补充维生素 D，适当户外活动。平时注意保持适当的室温，特别是睡觉时不要给婴儿盖太多，给婴儿选择透气、柔软的床上用品。

2. 转诊指征

如果 10～12 个月的婴儿有枕秃，则需注意有无缺钙，应前往医院就诊，进行膳食分析评估钙的摄入量，若不足可考虑缺钙，并根据医生建议补钙。

（四）血管瘤

婴儿血管瘤是由胚胎期间的血管组织增生形成的，可发生在皮肤和软组织，以血管内皮细胞异常增生为特点，男女比例约为 1∶3。婴儿血管瘤没有明确的病因，可能与基因、环境、血管瘤所在位置的微环境等的异常有关，属于多因素疾病。因此，很难通过在孕期采取各种措施来避免。婴儿血管瘤有一个特殊的病程，通常在出生后 1～2 周出现，最早期的表现为充血性、擦伤样或毛细血管扩张性斑片，也有早期表现为类似蚊虫叮咬后的红色小点；出生后 6 个月内属于快速生长时期，可形成草莓样斑块或肿瘤；1 岁后进入自我消退的过程。

1. 家庭指导

面积小、颜色浅、未高出皮面的血管瘤可动态观察，避免摩擦。

2. 转诊指征

虽然 90% 患儿在 4 岁左右血管瘤瘤体可完全消退，但未经治疗的瘤体消退完成后有 25%～69% 将残存皮肤及皮下组织发生退行性改变，包括瘢痕、萎缩、色素减退、毛细血管扩张和皮肤松弛等。而某些部位的血管瘤可能带来其他问题。如位于口唇、阴囊、外阴的血管瘤容易出现破溃、出血、感染、瘢痕等；位于鼻子的血管瘤可能影响患儿呼吸；位于头面颈部的血管瘤可能会因瘢痕、萎缩等导致面部毁容；位于胸部等处的血管瘤，可能导致双侧乳房后期发育不对称等，因此需要及时就医。

第二节 营养性疾病的防治

一、缺铁性贫血

缺铁性贫血是体内铁的含量不足，导致血红蛋白合成减少，以小细胞低色素性贫血、血清铁蛋白减少和铁剂治疗有效为特点的贫血症。当人体对铁的需求与供给失衡，导致体内贮存铁耗尽，继之红细胞内铁缺乏，最终引起缺铁性贫血。

缺铁性贫血在任何年龄均可发病，以 6 个月至 2 岁最多见，发病缓慢，其临床表现随病情轻重而有所不同。一般表现为皮肤黏膜逐渐苍白，以唇、口腔黏膜及甲床较明显，易疲劳，不爱活动。年长儿可诉头晕、眼前发黑、耳鸣等。部分患儿可出现烦躁不安或萎靡不振、精神不集中、记忆力减退，智力多数低于同龄儿，肝、脾可轻度肿大，食欲减退，少数有异食癖等。

1. 家庭指导

铁缺乏重点在预防，进行正确的喂养指导。近几十年来，随着儿童营养的改善，贫血的发生率明显降低。定期采末梢血进行血常规检测是判断是否贫血及初步判断贫血病因的简便、快速的方式。此外，对儿童辅食的添加及饮食进行适当的指导也可有效地预防营养性贫血的发生，有助于最大限度地改善贫血对儿童认知和行为发育的危害。

（1）孕妇：应加强营养，摄入富含铁的食物。从妊娠第3个月开始，按元素铁60mg/d口服补铁，必要时可延续至产后；同时补充小剂量叶酸（400μg/d）及其他维生素和矿物质。分娩时延迟脐带结扎2～3分钟，可增加婴儿铁储备。

（2）婴儿期：①早产/低出生体重儿应从4周龄开始补充药物铁剂，剂量为每日2mg/kg元素铁（包括奶里的铁含量），直至1周岁。②纯母乳喂养或以母乳喂养为主的足月儿从4月龄开始补铁，剂量为每日1mg/kg元素铁。③人工喂养婴儿应采用铁强化配方乳。④4～6个月辅食添加时应首选高铁米粉、肝泥、肉泥。

（3）幼儿期：改进烹调技术，减少植酸、草酸等抑制铁吸收的物质（菠菜等可先在开水中焯一下，使植酸、草酸等溶解在水中），注意食物的均衡和营养，多提供富含铁食物，鼓励进食蔬菜和水果，促进肠道铁吸收，纠正儿童厌食和偏食等不良习惯。

缺铁性贫血儿童应前往医院就诊，并根据医生的诊疗意见予铁剂口服治疗，可同时口服维生素C以促进铁的吸收，且在Hb值正常后继续补充铁剂2个月，恢复人体铁储存水平。

2. 转诊指征

有以下情况者需及时前往医院就诊：①重度贫血儿童。②轻中度贫血儿童轻铁剂正规治疗1个月后无改善或进行性加重者。

常见食物中铁的含量

常用食物中铁的含量见表9-2-1。

表9-2-1　常见食物中的铁含量　　　　　　　　　　　mg/100g 可食部分

食物	含铁量	食物	含铁量	食物	含铁量
稻米	2.3	黑木耳（干）	97.4	芹菜	0.8
标准粉	3.5	猪肉（瘦）	3.0	大油菜	7.0
小米	5.1	猪肝	22.6	大白菜	4.4
大豆	8.2	鸡肝	8.2	菠菜	2.5

续表

食物	含铁量	食物	含铁量	食物	含铁量
红小豆	7.4	鸡蛋	2.0	干红枣	1.6
绿豆	6.5	虾米	11.0	葡萄干	0.4
芝麻酱	58.0	海带（干）	4.7	核桃仁	3.5
玉米（鲜）	1.1	带鱼	1.2	桂圆	44.0

二、肥胖

肥胖是一种由多种因素引起的以脂肪异常累积为特征的代谢性疾病。世界卫生组织将身体质量指数 $\geqslant 30kg/m^2$ 视为肥胖，我国将身体质量指数 $\geqslant 28kg/m^2$ 视为肥胖。

身高是判断儿童肥胖的影响因素之一，身高不足而体重正常的儿童容易被误判为肥胖。对于这类儿童，建议使用生长速率值来判断儿童的营养状况。如果身高和体重的生长速率在正常范围，即使体重超标，也不必过多干预。

肥胖对儿童的身心都会造成危害，其危害具体如下。

（1）心血管方面：增加成人期高血压、高血脂、高血糖、脂肪肝及代谢综合征等慢性疾病的风险。

（2）呼吸道方面：由于胸腹部、咽喉部脂肪增多，妨碍正常的呼吸，肺功能下降，一旦患呼吸道疾病，容易引起缺氧且不易治愈。

（3）内分泌方面：容易引起性早熟。

（4）骨骼方面：因下肢超负荷承载体重，导致 X 形腿或为 O 形腿或膝关节过度外展。

（5）心理方面：易产生孤独、自卑的心理，不合群，退缩，缺乏自信。

1. 家庭指导

根据肥胖发生的关键期进行合理的干预。

（1）保证儿童正常生长发育所必需的营养。

（2）保持体重不增或缓慢增加。

（3）饮食治疗：足量的蔬菜、适量的动物性食品、避免高脂、高糖食物。不吃快餐。

（4）烹调方式：清蒸、凉拌、去除汤上层的浮油。

（5）身体活动：减少静坐时间，看电子设备（手机、电视、电脑等）或手工等活动（画画、弹琴等）时间每天累计不超过2小时。家长以身作则陪伴孩子，形成运动的好习惯。每天中等强度运动（如长跑、爬楼梯、跳绳、踢毽子、打篮球、游泳等，脉搏达到每分钟150次左右）1小时，其他运动2小时。

（6）对肥胖儿童采用体重/身长（身高）曲线图（图9-2-1）或BMI曲线图进行生长监测（图9-2-2）。

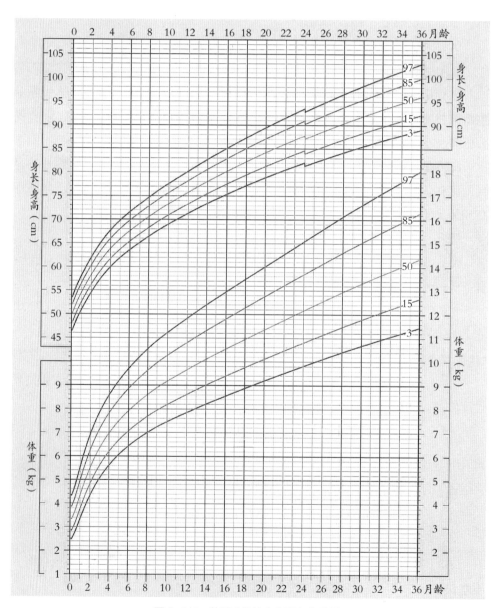

图 9-2-1　体重/身长（身高）曲线图

（7）对有危险因素的肥胖儿童在常规健康检查的基础上，每月监测体重，酌情进行相关辅助检查。

（8）对怀疑有病理性因素、存在并发症或经过干预肥胖程度持续增加的肥胖儿童，转诊至上级妇幼保健机构或专科门诊进一步诊治。

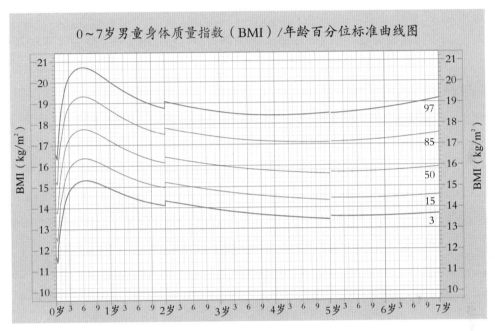

图 9-2-2　BMI 曲线图

注：BMI＝ 体重（kg）/［身高（m）］^{2}

2. 转诊指征

（1）血压、血糖、血脂异常。

（2）肝功能异常、脂肪肝。

（3）骨量不足、骨关节异常。

（4）性早熟或发育迟缓。

（5）身材矮小。

（6）脂肪分布不均匀。

（7）2岁以下重度肥胖儿。

三、钙缺乏

钙为人体必需常量元素之一，骨骼和牙齿的主要构成成分，可维持神经肌肉的正常兴奋性，参与调节和维持细胞功能、体液酸碱平衡，参与血液凝固、激素分泌。

儿童长期缺钙可致佝偻病。钙缺乏高危因素为长期钙摄入不足、维生素 D 缺乏。

（1）中国营养学会儿童维生素 D 及钙膳食每日推荐摄入量：见表 9-2-2。

表 9-2-2　儿童维生素 D、钙每日膳食推荐量

年龄	维生素 D /U	钙 /mg
0～6 月	400.0～800.0	200.0
6～12 月	400.0～800.0	250.0
1～3 岁	400.0～800.0	600.0
4～6 岁	400.0～800.0	800.0
7～10 岁	400.0～800.0	1000.0
11～13 岁	400.0～800.0	1200.0
14～17 岁	400.0～800.0	1000.0

（2）常见食物含钙量：见表 9-2-3。

表 9-2-3　常见食物钙含量　　　　　　　　　　单位：mg/kg

食物	含量	食物	含量
牛奶	104	大豆	191
全脂牛乳粉	676	蛋黄	112
酸奶	118	豆腐	164
牛肉（瘦）	9	花生仁	284
海带（干）	348	油菜	108
紫菜	264	雪里蕻	230
木耳	247	苋菜（红）	178
虾皮	991	柠檬	101
虾米	555	荠菜	294
河虾	325	黑芝麻	780
紫菜	264	花生仁	284

（3）常用钙剂的吸收率：母乳中钙的吸收率为60%～70%，牛乳中钙的吸收率40%，钙剂中钙的吸收率30%左右，缺钙时，各种钙剂吸收率达90%以上。

第三节　婴幼儿常见皮疹

一、特应性皮炎

特应性皮炎（atopic dermatitis，AD），也称特应性湿疹（atopic eczema，AE），是一种与遗传过敏体质有关的慢性、复发性、炎症性皮肤病，患者以皮肤干燥、湿疹样损害和剧烈瘙痒为主要特征，常伴发哮喘、过敏性鼻炎。严重的将会影响生活质量，好发于儿童，大多数婴儿期发病，患儿往往有特应性体质。

所谓特应性体质（或称过敏体质），主要是指个人或家属有过敏性哮喘、过敏性鼻炎、过敏性结膜炎和/或特应性皮炎史以及免疫球蛋白E（immunoglobulin E，IgE）显著升高。

根据皮疹发生时间的不同，将其分为4个临床阶段，其中与儿童相关的主要为以下3个临床阶段。

（1）婴儿期（从出生至2岁）：皮疹主要位于面颊部、额部和头皮，当婴幼儿开始爬行时，逐渐发展至躯干和四肢伸侧，多为干燥或渗出性皮疹，也因此一般不累及尿布区。

（2）儿童期（2～12岁）：当婴幼儿开始直立行走，皮疹由面部、躯干和四肢伸侧，逐渐转至四肢屈侧，如肘窝、腘窝等部位，典型皮疹为暗红色斑片，表面粗糙覆有鳞屑，皮肤纹路加深增宽，有明显苔藓样变。

（3）青少年期（12岁以上）：皮损与儿童期类似，主要发生在肘窝、腘窝、颈前等部位，也可发生于躯干、四肢、面部、手背等，大部分呈干燥、肥厚性皮炎损害，部分患儿也可表现为散在孤立凸起的粟粒到花生大小的痒疹样皮疹。

1. 家庭指导

对AD的日常防护主要包括健康教育、皮肤护理、积极寻找和回避诱发因素、药物治疗。

1）健康教育

AD是一个反复发作、难以完全治愈的疾病，一部分患儿随着年龄增长可能会自行好转，但也有部分会持续到成人，因此需要长期的管理和治疗。一方面是皮疹反复发作，长期的瘙痒如果无法缓解，会对患儿的睡眠、生长发育以及心理发育都产生不好的影响；另外也会对家长或带养人的情绪造成影响，患儿难受，家长肯定是最着急的。在平时的指导中很重要的就是对家长的宣教，向患儿和家属说明本病的性质、临床特点及注意事项，同时帮助缓解他们的焦虑情绪。

2）皮肤护理

合理的洗浴和润肤是AD患者最基本的护理和治疗方法，不论是哪一程度的AD都需要基础的皮肤护理。

（1）清洁：主要为了去除皮肤表面的脏污及潜在的过敏原，过多或过少皆不可取，一般根据季节、温度及皮肤清洁情况选择洗澡频率，如夏天出汗多，可每天洗；冬季较干燥，可每周洗1～2次，洗澡过勤会破坏皮肤本身的屏障功能，使皮疹加剧。注意洗澡水温控制在32～37℃，时间控制在5～10分钟，一般清水即可，尽量淋浴，不泡澡。若要选择沐浴产品，建议使用低敏、无刺激、不含香精或尽可能少的添加剂、pH值约为6的沐浴产品。洗澡时注意避免大力揉搓，洗澡后及时用毛巾轻柔地擦干水，并及时涂上保湿霜。

（2）保湿：是恢复和保持皮肤的屏障功能最重要的环节。①保湿剂的选择：根据季节、皮肤情况选择合适的保湿剂，保湿效果膏/霜状＞乳液状，尽量选择不含香精、防腐剂和添加剂少的。使用前可先在局部试用，没有过敏反应即可使用。②保湿剂的使用：一定要足量和多次使用，对于患处，最好是干了就涂，可厚涂，即使皮疹消退，每天至少也要保证使用1～2次巩固效果，用量上建议儿童100～250g/周。

3）避免和减少可能的诱发因素

（1）尽量避免过度干燥和高温等刺激，适宜居住温度为18～22℃。

（2）避免各种机械性刺激，尽量选择纯棉、宽松衣物穿着，减少衣物对皮肤的摩擦及热刺激，注意避免搔抓。

（3）及时清除汗液刺激。

（4）尽量回避环境中的致敏原，如尘螨、动物皮屑、花粉等。

（5）缓解紧张、压力等不良情绪。

（6）除非有明确的食物与皮疹发作之间的因果关系，否则不推荐盲目回避饮食，过度回避饮食不仅对缓解症状无益，还可能造成营养不良的后果。

4）药物治疗

（1）外用药物治疗：包括外用糖皮质激素、钙调神经磷酸酶抑制剂、PDE-4抑制剂等。目前为止外用糖皮质激素还是指南推荐的一线用药，如"地奈德""丁酸氢化可的松"等，具体糖皮质激素强度的选择、用药的疗程需由相关专业医生来指导。一般根据患儿的年龄、皮损性质、部位及病情严重程度选择不同强度和剂型的外用糖皮质激素，只要规范、按疗程使用，就能达到快速有效控制症状、减轻炎症的目的。

（2）其他药物治疗：①口服抗组胺药，用于缓解湿疹导致的瘙痒的辅助治疗，特别是对于伴有荨麻疹、过敏性鼻炎等过敏并发症患儿，推荐使用第二代抗组胺药，如氯雷他定、地氯雷他定、西替利嗪等。②抗微生物治疗，在明确有细菌感染、病毒感染或真菌感染时使用相关抗微生物治疗。③生物制剂，度普利尤单克隆抗体为首个获批用于特应性皮炎的生物制剂，现国内已批准用于治疗6岁及以上外用药控制不佳或不建议使用外用药的中重度特应性皮炎患儿。④其他，如补充维生素D及紫外线光疗等。

2. 转诊指征

对于有以下情况的患儿，建议转诊处理：

（1）病情较为严重者，如皮疹面积较大、有严重的渗出性或苔藓样改变，经过基础护理或外用药治疗皮疹无法改善或迁延不愈的患儿。

（2）病情复杂，伴有其他系统，如同时有消化道、呼吸道等症状的患儿。

（3）症状严重影响患儿生长发育，或对患儿及家属的生活质量有明显影响的。

（4）还有其他无法判断疾病情况的患儿。

以上几种情况建议转诊上一级儿童保健或皮肤专科及时诊治，病情控制好转后再转回基层医院共同管理巩固维持治疗。

二、丘疹性荨麻疹

丘疹性荨麻疹（papular urticaria），也称虫咬皮炎、急性单纯性痒疹，通常是指与节肢动物叮咬有关的皮肤炎症反应，常见的如蚊子、蚤、虱、螨虫、蚝、臭虫、蜱等叮咬所致，多见于婴幼儿，全年均可发生，夏、秋季节较为多见。

当告知家属孩子的皮疹是虫咬引起的，他们经常表示困惑，"我们家很干净，哪儿来的虫呢？"其实除了常见的蚊虫类，有很大一部分的虫是我们肉眼看不见的，多藏于床单、被褥、凉席、草席等，或是外出游玩时环境的植被中，或是接触的宠物毛发中，都可能存在。

皮疹一般以躯干、四肢多见，夏季多位于皮肤裸露部位，群集或散在，部分可以呈线状排列。根据不同的病原体种类以及机体的免疫反应差异，可导致被叮咬部位不同程度的皮损。有的初为微红丘疹，继而出现绿豆或花生大小红色风团样皮疹，顶端常有小痕点、丘疹或水疱，严重的也可出现半球形隆起的紧张性大疱，内含清亮液体。有的也可表现为粟粒样丘疹，搔抓后出现风团样水肿。皮疹一般瘙痒明显，无发热等全身症状，但局部搔抓破损后易继发感染，可引起局部化脓和附近淋巴结肿大。

单个皮疹一般1～2周逐渐消退，新旧皮疹常同时存在，可留下暂时性的色素沉着，一般数月后可消退，少数可持续更长时间。

1. 家庭指导

1）日常防护

最常见的虫咬皮炎是由蚊子叮咬引起的，相关影响因素有以下几点。

（1）遗传易感人群：容易招蚊子的人群中，约85%存在遗传易感性，可能更容易释放尿酸或者其他挥发性物质，蚊子可通过嗅觉识别出这种遗传差异。

（2）体表特殊化学成分：过量乳酸和尿酸等酸类（触发蚊子的嗅觉）、高浓度类固醇和胆固醇。

（3）二氧化碳：蚊子对二氧化碳尤其敏感，运动者、成人和孕妇被叮咬的风险较高，其二氧化碳排出量高于一般人群。

（4）深色衣物：因反光效果较弱，更符合蚊子的视觉偏好。

（5）热量/温度：蚊子会主动接近37℃物体，对温度的感应距离远达20cm，且在2～3cm内最明显。

因此，对蚊子叮咬的预防措施有这样几点：①注意皮肤的清洁（尤其是出汗后）、减少体表特殊化学成分残留。②户外穿着浅色/反光衣物，尽量穿长袖长裤。③必要时避免体表温度过高（如减少运动）等。

其他适用于多种蚊虫的防护措施是：①注意生活环境的卫生，定期清洗床单、被褥、衣物及毛绒玩具等，并常通风晾晒。②如果有养宠物，定期给宠物清洁、驱虫。③傍晚后或夜间少出门。④少去不卫生、积水场所。⑤使用蚊帐/纱网/防虫网，以及在户外穿着长袖、长裤等物理性防护产品，或使用安全的驱蚊虫产品。

2）叮咬后的处理

治疗原则主要为减轻瘙痒、控制皮肤炎症、缩短皮疹持续时间、控制系统性过敏反应、诊治继发感染等。

（1）缓解瘙痒，尽量避免搔抓：当局部被叮咬后，可考虑用肥皂和清水清洗，冰敷或冷敷可减轻局部水肿和瘙痒；也可外用炉甘石洗剂或苯海拉明乳膏，必要时口服抗组胺药，如氯苯那敏、西替利嗪、氯雷他定、地氯雷他定等。

（2）控制皮肤炎症：可局部外用糖皮质激素软膏控制皮炎。

（3）治疗继发感染：对于局部搔抓后破损，并合并有局部感染的，可以配合外用抗菌药膏。

（4）叮咬后色素沉着：一般可逐渐消退，注意防晒。

2. 转诊指征

（1）出现危及生命的全身过敏反应，应及时就医治疗，必要时使用肾上腺素。

（2）皮肤因搔抓破溃合并感染，若面积较大或有脓液需行外科处理切开引流者，或出现发热者，建议及时转诊。

（3）被特殊病原虫叮咬如蜱虫、隐翅虫等，出现严重全身症状或局部严重皮肤过敏反应者。

第四节 儿童睡眠保健

一、不同阶段婴幼儿的睡眠规律

睡眠是一种个体与外界环境互动及反应水平降低，表现为身体活动度降低、闭眼、卧位等特征，并可恢复清醒的一种生理和行为状态。正常的睡眠时间及节律是反映儿童身心健康水平的重要指标。

儿童的睡眠规律随着年龄的增长，不同阶段的儿童所需要的睡眠时长、小睡次数以及清醒间隔时间等都会发生变化。

新生儿刚出生时还未形成睡眠昼夜节律，睡眠缺乏规律。这时的新生儿每天除了哺乳与排泄所占的 6～8 个小时外，其余时间均处在睡眠状态，并分布于全天的 24 小时内。3 个月以前的婴儿，入睡后首先进入的是活动睡眠，会出现眼睛转动、睁开，肢体活动等表现，较容易出现放下就醒的现象，而在 3 个月以后，这种情况会有所好转。

3～4个月的婴儿身体里参与睡眠调控的褪黑素分泌以及体温等生理指标的变化出现昼夜波动，预示着婴儿睡眠昼夜节律初步形成。

4～12个月的婴儿，白天小睡的次数会减少，在夜晚的睡眠时间更长，而且在晚上持续睡眠的能力也越来越强。爸爸妈妈们可以在这个阶段培养婴儿的睡眠习惯。值得关注的事，这个阶段的婴儿在夜间有2～6次的短暂夜醒，关键是能否通过自我安抚、不需要家长帮助而继续睡眠。

婴儿从出生到1岁之间，随着年龄的增加，白天小睡的次数逐渐减少，夜晚醒来的频率也会随之降低，醒来后再次入睡的时间也在逐渐缩短，连续睡眠的时间变得越来越长。1岁时，大多数健康的足月儿在晚上可以睡整觉，1.5岁后的幼儿通常只在白天小睡1次。

3～6岁的学龄前儿童大多依旧拥有1次的短暂午睡，也有部分儿童不再需要午睡，他们的旺盛精力可以让自己清醒一整个白天。

二、不同阶段婴幼儿的睡眠时间

每个孩子所需要的睡眠时间并不完全相同，国内外也都有相关的睡眠量推荐（表9-4-1～表9-4-3）。

表9-4-1　0～5岁儿童推荐睡眠时间

年（月）龄	推荐睡眠时间/小时
0～3个月	13～18
4～11个月	12～16
1～2岁	11～14
3～5岁	10～13

注：表格引自2017年我国《0岁～5岁儿童睡眠卫生指南》。

表9-4-2　儿童人群推荐睡眠时间

年（月）龄	推荐睡眠时间/小时
4～12个月	12～16
1～2岁	11～14
3～5岁	10～13
6～12岁	9～12

注：表格为2016年美国睡眠医学会发布的睡眠量建议。

表 9-4-3　5 岁以下儿童推荐睡眠时间 *

年（月）龄	推荐睡眠时间 / 小时
0～3 个月	14～17
4～11 个月	12～16
1～2 岁	11～14
3～4 岁	10～13

注：表格引自 2019 年 WHO《5 岁以下儿童的体力活动，久坐行为以及睡眠指南》。

综合以上 3 份指南中推荐的儿童睡眠量基本一致，但需要强调的是，睡眠时间推荐是指相应年龄儿童睡眠时间"平均"的近似估计，而具体到每个孩子，仍应以其状态而不是数值来判定。因此，不应该将推荐睡眠时间作为"处方"建议给某一个体。

三、婴幼儿常见睡眠问题

睡眠问题是指在睡眠条件适宜的情况下，睡眠启动、睡眠过程、睡眠时间和睡眠质量等方面的异常表现，如入睡困难、夜醒、小睡短、睡不稳等，以下介绍几种常见的婴幼儿睡眠问题。

（一）睡眠启动相关障碍

睡眠启动相关障碍是婴幼儿期最常见的引起夜醒的睡眠障碍。孩子在入睡过程中，父母常采用喂奶、抱着、边走边晃等方式帮助孩子入睡，导致孩子依赖于这种帮助。夜醒后继续寻求这种帮助，从而形成频繁夜醒。行为治疗是该类睡眠问题的主要干预方法，首先应进行父母教育，了解儿童睡眠的规律，然后在排除儿童身体不适以及保证安全的前提下，可在入睡或接觉的过程中，对孩子进行回应，但逐渐减少回应的强度，从而降低孩子入睡或接觉时对父母的依赖，如：从抱睡→减少抱着摇晃的频率→抱着孩子不摇晃→放在床上拍睡→声音安抚→自主入睡。

（二）睡眠拖延

常见于 2 岁后的幼儿，此时其言语理解、表述能力迅速发育，睡前会提出许多要求例如喝水、听故事、上厕所等，从而延迟入睡时间。对于这些孩子，可以限制儿童卧床时间，待其困倦后上床，使卧床时间尽量接近实际睡眠时间，同时避免在床上或卧室内看书、玩玩具、跑跳及使用电子产品等，使孩子意识到卧室、床仅用来睡觉。

（三）睡惊症

睡惊症又称夜惊，主要见于学龄前期及学龄期儿童，表现为夜间睡眠中突然发作的极度惊恐，常发生在晚上睡眠的前 1/3 时间内，患儿对发作经过不能回忆或有部分记忆，多数于青春期可自愈。该病有一定遗传倾向，诱发原因可能是过度疲劳、压力过大、过分担心、睡前过度兴奋或睡眠时间不足有关，因此应保证孩子睡眠充足，作息规律，睡前半小时至 1 小时安静活动。若夜醒时间较为固定，那么可以在详细记录后，于常规夜醒前 15 ～ 30 分钟，轻拍唤醒孩子，再让其重新入睡，从而使常规夜醒不再出现。

（四）睡眠相关性磨牙

睡眠相关性磨牙是以夜间咀嚼肌节律性运动为特征的运动障碍，表现为睡眠时叩齿或口颌肌阵挛。该病病因尚不明确，包括牙齿咬合不正、心理因素（如生活压力、焦虑）或过度的睡眠觉醒反应，一般与蛔虫、缺乏微量元素等关系不大。睡眠相关性磨牙在儿童的发病率高达 14% ～ 17%，随着年龄增长逐渐减少、症状减轻。至今对该病尚无特异性治疗，目前的治疗方法包括改善睡眠卫生、身心放松、口腔矫治器（如颌垫）和药物治疗（如肌肉松弛剂等药物）。

（五）阻塞性睡眠呼吸暂停低通气综合征

阻塞性睡眠呼吸暂停低通气综合征（obstructive sleep apnea hypopnea syndrome，DSAHS）主要表现为打鼾及睡眠过程中反复、短暂的呼吸停止，从而导致睡眠不连续、片段化。而扁桃体和 / 或腺样体肥大是儿童 OSAHS 的最主要原因，因此腺样体和 / 或扁桃体切除术是目前的一线治疗方式。

（六）失眠

儿童失眠是指在适当的睡眠机会和睡眠环境下，对睡眠时间和 / 或睡眠质量感到不满足，并且影响日间功能的一种主观体验。失眠是儿童常见的睡眠问题。儿童失眠可表现为入睡困难、睡眠维持困难、早醒。儿童不善于用语言表达失眠的感受，而常常是通过行为问题来表现，如疲劳、瞌睡、注意力不集中、情绪不稳定、多动，以及在应该入睡的时间不愿上床等。治疗失眠是需要青少年的主动参与，而主要的治疗方法是失眠的认知行为，一般不建议药物治疗。首先要做到睡眠规律，周末与工作日的作息波动不超过 1 小时；每天进行 0.5 ～ 1 小时户外活动，适当晒太阳；午后就避免摄入含有咖啡因的食物，如咖啡、茶、可乐以及巧克力等；不要饿着睡觉，但睡前 1 小时后不再进食；建立睡眠程序，入睡前0.5 ~ 1 小时安静活动，可以看书、听轻音乐等。

四、家庭指导

家长可以在 3 月龄开始逐渐帮助孩子培养良好的睡眠习惯，以避免许多睡眠问题，让孩子终身受益。

（一）睡眠地点和环境

常见的儿童的睡眠地点有 3 种：同床睡眠、同房不同床睡眠以及单独房间睡眠。无论是我国疾病预防控制中心发布的《中国婴幼儿睡眠健康指南》还是美国儿科学会 2022 年发布的指南中，都建议婴儿在出生的头一年和父母同房不同床睡觉，睡在为婴儿专门设计的床上。这样能最大程度保证婴幼儿的睡眠安全，减少婴儿猝死征 50% 的发生率。

仰卧位是婴儿最佳的睡眠姿势，侧卧位或俯卧位睡觉是婴儿期猝死的重要危险因素。如果孩子能够来回自如的翻身而出现侧睡或趴睡，家长可以不用特意把孩子翻回来，但需要保证孩子身边没有毯子、枕头、毛绒玩具之类会增加孩子窒息风险的物品。此外，对于 1 岁以上的儿童来说，睡眠姿势无特殊要求，舒适即可。

儿童的睡床方式如图 9-4-1、9-4-2。

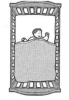
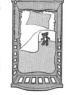

✓ 婴儿仰卧睡觉
✓ 头部和脸部不要遮盖
✓ 婴儿出生前后，不要吸烟
✓ 让婴儿安全睡在靠近父母大床的婴儿床上

床垫应坚固，尺寸与婴儿床相同

✗ 柔软或充气枕头
✗ 床围
✗ 羊毛
✗ 柔软玩具或玩具熊
✗ 被子

不要使用柔软或充气床上用品

图 9-4-1 儿童的睡床方式之一

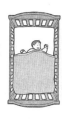
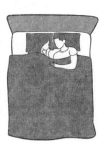

婴儿最安全的睡眠场所就是靠近父母大床的安全婴儿床

图 9-4-2 儿童睡床的方式之二

（二）规律作息

对于刚出生的新生儿，在白天清醒时可以拉开窗帘，让他感受阳光；和他玩游戏，消耗精力；白天保持规律的小睡，环境不需要过度安静。在夜晚，把光线调暗些，尽量减少干扰，在给孩子换尿布或喂奶时，也尽量保持安静，喂奶结束就立即把他们放回小床。睡前更换尿布，有时可使用大一号的尿布，减少夜间更换尿布次数。

从 3～4 个月起，婴儿睡眠逐渐规律，就寝时间宜固定，于晚 7：30～8：30 就寝较合适，一般不晚于 21：00，但也不提倡过早上床。同时，喂养人可以开始培养他规律的作息，使得每天喝奶、玩耍和睡眠的时间相对固定，并培养其自主入睡的能力，在他想睡觉但还没睡着的时候就把他放到床上，帮助他学会在自己的床上独立入睡。

对于学龄期儿童来说，无论是工作日还是假期，白天和晚上都应在固定的时间上床睡觉，并按时起床，周末与工作日的差异 < 1 小时。白天适当运动，睡前可做一些安静活动，避免使用电子设备等。

（三）睡前活动及入睡方式

很多家长在抚养新生儿的时候会有共识：孩子喂饱以后才能安心睡觉。调查显示，在我国，晚上睡前 1 小时家长们给孩子安排的常规活动中，喂奶占了90.0%，其次是洗澡、亲子互动、抚触等。随着孩子的成长，睡前喂奶占的比例逐渐下降，其他活动占比呈现上升趋势。

婴儿出生时无法识别时间，需要依靠日常活动来感受外界的变化，调整生物钟。规律生活能让婴儿更好地辨识时间，也是其安全感的来源之一。因此，父母可以帮助孩子建立睡眠程序，即在睡前安排 3～4 项活动，如盥洗、如厕、讲故事等。活动内容每天基本保持一致，固定有序，温馨适度，活动时间控制在 30 分钟内。活动结束时，尽量确保儿童处于较安静状态。上述活动尽量安排在床以外的地方进行，完成睡前程序后，在孩子将睡未睡时让他们自己躺在床上，学会自我安抚入睡。

五、转诊指征

睡眠对儿童的生长发育有很大的影响，良好的睡眠会促进儿童身心健康，睡眠不足会影响儿童注意力、认知、情绪、学习和记忆力。如果睡眠不足或睡眠质量差已经对儿童身高、体重的增长，白天的活动以及学业等方面产生不良影响，或明显降低了家长的睡眠质量，可向上级医疗机构转诊。

第五节　身材矮小症、性早熟儿童早期识别与防治

一、身材矮小症

儿童的身高没有绝对的标准，但有一个相对的范围。医学上用百分位法或标准差法来判定孩子是否属于矮小，即身高低于同种族、同年龄、同性别正常健康儿童身高的第3百分位数，或低于2个标准差以下称为身材矮小症。家庭保健指导员可参考下表进行身材矮小症的筛查，及时转诊。

图9-5-1左为女童生长发育曲线图，右为男童生长发育曲线图，第3百分位以下的为矮小。

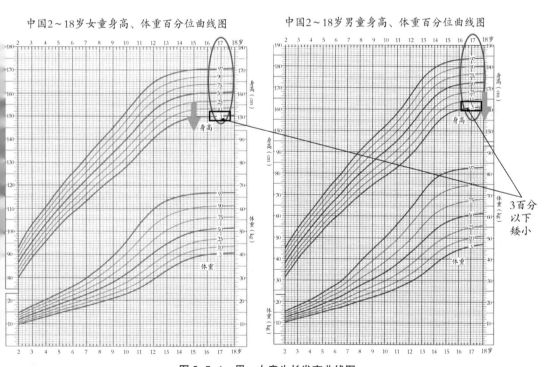

图9-5-1　男、女童生长发育曲线图

注：在3百分以下为矮小。

1. 影响儿童身高的因素

影响一个人身高的原因有很多，其中先天性父母遗传因素占60%～70%；后天因素占30%左右，如疾病、营养、运动、睡眠、心理、情绪、教育、卫生以及环境因素等也是影响身高的重要原因。

1）激素

人体内激素有很多种类，其中与身高增长相关的主要激素有如下几种。

（1）生长激素：它能促进骨骼生长，促进机体合成蛋白质，促进脂肪分解，抑制葡萄糖利用使血糖升高。青春发育期时，生长激素在性激素的协同作用下，进一步使身高快速增长。

（2）甲状腺素：它能促进身体和智力发育，对骨骼、神经系统和生殖系统有显著影响。"大脖子病"或"呆小症"（单纯性甲状腺肿）的孩子身材矮小、智力低下，正是因为该激素的缺乏。

（3）糖皮质激素：它对体内营养物质的代谢和多种器官的功能均有重要的调节作用，是维持生命所必需的激素之一。但有些疾病必须用糖皮质激素长期治疗时，会减慢生长，影响身高。

（4）性激素：如果剂量较大或持续时间较长地摄入含有性激素的食物或药物，就可能引起生殖器官和第二性征的提早发育，导致骨骺提前闭合，进而影响身高。

以上激素都对孩子的身高增长有影响，也就意味着当考虑孩子有身高问题时，需完善相关激素的检查。

2）营养

身高60%～70%受到遗传的影响，而30%～40%是由后天营养支持等原因决定的。遗传只是决定了孩子的生长空间，但能否得到充分发挥，还受到相关营养摄入的影响。主要的营养物质包括如下几种。

（1）蛋白质：胶原蛋白占人体蛋白质的1/3，是生成结缔组织，构成骨骼、血管、韧带等身体骨架的主要成分，而与身高生长密切相关的某些激素，如生长激素、甲状腺激素等，均由蛋白质或蛋白质衍生物构成。同时，蛋白酶具有促进食物消化、吸收和利用的作用；免疫蛋白具有维持机体免疫功能的作用；血液中的脂蛋白、运铁蛋白、视黄醇结合蛋白等具有运送营养素的作用。所以，人体重要的生理功能都需要蛋白质的参与。

（2）维生素A：维生素A能够促进蛋白质的合成，有助于细胞增殖和分化，并且能增强长骨骨骺软骨细胞的活性，促进骨细胞的分化，提高长骨的生长速度。一旦孩子缺乏维生素A，会造成骨骺端成骨障碍，骨代谢异常，进而导致生长发育迟缓。

（3）维生素D：维生素D是与身高密切相关的脂溶性维生素。其主要的生理功能是调节钙、磷在体内的代谢过程：通过维持血清钙、磷的浓度稳定，促进钙、磷的吸收和骨骼的钙化，使骨骼正常的生长，从而促进身高正常的增长。当体内维生素D缺乏或不足时，会导致儿童骨骼发育不良。

（4）钙：人体内99%的钙都集中在骨骼中，钙是构成骨骼的重要成分，只有不断地增加钙贮备，才能给骨骼生长提供保证。儿童时期是骨骼发育的鼎盛时期，充足的钙能够为骨骼的生长提供必需的原料，钙摄入不足会导致儿童身高发育落后。骨骼的生长发育有两种形式，一种是长骨干骺端的成骨，一种是骨膜的成骨，无论哪种形式缺钙，都会导致骨骼生长速度减慢、骨骼质量降低，严重的还会出现骨骼畸形，影响正常的身高发育。

（5）锌：锌是人体必需的微量元素，广泛分布于人体各组织、器官中，参与体内许多核酸及蛋白质的合成。锌可以促进骨骼的形成和钙化，促进胶原的形成。同时，锌可以促进味蕾细胞的发育，缺锌后味觉素合成困难，分辨味觉的敏锐度降低，导致儿童食欲减退，进而影响其他营养素的摄入。婴幼儿处于生长发育的高峰期，锌对于身高的促进作用尤为重要。

3）疾病

一些营养相关性疾病也会影响营养的吸收、进而导致孩子身高受损，主要有如下几种。

（1）消化系统疾病：消化系统的基本生理功能是摄取、转运和消化食物，吸收营养排泄废物，因此消化系统的健康对维持儿童正常的生长发育非常重要。儿童比较常见的消化系统疾病有消化不良、厌食、消化系统传染病等，表现为呕吐、食欲不振、腹痛、腹胀、腹泻等。得了消化系统疾病如不加紧治疗，很可能会进一步影响儿童的生长发育。

（2）过敏性疾病：对于过敏性疾病的患儿，如果过敏原不能清除，儿童会长期处于过敏状态，影响儿童生长和发育。

2. 日常生活中促进身高增长的方式

（1）饮食：血糖降低时，生长激素分泌增加，晚餐过饱，睡眠时血糖水平较高，生长激素分泌减少。所以保持适度的饥饿感有利于生长激素的分泌。

（2）睡眠：生长激素的生理性分泌是一种脉冲式的，在深睡眠后1小时内达到最大分泌量，且深睡眠持续时间与生长激素分泌量呈线性关系。也就是说，深睡眠持续时间超长，获得生长激素分泌量就越多，有利于促进身高增长。

（3）运动：持续地纵向弹跳运动40分钟，可使内源性生长激素达到一定的量，以此促进身高的增长（图9-5-2）。

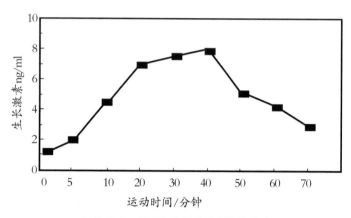

图 9-5-2　运动和生长激素分泌的关系

 小贴士

A. 人为什么会长高

儿童身高增长是骨组织在激素控制下不断发育的结果。身高的增长主要是长骨的增长，长骨一般分为骨干和骨骺，骨骺与骨干之间的软骨为骺软骨，骺软骨逐渐增生和骨化会使人不断长高。如果把长身高比喻为"盖房子"，那么骺软骨细胞就是"工人"，激素就是"监工"，骺软骨细胞分泌的胶原就是"钢筋框架"，钙、磷等营养物质就是"砖头"。在"监工"激素的督促下，"工人"骺软骨细胞努力工作，搭建"钢筋框架"胶原结构，往里填充钙磷等"砖头"，身高就像"高楼"一样拔地而起。

由此可见，"监工""工人""钢筋框架""砖头"任何一个因素出现异常，都会影响孩子的身高增长。

B. 关注长速异常的孩子

不仅有身高矮的孩子需要引起重视，长速异常的孩子也需要重点关注。3岁以上至青春期前的儿童，每年身高应增长5～7cm，每个月应增长0.5cm。如果每3个月身高增长低于1.5cm，家庭保健指导员应提醒家长去儿童保健科，请医生分析原因，并采取相应的干预措施。为了使身高和体重的测量更为准确，应该每次都在早晨起床后测量，或者在一天当中固定的时间测量。测量体重时应穿单衣，测量身长或身高时应脱去鞋帽。用固定的、较为准确的秤进行体重测量，而身高可以在墙壁上用钢卷尺（皮尺因热胀冷缩可能会产生误差）测量，每次测量的地点和测量人员最好固定，以减少误差。

C.关注实际身高和遗传身高差距大的孩子

父母遗传因素占身高影响原因的60%～70%。如果父母身高均高于平均水平，孩子身高显著低于平均水平，提示孩子的生长可能存在问题。因此在儿童身高评价中还需考虑父母身高对儿童身高的影响。父母的平均身高即是遗传潜力所决定的儿童成年身高，也称靶身高。可按以下公式计算儿童靶身高：

男孩身高 =（父亲身高 + 母亲身高 +13）/2 ± 7.5cm

女孩身高 =（父亲身高 + 母亲身高 −13）/2 ± 6.0cm

如果一个儿童的身高不在预计的靶身高的百分位曲线范围之内，家庭保健指导员也应提醒家长去医院就诊。

二、性早熟

青春期是儿童发育到成人的过渡时期，也是生长发育的第二个高峰期。青春期不只是以性器官、第二性征的快速发育以及体格发育为特征，同时还伴有心理以及其他各个器官相应的变化。

一般而言，女孩青春期开始的年龄为 10 ～ 12 岁，男孩则为 12 ～ 14 岁，女孩开始的年龄和结束的年龄都比男孩早 2 年左右。

女孩与男孩发育的顺序也有所不同。女孩青春期的发育顺序为：乳房开始发育、出现结节或触痛，身高增长速度突增，阴毛逐渐生长，阴道分泌物增加，乳房进一步发育且出现乳头、乳晕着色加深，阴毛、腋毛继续生长，月经来潮。男孩青春期首先表现为睾丸容积增大（ ≥ 4ml，即类似一个圣女果大小），继而阴囊松弛，阴茎开始增长、增粗，睾丸继续增大，身高增长速度突增，出现阴毛、腋毛，开始变声，最后出现遗精。

从青春期开始到结束，男孩平均长高 25 ～ 28cm，女孩平均长高 20 ～ 25cm。

男孩在 9 岁前、女孩在 7.5 岁前出现第二性征就属于性早熟。所谓的第二性征包括：①女孩为乳房增大（可以摸到硬核、伴 / 不伴乳房触痛），长腋毛，长阴毛，生殖器官色素沉着，月经初潮等。②男孩为睾丸增大，阴茎增粗、增长，长腋毛，长胡须，长喉结，声音变粗，遗精等。

如果男孩在 9～11 岁，女孩在 7.5～10 岁出现第二性征则属于青春期发育过早。遇到青春期发育过早，家长也应提高警惕，尽早带孩子到医院检查。如果孩子性发育进程及骨骼成熟迅速，也会影响最终身高，也可能需要进行药物控制。

1. 性早熟的危害

1）对身高的影响

性早熟的孩子体内性激素水平紊乱，骨骼生长加速，患儿骨骺提前闭合，生长时期缩短，最终导致成年终身高受损。这就好比比赛跑 1500m 的孩子，正常策略是一开始匀速跑，等到最后几圈加速跑完，但是性早熟的孩子从一开始就跑得飞快，等到后面没力气了，自然就落后了。

2）出现心理变化及行为问题

性早熟儿童的性特征发育提前，但心理、智力发育水平仍为实际年龄水平，过早的性特征出现和生殖器官发育会造成未成熟孩子心理障碍，有可能出现焦虑、易怒、情绪激动、对异性产生好感等情绪变化，也有可能进一步导致行为上的变化，比如暴力倾向、早恋，甚至犯罪行为等。

2. 性早熟原因

导致性早熟的原因有很多，很多性早熟的孩子至今病因未明，肥胖是导致孩子性早熟的重要因素。另外，遗传、脑部外伤、肿瘤性疾病（如脑部肿瘤、生殖系统肿瘤等）、使用某些化妆品、服用含雄激素或雌激素的药物及误服避孕药等都有可能引起性早熟。

近年来塑料制品的使用也要高度引起重视，塑料中的塑化剂，如邻苯二甲酸酯、双酚 A 等，具有类雌激素作用，会影响孩子的性发育。

3. 性早熟的检查及治疗指征

怀疑孩子性早熟时，医生首先会详细地询问病史，检查身体发育情况，然后，医生会根据患儿具体情况进行抽血查激素，拍左手骨龄片，若为女性患儿还会做子宫卵巢二维超声检查（B超），如有必要还会进行头颅磁共振等检查。

并非所有性早熟的孩子都需要治疗，性早熟治疗的指征如下。

（1）快进展型：性早熟患儿骨骼成熟和第二性征发育加速显著。

（2）预测成人身高受损者。

（3）出现与性早熟直接相关的心理行为问题。

4. 家庭指导

预防性早熟要从性早熟的病因入手，排除一些特殊疾病和遗传因素后，性早熟常见的病因包括肥胖、摄入含有特殊性激素的食物或者药物等。同时要注意如下几个方面。

1）饮食

在日常生活中，建议孩子尽量少吃一些高热量的食物，避免吃得过多，不要吃一些所谓的营养滋补品、保健品等，少用塑料制品装食物。另外，平时家里的药物，特别是避孕药这类特殊药物，应该放到孩子拿不到的地方。

孩子不适当地进补引起的性早熟，已成为儿科临床的一种新问题，值得引起注意。给孩子长期盲目进补含有激素或类似激素物质的食品，诸如人参、蜂王浆、蜂乳、花粉、双宝素、鸡胚宝宝素之类的营养补品，会刺激儿童的生长发育。家长不要让孩子经常或过量服用滋补品，即使是传统滋补品也应在医生的指导下服用。一旦发现孩子有性征的改变，应立即带孩子去医院请医生诊治，以便找出病因，及时治疗。

2）用品

同时，在选择玩具时要观察包装上是否有3C认证标志，避免劣质塑料中塑化剂对孩子的不良影响。同时要注意：①带保鲜膜的食物不要放入微波炉加热，尤其是富含油脂的食物，因为油脂会加速塑化剂的渗入。②选择食品容器时，尽量避免使用塑料材质，改用高质量的不锈钢、玻璃和陶瓷容器。③勤洗手。

3）运动

尽可能坚持充足的身体运动，每天累计2小时以上的体力活动。如果条件有限，不能到室外、公园、操场等活动，可鼓励孩子多承担力所能及的家务，创造一些在家可完成的运动，如健身操、仰卧起坐、深蹲等。

4）睡眠

生物钟会影响孩子的性发育。晚睡也会对孩子的发育造成不利影响。尽量避免孩子晚睡，更不要熬夜。

A. 如何判断女孩是乳房发育还是发胖

（1）触摸乳房是否柔软：性早熟的乳房发育可摸到结节或肿块，在发育过程中会有乳房胀痛感或触痛感；发胖导致的乳房增大一般只增加了脂肪组织，摸上去柔软且没有触痛感。

（2）观察乳头、乳晕是否着色：性早熟的孩子乳头、乳晕会增大、着色；发胖的孩子乳头、乳晕无明显变化。

B. 婴幼儿乳房变大也是性早熟吗

不一定。通常2岁以内婴幼儿出现乳房变大，甚至出现溢乳的情况称为"小青春期"。它的性征发育通常呈自限性，是因为出生后母体激素影响消失、短暂出现性腺轴亢奋的情况。如果经医生确诊为"小青春期"，家长不必担忧，定期随访即可。但2岁后若还未消退，则应提高警惕，去医院做详细评估。

C. 吃鸡肉会导致孩子性早熟吗

很多家长认为鸡肉是打了激素催生出来的，吃鸡肉、甚至吃肉会导致性早熟，这是不严谨的。快速上市的速生鸡主要是经过几十年的品种改良而培育出来的，部分小养殖场确实存在滥用抗菌药的问题，但抗菌药和性早熟也是无关的。适量吃肉，无论是鸡肉还是猪肉，都不会导致性早熟。

第六节　儿童发育行为常见疾病防治

一、抽动障碍的早期识别与干预

抽动障碍（tic disorder，TD）是一类起病于儿童青少年时期的神经发育障碍疾病，主要临床特征为不自主的、快速的、重复的、非节律的单一或多部位运动抽动和/或发声抽动，抽动每天或周期性发生。根据抽动特征及病程，抽动障碍可分为短暂性抽动障碍、慢性运动（或发声）抽动障碍、Tourette综合征（Tourette syndrome，TS）。

抽动障碍的确切病因与发病机制尚不清楚。目前公认该障碍由遗传因素与环境因素共同作用所导致。患儿的家庭环境影响疾病的变化，不良的育儿方式，如过度溺爱、放纵、虐待等，对孩子的身心健康产生负面影响，引起疾病复发或加重，影响预后。儿童在学校以及社会中遇到的各种心理因素，或者其他引起儿童紧张、焦虑情绪的原因都可能诱发抽动症状，或使抽动症状加重。

（一）抽动障碍的临床表现

1. 运动抽动症状

常见的抽动症状有反复眨眼、挤眼、吸鼻、噘嘴、点头／摇头及耸肩等动作。抽动症状通常始于额面部，症状较轻，以后逐渐加重，累及部位可以沿颜面部—颈部—上肢—躯干—下肢的顺序发展，部位可为单一部位或多个部位。

2. 发音抽动症状

发音抽动的实质是喉部、咽部等与发音有关的肌肉群快速收缩的结果。发音抽动症状可简单地分为单纯发音症状和复杂发音症状。单纯发音症状多为快速、无意义的声音，如哼哼、吸鼻声、咕噜声、咳嗽声、清嗓子声、动物叫、鸟叫等。复杂发音症状可表现为发出音节、单字、词组、短语、秽语、模仿言语、刻板言语、重复言语等。

无论是运动抽动症状，还是发音抽动症状，在疾病过程中其严重程度都会有波动，受到批评、指责、过度兴奋、过度疲劳、睡眠不足、突然停药等因素都可以使症状加重，睡眠时抽动症状则消失。

（二）抽动障碍的治疗

1. 支持、教育和心理治疗

抽动症状常在兴奋、紧张时加重，放松时减轻，严重时导致患儿焦虑、自责，甚至不愿出门、社交退缩等，故应加强健康教育，进行心理支持与治疗。针对抽动症状本身可以进行习惯反向训练、自我监督、放松训练、家庭治疗等。

一般心理支持：①家长要认识到对患儿来讲，患了抽动障碍和患肺炎、哮喘等疾病一样，不必为此而感到自卑、自责。家长要正确理解疾病性质，正确对待患儿，不要将其视为"调皮""故意捣蛋""出洋相"等而加以训斥、批评。②从心理上消除患儿的困惑，患了抽动障碍以后，除少数患儿症状迁延，对学习、社会生活和日常生活造成一定影响外，多数患儿的预后较好，运动抽动和发音抽动症状会逐渐减轻甚至消失。③在日常生活中安排好作息时间和活动内容，避免容易引起症状加重的心理刺激因素，如高度兴奋、过度疲劳、睡眠不足、看电视和玩电脑游戏时间过长、长时间剧烈运动等。每日定期进行适当韵律性身体锻炼和运动可抑制抽动症状的发生，以减轻症状。

习惯反向训练：通过教会患儿意识或辨别出自己的抽动症状以及发生抽动前的先兆冲动，并运用引起抽动肌肉的拮抗肌完成对抗反应，取代原有的抽动或冲动行为，从而抑制抽动症状的产生。家长应积极鼓励患儿取得的成就，激发对抗动机，并逐渐将已学会的对抗反应行为泛化至家庭、学校、公共场所等多情景中。习惯反向训练可减轻抽动严重程度，提高患儿生活质量，且安全性良好。

自我监督：让患儿不断记录抽动的频率，提高对抽动症状的自我觉察，从而减少抽动。因焦虑、愤怒、恐惧等情绪可加重抽动表现。放松训练主要是让患儿缓解焦虑、放松肌肉，从而起到减轻抽动的目的。

2. 抽动障碍的行为管理

（1）家长可以做一个记录表，分早、中、晚等固定时间记录孩子抽动次数和状态等，每次记录约 20 分钟，同时可以拍摄视频，以帮助医生了解患儿信息。

（2）父母还应该注意增加亲子接触、交流与沟通，稳定患儿的情绪，缓解其恐惧和焦虑，给患儿营造一种轻松、舒适和安全的环境。

（3）在饮食方面，应避免辛辣油腻食品，避免茶、咖啡和高糖饮料，多吃蔬菜、水果。

（4）年龄稍大的患儿，家长可以和学校老师沟通，让他们认识到这是一种疾病，不要让同学嘲笑他，减少孩子自尊心受到的伤害。

（5）当孩子发生抽动、清嗓子、眨眼时，家长可以指导他做深呼吸，或盯着一个远地方看。

（6）对于需要服药治疗的患儿，家长应遵从医嘱，不能随意停药，注意药物的不良反应。

3. 抽动障碍的药物治疗

适合 6 岁以上中重度症状儿童。对于轻度抽动障碍患儿，可先行医学教育和心理支持，适当给予观察等待期，并定期随访。中重度患儿的治疗原则同样是先尝试非药物干预，行为治疗可与药物治疗相结合，应在整个治疗过程中提供医学教育和心理支持。

药物治疗的原则：起始剂量尽量小，逐渐加量；尽量以最低剂量达到最好疗效；最小程度合并用药；药物治疗至症状控制后至少维持治疗半年以巩固疗效；

减药易缓慢，减少复发风险。

抽动障碍的症状会随年龄的增长和脑发育逐渐成熟而减轻或缓解，尽管其病因及致病机制尚不明确，但半数以上患儿在 16 岁以后会完全缓解或遗留轻微抽动。但对于重度抽动障碍或合并注意缺陷多动障碍、强迫障碍、破坏性行为障碍及情绪障碍等多种共患病的患儿，早期合理的心理教育、行为干预及药物治疗可降低病情严重程度，改善日常生活质量。

二、孤独症谱系障碍的早期识别与干预

孤独症谱系障碍（Autism spectrum disorders，ASD）简称孤独症，又称自闭症，是一种起病于婴幼儿期的神经发育障碍，主要表现为社会交往障碍、狭隘兴趣和重复刻板行为。

孤独症起病于发育早期，多在 36 个月以内，他并不是一个获得性的疾病。其中，约 2/3 的患儿于出生后逐渐起病，约 1/3 的患儿在经历 1～2 年的正常发育阶段后退行性起病。

（一）孤独症谱系障碍的临床表现

1. 核心症状

孤独症临床表现上异质性大，一般分为两大领域，即社交互动与社交交流能力的持续性缺陷，以及受限的、重复的行为模式、兴趣或活动。

1）社交互动与社交交流能力的持续性缺陷

（1）在社交互动方面，孤独症患儿存在质的缺陷，它是持续性的早发性问题，并不是由情绪引起的回避、退缩。

婴儿期起病的患儿缺少目光对视、呼唤反应、社会性微笑及情感互动。在幼儿期，患儿社会交往障碍的表现更加突出。患儿缺乏交往兴趣，不主动发起或回避交往互动，目光对视少，呼唤反应少，不关注和难以正确理解他人的表情、情绪和心理活动，不会与他人分享兴趣与欢乐，不能根据社交情景或社交线索调整社交行为，不能以适合其智龄的方式进行交往和与同龄人建立伙伴关系，对父母缺少依恋，并缺失共同注意（彼此引发对第三者注意）。轻症患儿或年长症状有所改善的患者可能有一定的社会交往兴趣，但社会交往技巧依然落后，难以建立友谊。

（2）在社交交流方面，孤独症患儿存在不同程度的困难。多数孤独症患儿

言语发育迟缓，甚至无语言，言语理解能力和运用能力也受损。患儿常不会启动交流、维持交谈，或仅限于表达简单需求，或用简单、刻板的言语进行交流，或反复说其感兴趣的话题，而不关注他人的反应。患儿的言语形式及内容异常，可能存在模仿言语、重复言语、答非所问，或说一些唐突的、与当时情景无关的内容，语法结构、人称代词常使用错误，语调、语速、节律、重音等也常存在异常。部分患儿言语发展无明显迟缓，但依然会出现刻板重复言语，反复与他人说同一个话题，对成语、幽默或言外之意难以理解。孤独症患儿非言语交流能力发展也受损，他们肢体语言比较缺乏或不当，常不会用点头、摇头等动作或姿势进行交流，他们很少用食指指物，当需要什么时，就不管不顾地拉着大人的手，拉去有水的地方表示要喝水。

语言障碍通常是这类孩子就诊的首位原因。当家长发现孩子语言迟缓时，比如孩子2岁了，不会喊"爸爸妈妈"或说出其他任何有意义的字，家长叫名字不理人、不停步，部分家长可能不愿意面对、不愿意接受这些问题，最后可能"等等看"半年才就诊。

一些家长在养育的过程中，并非忽略这类孩子，而是他们刻意宽容了孩子成长过程中表现出来的一些问题，当确实回避不了，比如到3岁要去上幼儿园，但是不能自主表达，不能与老师互动，不能与小朋友在一起游戏的时候，就不得不去面对。可能大部分孤独症患儿没有听力问题，他们的语言迟缓与听力无关，家长往往认为孩子能听到，但是多数没有反应和互动，或仅仅需要时、感兴趣时才回应，这是交流方面的问题。

2）受限的、重复的行为模式、兴趣或活动

孤独症患儿兴趣范围狭窄，对某些事物或活动非常感兴趣甚至痴迷；行为方式刻板重复，生活的多个方面墨守成规、僵化刻板，并可能执着于一些特殊而无用的常规或仪式；出现刻板重复的动作和奇特怪异的行为，如将手放在眼前凝视和扑动等；对于各种感觉刺激可能反应过度或不足，如过分关注物体的气味、质感、产生的振动等。

每一个患儿的这些表现都不太一样，有的喜欢重复的动作，比如他们自己转圈、摇晃、蹦跳、撕纸；或者一成不变的穿衣习惯，必须要穿某几件衣服，必须要将拉链拉到某个位置；或者必须走哪一条线路回家。一旦改变对他们而言是不能接受的，这就叫刻板。但有时候家长说孩子很刻板，不一定是孤独症。

年龄小的患儿刻板行为表现会明显些，比如积木反复地拿起放下，面诊的

10分钟内可能就这个动作一直重复，年龄大或者智龄大些的孩子，刻板动作中一个动作不是拿起放下几秒就能完成，也不是走某条路线，可能会类似强迫行为，有时候与焦虑状态下的某些不自主动作会混淆。这时候我们需要全面评估这个孩子或转诊。

2.其他症状及共病

除上述主要临床表现外，孤独症患儿还常存在其他精神症状，如情绪不稳、多动、冲动、自伤等，多数患儿会共患其他神经发育障碍或精神障碍，包括智力障碍、注意缺陷多动障碍、抽动障碍、焦虑障碍及强迫障碍等。部分患儿存在某些躯体症状或躯体疾病，包括过敏、肥胖、胃肠功能紊乱及癫痫等，还可能存在染色体异常，如脆性 X 综合征、21- 三体综合征等。

（二）孤独症谱系障碍的早期筛查

孤独症病因及发病机制尚未完全明确，缺乏生物学标志物，因此临床上难以依赖辅助检查手段确诊，很大程度上靠医师对其特征行为的观察和家长对行为的描述。熟悉孤独症早期行为特征是实现早期识别、转诊、确诊和干预的关键第一步。

1. 孤独症谱系障碍的早期识别

孤独症社交不足和部分刻板行为在早期即可出现，早期筛查可以发现这些异常，2岁或2岁前早期诊断可靠。具有强有力的证据可作为孤独症早期识别的5种行为标记，简称"五不"行为。

（1）不 / 少看：指目光接触异常，患儿早期即开始表现出对有意义的社交刺激的视觉注视缺乏或减少，对人尤其是人眼部的注视减少。有些患儿即使可以对话，但是面对面注视仍然较少或缺乏。

（2）不 / 少应：包括叫名反应和共同注意。患儿对父母的呼唤声充耳不闻，叫名反应不敏感通常是家长较早发现的表现之一。共同注意是幼儿早期社会认知发展中的一种协调性注意能力，是指个体借助手指指向、眼神等与他人共同关注二者之外的某一物体或者事件。患儿共同注意减少或缺乏。

（3）不 / 少指：即缺乏恰当的肢体动作，无法对感兴趣的东西提出请求。患儿可能早在1岁时就表现出肢体动作的使用频率下降，如不会点头表示需要、摇头表示不要、有目的地指向及手势比划等。

（4）不 / 少语：多数患儿存在语言出现延迟，家长关注最多的也往往是儿童语言问题，尽管语言发育延迟并非孤独症诊断的必要条件，其他发育行为障碍也多表现有语言发育问题，但对于语言发育延迟儿童务必考虑孤独症可能。

（5）不当：指不恰当的物品使用及相关的感知觉异常。比如把积木排成一排，旋转物品并持续注视等。言语的不当也应该注意，表现为正常语言出现后言语的倒退，发出难以听懂、重复、无意义的语言。

2.基层常用的筛查工具

儿童心理行为发育问题可通过《儿童心理行为发育问题预警征象筛查表》（详见附录三）筛查。其是由国家卫生和计划生育委员会于 2013 年组织国内儿童心理、发育领域资深专家经验制定。在 0～3 岁年龄范围内涉及 8 个时点，每个时点包含 4 个条目，见表 9-6-1（表 9-6-1 仅为节选）。在初筛过程中应对儿童进行观察并且检查有无相应月龄的预警症状，该年龄段任何一条预警征象阳性，则提示有发育偏异的可能。

表 9-6-1　儿童心理行为发育问题预警征象筛查表（节选）

年龄	预警征象	年龄	预警征象
3 月	● 对很大声音没有反应	18 月	● 不会有意识叫"爸爸"或"妈妈"
	● 逗引时不发音或不会笑		● 不会按要求指人或物
	● 不注视人脸，不追视移动人或物品		● 与人无目光对视
	● 俯卧时不会抬头		● 不会独走
6 月	● 发音少，不会笑出声	24 月	● 不会说 3 个物品的名称
	● 不会伸手及抓物		● 不会按吩咐做简单事情
	● 紧握拳不松开		● 不会用勺吃饭
	● 不能扶坐		● 不会扶栏上楼梯 / 台阶
8 月	● 听到声音无应答	30 月	● 不会说 2～3 个字的短语
	● 不会区分生人和熟人		● 兴趣单一、刻板
	● 双手间不会传递玩具		● 不会示意大小便
	● 不会独坐		● 不会跑
12 月	● 呼唤名字无反应	36 月	● 不会说自己的名字
	● 不会模仿"再见"或"欢迎"动作		● 不会玩"拿棍当马骑"等假想游戏
	● 不会用拇指、食指对捏小物品		● 不会模仿画圆
	● 不会扶物站立		● 不会双脚跳

（三）孤独症谱系障碍的治疗

孤独症是严重影响患者社会功能的慢性疾病，因此，早筛查、早诊断、早干预对改善预后具有非常重要的意义。

1. 教育康复

教育康复是孤独症最主要的治疗干预方法。较常用的干预方法包括发展理念下的教育干预技术（如地板时光、早期介入丹佛模式、结构化教学及图片交流系统等）和以应用行为分析（ABA）为基础的行为教学技术。

2. 药物治疗

孤独症以教育康复为主，药物治疗不是首选，但在患儿存在较严重的情绪不稳、自伤、攻击和破坏性行为，而行为矫正方法无效或者不可获得的情况下，或共患其他精神障碍时，可采用药物治疗。药物治疗属于对症治疗，并非治疗其核心症状。

三、注意缺陷多动障碍的早期识别与干预

注意缺陷多动障碍（attention deficit hyperactivity disorder， ADHD），俗称"多动症"，主要临床表现为与年龄不相符的注意力不集中、不分场合地过度活动和易于冲动。常导致学习困难、自尊心受挫、情绪不稳定，影响升学和就业。

（一）注意缺陷多动障碍的临床表现

ADHD 的核心症状是注意缺陷、多动、冲动，可根据症状维度将其分为 3 个表型：注意缺陷为主型，主要表现为难以保持注意力集中、容易分心、做事有始无终、日常生活杂乱无章等；多动冲动为主型，主要表现为过度活动、喧闹和急躁；混合型，注意缺陷症状及多动冲动症状均较突出。一些儿童可能只表现出注意缺陷症状，而无多动症状，在女孩子中容易多见，比如上课时坐得端正，但频繁走神或者发呆。

1. 注意缺陷

正常儿童的有意注意维持时间为：5～6 岁维持 10～15 分钟，7～10 岁维持 15～20 分钟。ADHD 患儿注意力集中的时间短暂，注意强度弱，注意范围狭窄，不善于分配注意，多以无意注意为主，有意注意减弱。因此 ADHD 患儿对

身边几乎所有刺激都有反应，不能过滤无关刺激，表现出上课听讲和写作业都不能专心，发呆走神，很容易受环境影响，一项活动还没完成又转向另一项；跟他们说话总是记不住，不知在想什么；特别粗心马虎，经常丢三落四；总是不愿写作业，拖到不能再拖才开始，需要反复督促及辅导，常写到很晚，经常做不完；看似聪明，学习成绩却不好。

 小贴士

孩子能专注玩乐高、看电视、玩游戏，为什么会注意力不集中

很多心理学著作，按有无预定目的和有无意志努力把注意分为有意注意和无意注意。有意注意是有目的、必要时需要意志努力的注意，无意注意则相反。幼儿及低年级的小学生以无意注意为主。在使用电子产品娱乐时，由于画面场景切换快、色彩鲜明等特征使其非常具有吸引力，孩子并不需要做出特别的努力就可以维持对这些动画的注意，这大多是填鸭式、被动吸引的无意注意。而我们在学习、思考时所需要的注意方式是主动的，需要努力去维持的，也就是有意注意。因此，孩子能花几个小时专注地玩电子游戏，是无意注意，并不是学习时需要的有意注意。对于 ADHD 的孩子来说，有意注意是有缺陷的，常随境转移，所以上课听不进去，但看电视、玩手机能坚持。

2. 多动

ADHD 患儿自我控制能力差，行为常呈现活动过度的现象。表现为与年龄不相称的多动，不分场合、无目的性，包括躯体活动、手的活动以及言语活动的明显增多。部分患儿在胎儿期即出现胎动频繁的现象；婴儿期表现为易兴奋，好哭闹，睡眠差，排便、洗澡、穿衣时不安分，喂养困难，开始走路时往往以跑代步；学龄前期表现为手脚动个不停，显得格外活泼，难以安静玩耍，在幼儿园不遵守纪律，坐不住，好捣乱，不能午休；学龄期表现为上课小动作多，在座位上扭来扭去，常与周围同学讲悄悄话，爱插话抢答；更有甚者随意离开座位、离开教室。

多动大都开始于幼儿早期，进入小学后表现得更为显著，之后随着年龄增加，尤其是年长儿，多动的症状逐渐减少，而注意缺陷和冲动的症状常常维持不变。

"多动"与我们生活中所说的"好动"有所不同。单纯好动的儿童会区分场景是否适合，具有一定的自我控制力，在需要安静的情况下，能够静下来。比如上课的时候，正常儿童能够坐好、认真听讲。他们能够听从他人的训导，安静地进行游戏、学习等。"好动"是有目的性的，而"多动"多数是没有目的性的，不分场合的。上课时玩笔、撕纸、抠指甲、摇椅子等，没有意义、没有目的，对儿童的学习、亲子关系、人际关系、自尊心等产生了明显的不良影响。儿童在发展中活泼好动是比较正常的行为表现，只有多动达到临床诊断标准才能被诊断为ADHD。

3. 冲动

ADHD患儿与人交谈时，不能耐心地倾听别人说话，往往是别人的话还没讲完，就插嘴，打断别人的对话。在课堂上常常不举手就发言，甚至在老师问题还没说完答案已脱口而出，结果常常说错。做作业或考试中，题目还没看完就开始答题，考试中常常粗心大意看错题，越是容易的题目越容易出错。遇到困难急躁不安、缺乏信心。常对不愉快的刺激反应过度，易兴奋和冲动、不分场合、不顾后果，难以自控甚至伤害他人。容易犯错误，但对老师、家长的批评置若罔闻、屡教不改。参加游戏活动不能耐心等待轮换，易插队或放弃。ADHD患儿常因冲动行为发生意外事故，甚至出现严重后果，如喜欢爬高、翻越栏杆、突然横穿马路，心血来潮，想干什么就干什么等。

4. 其他

ADHD患儿智力多在正常范围内，少数伴有轻度智能低下。他们学业成就一般与其智力水平不相匹配。随着年级上升，专注时间短暂的问题严重影响学习效率，因而逐渐成绩下降，不稳定，甚至不及格。

ADHD患儿除注意缺陷、多动、冲动三大核心症状外，还常在发展社交技能、应对挫折和控制情绪方面存在困难。好发脾气、任性、鲁莽，稍不如意即大吵大闹，经常干扰别人，容易与人冲突、争吵、打架。他们常不被同龄人所接受，人际关系差，与同伴、老师、父母的关系常存在问题。因经常被老师批评、家长责备、同学嘲笑，可能出现退缩、回避、害怕上课、逃避考试甚至逃学，有的患儿一到学校就出现胸闷、头痛、胸痛等不适。过多失败和挫折的经历，使得他们自我评价降低，自信心不足，不愿与同学交往。部分患儿可能出现情绪问题，表现为脾气暴躁、不高兴，甚至出现自伤、攻击他人的行为。

（二）注意缺陷多动障碍的治疗

ADHD 对儿童的现在和将来可能会产生多种负面影响。未经正规治疗的 ADHD 患儿在学龄前主要表现为行为问题，但到了学龄期会增加学习障碍、社交恐惧、自卑等问题。到了青少年时期，行为问题会持续，还可能会出现社交不良、焦虑抑郁、休学，甚至辍学等各种问题。因此，及时、正规的治疗非常重要。ADHD 的治疗需要老师、家长和医师共同参与，采用非药物与药物治疗的综合措施，同时考虑个体化治疗及长期治疗。

1. 非药物治疗

非药物治疗包括心理教育、心理行为治疗、特殊教育和功能训练等，并围绕这些方面开展医学心理学治疗、家长培训和学校干预。心理教育指对家长和教师进行有关 ADHD 的知识教育，是治疗的前提。在学校和医院之间建立包含儿童必要信息、简单的行为和治疗观察表格等内容的学校报告卡，以帮助医生随访及评估患儿疗效及相关问题、及时调整治疗方案，积极推行"医教结合"的联动及监测模式，鼓励教师及相关工作人员共同监测高危儿童、早期识别及转介 ADHD 患儿并参与治疗及疗效监测。心理行为治疗指运用行为学技术和心理学原理帮助患儿逐步达到目标行为，是干预学龄前儿童 ADHD 的首选方法。常用的行为学技术包括正性强化法、暂时隔离法、消退法、示范法。治疗方法主要为行为治疗、认知行为治疗、应用行为分析、社会生活技能训练。

2. 药物治疗

ADHD 患儿在一定阶段可能需要接受药物治疗。目前国内市场一线治疗药物主要是盐酸哌甲酯缓释片及盐酸托莫西汀。药物治疗主要针对中重度多动症、非药物治疗无效或效果不佳的患儿。药物治疗主要用来改善注意力，增加自控，促进功能改善。药物治疗疗程因人而异，推荐至少 1 年以上，原则上需要每天持续服药。

3. 注意缺陷多动障碍的行为管理

（1）信任和共情是构建良好关系的基础。座位安排减少干扰，靠近老师，便于及时悄悄提醒。小心维护儿童自尊，忽略非干扰性问题行为。具体座位，可能第一排比最后一排好，如果孩子走神，摸摸他的头，马上就拉回来了；如果在最后一排，老师就要增加动作幅度，提醒可能就会变成批评。

（2）对于患有 ADHD 的孩子，发布简单指令可行，目标单一明确，先易后难，逐个解决问题行为。分割暂时达不到的目标。比如写字，提醒他不要出格，这个就是简单指令，比提醒他认真写要明确。

（3）关注优点，创造发挥长处的机会，增强自信。有时候可能找不到这个孩子的优点，那么就给他找点活干，帮老师送作业本，关电脑等，他都会很高兴。

（4）建立明确奖惩规则，公开、及时表扬、奖励，表扬动机和微小进步，表扬努力和做事的过程，要注重孩子而不是结果。批评时尽量避免公开场合，温柔而坚定，对事不对人，避免贴标签，避免翻旧账，家人管理一致。最好控制奖惩比例在合理范围，如奖励：惩罚 = 3：1。

在我国当前阶段，因为宣传力度还不够，很多地区的家长和学校老师整体上对儿童 ADHD 尚缺少清楚的认识，致使很多儿童在学校被视为问题儿童，不但没有受到科学地关注，还延误了病情的诊断和治疗，对这些儿童的身心健康发展十分不利。ADHD 是一种常见的慢性神经发育障碍，起病于童年期，影响可延续至成年，可与多种神经、精神疾病同时发病。让我们关注它，识别它，早期干预它，给予 ADHD 患儿美好的童年。

第七节　常见外科症状处理

儿童常见外科症状是指必要时需要小儿外科医生进行检查干预并处理的临床表现。家长们不用过于担心，宝宝们的身体结构处于发育阶段，不是所有的外科症状都需要"手术"处理，有的症状是随着年龄增大，可以自我恢复，家长能做的事就是"静观其变"。但是家长们也不能疏忽大意，有的症状需要及时发现及时处理并转诊小儿外科进行处理，避免发生不必要的麻烦。接下来我们一起学习一下常见的外科症状是哪些吧。

一、脐疝

人类腹腔内的脏器因为腹部坚实的腹肌及其他组织，腹腔脏器可以固定在腹腔内不乱跑，但是小婴儿脐部周围的组织发育欠佳或者比较松弛，腹腔内小肠子或者其他内脏组织会滑出这个薄弱的脐孔直接到皮下，形成常见的脐疝（图9-7-1）。

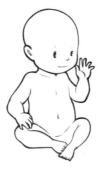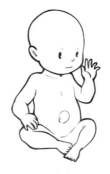

正常的肚脐　　　　　　　　脐疝

图 9-7-1　脐疝

小婴儿在哭闹、咳嗽、排便等情况时，脐部突出增大，变成一个"小鼓包"，软软的，压着是不痛的，安静入睡后，突出缩小或消失。手指压住脐部，脐部"小鼓包"可压回腹腔，并且可以摸到坚韧的脐环。

1. 家庭指导

家长可不用特殊处理。亦可用脐疝带或者脐疝贴固定脐疝，但是使用脐疝带或者脐疝贴过程患儿有皮肤过敏不适，或者压迫引起呕吐等不适，建议停止使用。

2. 转诊指征

对于脐环直径 <2cm 的大部分患儿，在生后 2 年内不需治疗可自然痊愈。对于 2 岁以下脐环直径 >2cm 者，可考虑手术治疗。经非手术治疗到 2 ～ 3 岁以后，脐环直径仍 >0.8cm 者，可考虑择期手术治疗。对于极少数患儿出现脐疝内容物无法还纳腹腔并出现哭闹不安需要及时前往医院就诊。

二、鞘膜积液

正常情况下，人的腹腔和腹股沟阴囊是由坚实的组织（闭锁的鞘状突）分隔开，避免腹腔液体或者内脏器"滑下"到腹股沟以下。部分患儿这个结构发育欠佳，造成腹腔内的液体流入腹股沟或者阴囊，形成精索鞘膜积液或者睾丸鞘膜积液（图 9-7-2）。

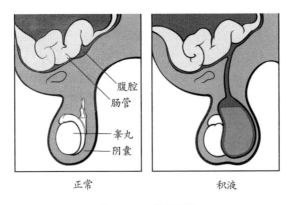

图 9-7-2　鞘膜积液

可见阴囊、睾丸上方或者腹股沟处有一囊性肿物，可透光，无红肿疼痛等表现。部分可有变大缩小表现。这里需注意女孩腹股沟处鞘状突未闭合形成的腹股沟肿物，称为子宫圆韧带囊肿。总体表现为男生腹股沟阴囊有个可透光的"小鼓包"，女生是腹股沟大阴唇上方有个可透光的"小鼓包"。

1. 家庭指导

家长不需要特殊处理，只需要观察，必要时转诊小儿外科。

2. 转诊指征

1 岁内的睾丸鞘膜积液有部分可出现自行吸收消失，故 1 岁内的鞘膜积液无需特殊处理。若超过 1 岁未消失，积液可压迫睾丸及周围的睾丸周围的精索输精管影响睾丸发育，建议转诊小儿外科准备手术。极少部分鞘膜积液突然变大红肿疼痛，考虑感染可能，需及时医院就诊。女孩的子宫圆韧带囊肿处理同上。

三、腹股沟疝

腹股沟疝（图 9-7-3）分为腹股沟斜疝和直疝。在小儿临床所见均为斜疝，直疝极为罕见。腹股沟斜疝发生原因同鞘膜积液，腹腔内的肠管通过未闭锁的鞘状突"滑入"腹股沟或者阴囊，引起腹股沟斜疝。腹股沟斜疝以右侧多见，亦可见左侧腹股沟斜疝或双侧腹股沟斜疝。而在女孩多见腹股沟斜疝为卵巢"滑入"腹股沟或大阴唇处，需要格外注意。

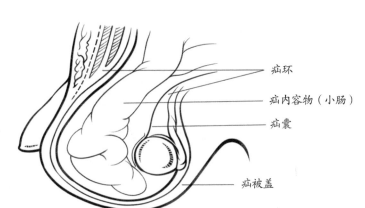

图9-7-3　腹股沟疝

男性患儿可见腹股沟或者阴囊见"软软的小鼓包"，和鞘膜积液不同的是，是不透光的肿物，大哭或者直立时会出现，安静时有的可消失。女性患儿是腹股沟可见"偏紧实的小囊肿"，多考虑卵巢疝。

1. 家庭指导

在腹股沟肿物没有"卡住"，可以自行"滑回"腹腔内，家长可观察，不用处理。日常生活避免患儿剧烈哭闹、出现便秘等增加腹腔压力的情况发生。患儿如果出现哭闹不安半个小时以上，无法安抚，需要打开尿不湿观察腹股沟处是否有肿起，如果肿物出现持续时间比较久，患儿哭闹持续不停，建议及时转小儿外科治疗。

2. 转诊指征

小儿斜疝年龄超过6个月后自愈者甚少，斜疝经常下降给孩子造成的不适及避免"卡住"，6个月后应尽早手术治疗。6个月内若出现腹股沟肿物，患儿哭吵不安，无法自行还纳，建议尽早前往医院就诊手法复位。腹股沟斜疝嵌顿（肠管被卡住，无法"滑回"腹腔）可引起肠管瘀血水肿，持续时间超过8～10小时，手法复位难度加大，出现肠管坏死风险增加，需要家长细心观察。

四、隐睾

隐睾（图9-7-4）按字面上可理解为隐藏的睾丸，就是睾丸没有出现在阴囊中。原因有患儿睾丸未正常下降到阴囊，有的停留在腹股沟处，有的停留在腹腔，部分患儿存在睾丸缺如或者发育不良也包括其中。

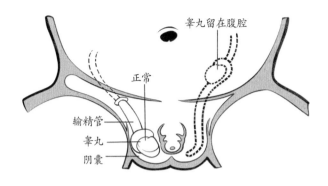

图 9-7-4 隐睾

1. 家庭指导

家长发现患儿阴囊内没有睾丸，或者阴囊发育左右不对称，或者阴囊发育差，需要找医生确诊是否隐睾。如果确认是隐睾，家长能做的事情就是观察，不用特殊处理。

2. 转诊指征

随着年龄的增大，部分隐睾患儿睾丸可继续下降至阴囊，但到 6 月龄后，继续下降的机会会明显减少。由于腹股沟处或者腹腔的温度不适合睾丸的发育，且部分患儿可能出现睾丸扭转、睾丸恶变。故建议 1 岁之后 2 岁之前择期行睾丸下降固定术治疗。

五、皮肤外伤

皮肤外伤是指由于跌、撞、擦、锐器等原因造成的皮肤损伤（图 9-7-5）。

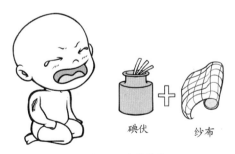

图 9-7-5 皮肤外伤

1. 家庭指导

儿童因为意外原因造成的伤害，需要现场对患儿的全身情况评估判断病情严重程度，若病情较轻可在家中处理。

（1）没有破皮的处理方法：会有皮下出血、淤青、红肿，需要冷／冰敷5～10分钟，使血管收缩，止血、消肿、缓解疼痛。24小时后热敷，消肿。

（2）烧烫伤（图9-7-6）：根据皮肤外观可以评估烧烫伤严重程度。一度烫伤，皮肤只是发红，有灼热，轻微疼痛感；二度烫伤，有水疱形成；三度烫伤，没有水疱形成，皮肤焦黑，疼痛感不明显。处理原则是需要保证周边环境安全，需要紧急降温。①将烧烫伤部位置于自来水下轻轻冲洗，或浸于冷水中约10分钟以上直到不痛为止，如无法冲洗或浸泡，则可用冷敷。②必要时可以涂抹烫伤膏或者紫草油并用无菌纱布包扎。

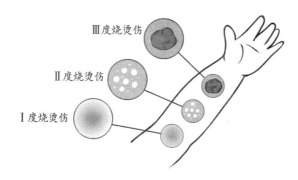

Ⅲ度烧烫伤

Ⅱ度烧烫伤

Ⅰ度烧烫伤

图9-7-6　烧烫伤

2. 转诊指征

（1）若面色苍白或青紫，呼吸急促或过缓、心率过快、脉搏细弱或未触及大动脉搏动，意识不清或者烦躁不安等情况，则考虑有生命危险需紧急拨打"120"送医院或及时就地抢救处理。

（2）有破皮出血的处理办法：①创面小的，需要生理盐水或者过氧化氢溶液清洗伤口，然后用75%乙醇消毒伤口，再涂上适量碘伏，医用无菌纱布包扎即可。若是轻微擦伤，创面消毒后可暴露，有利于痂皮形成。②如有金属片、针等锐利异物残留伤口，需要前往医院进行清创，取出异物。③创口较大、出血多的，先用纱布等压迫止血后，过氧化氢溶液清创、碘伏消毒、包扎；若出血量多伤口深，则以上处理后需送医院进行伤口缝合。④如果伤口较大、较深，或碰击物可能带有破伤风杆菌如生锈的金属片等，应当马上去医院对伤口进行处理，必要时要注射破伤风抗毒素，以防止破伤风的发生（家中需常备医用棉签、过氧化氢溶液清洁伤口用、碘伏或者 75% 乙醇消毒伤口用）。

（3）头部跌撞伤：注意观察意识情况，问答有无反应，有无剧烈头痛、头晕、呕吐、嗜睡等。如有立即送医院。病情仍需密切注意精神意识情况 24～48 小时，警惕迟发性颅内出血等情况。

（4）烫伤程度达到Ⅱ度及以上需要到医院进一步处理。请注意：不可自行挑破水疱或在伤处吹气，以免污染伤处；不可在伤处涂抹任意油膏、非无菌液体。隔着衣物烫伤的孩子，应要连同衣服一起尽快用清水或盐水冲洗伤处 5～15 分钟。降温后再扒开衣服检查其烫伤程度。不要企图移去粘在伤处的衣物，必要时可将衣裤剪开。不推荐使用冰块或者冰水冷却皮肤。

六、儿童遗尿

3～5 岁小儿，每周至少有 5 次夜间无意识排尿行为，持续至少 3 个月。年龄≥5 岁的儿童平均每周至少 2 次夜间不自主排尿，并持续 3 个月以上。以上情况可以诊断为遗尿症，这时家长需要关注，并需和医生配合尽早干预。大部分患儿仅表现为夜间尿床，无其他日间尿频、尿急、尿失禁等临床症状，称为单症状型夜遗尿（图 9-7-7）。

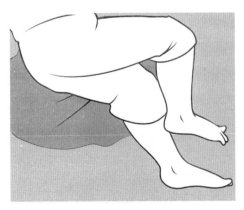

图 9-7-7　儿童遗尿

1. 家庭指导

部分遗尿儿童通过生活习惯改变，遗尿症状即可消失。①若孩子有白天规律饮水、睡前自觉排尿，未发生尿床等情况均需给予鼓励和奖励，若患儿夜间尿床不予责骂，但需唤醒患儿自行更换床单衣服等，让孩子自觉并积极参与遗尿治疗，需要树立遗尿治愈的信心。②需要调整患儿饮水模式，正常儿童白天需要足量饮水，患儿可充分感知膀胱充盈感，并养成白天规律排尿，睡前排尿的好习惯。③建议每天17：00前逐渐摄入完成身体需要总液体量（饮水量参考表9-7-1），17：00后建议尽量减少液体摄入。尽量饮用温水。④晚餐宜早，最好不要过稀。⑤避免夜间剧烈运动、睡前过度兴奋。⑥夜间睡眠宜早，睡前2～3小时禁止饮水。⑦多吃软化大便的食物、避免便秘。⑧避免食用含咖啡因、生冷的食物等。⑨夜间定时提早唤醒排尿可能减少膀胱充盈及大脑觉醒之间的联系，并且影响患儿的睡眠质量，不建议作为遗尿的长期训练方式，但患儿若参加学校团体活动，可在活动期间短期应用。

表 9-7-1　儿童及青少年推荐的每天液体摄入量

年龄	性别	每天液体摄入量 /ml
4～8岁	男	1000～1400
	女	1000～1400
9～13岁	男	1200～2100
	女	1400～2300
14～18岁	男	1400～2500
	女	2100～3200

2. 转诊指征

若患儿5岁以上仍有夜间尿床现象，符合以上遗尿症诊断标准，都需到医院就诊，不可继续观望。

第八节　儿童常见姿势异常康复指导

一、髋关节发育不良

发育性髋关节发育不良是指先天或后天性髋关节发育异常，出现髋臼浅平、髋斜度异常、股骨头前倾角增大，颈干角变直，髋关节不稳、脱位，晚期出现骨关节炎，影响工作和生活。

本病是一个在关节发育过程中逐渐出现的畸形，可表现为出生即存在髋关节异常，也可表现为出生时髋关节无异常，但随着小儿生长发育而出现了髋关节的异常。

在新生儿及婴幼儿时期，发育性髋关节发育不良的症状主要表现为臀部或腿部皮纹不对称，分髋受限，甚者出现胸腰部明显前突，臀部后凸，步态摇摆或跛行；单侧髋关节脱位时，可表现为双下肢不等长（图9-8-1）。按其脱位程度可分为髋臼发育不良、髋关节半脱位和髋关节脱位。

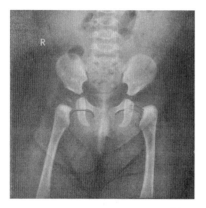
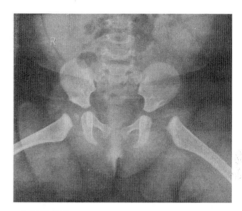

图 9-8-1　髋关节脱位

1. 家庭指导

1）家庭筛查方法

家庭简单筛查方法具体如下。

（1）一长：两腿并拢，测试下肢长度差异（适用于婴幼儿）。

（2）二膝：Allis 征，两腿并拢，屈膝 90°，两膝高低不等（适用于婴幼儿，图 9-8-2）。

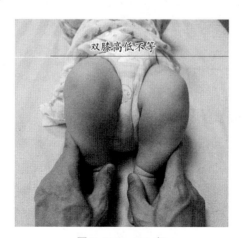

图 9-8-2　Allis 征

（3）三皱：平卧，两腿并齐上提，两侧大腿皮肤皱襞、腘窝纹和臀纹不对称（适用于新生儿和婴幼儿，图9-8-3）。

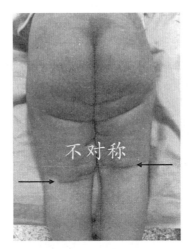

不对称

图9-8-3　臀纹不对称

（4）四展：分髋试验，外展、外旋髋关节受限不对称（图9-8-4）。

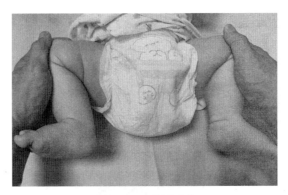

图9-8-4　分髋试验

2）预防措施

（1）正确的襁褓方式，避免新生儿在襁褓包裹时处于髋关节极度伸直体位，也要尽量避免用力抻拉婴儿下肢（图9-8-5）。

（2）选择合适的抱姿，抱孩子的时候多用骑跨式，避免婴儿双腿下垂，最好能蛙式外展，使髋关节可以自由伸展，避免髋关节发育不良。

（3）选择合适的安全座椅及婴儿腰背带。比如选择婴儿安全座椅，座位不要太窄，应确保婴儿双腿能自然弯曲外展，并保持活动状态（图9-8-5）。

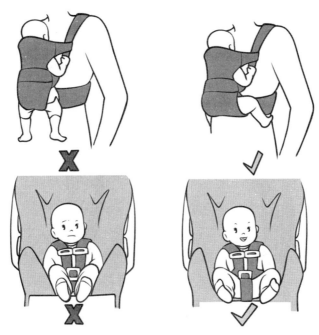

图 9-8-5　正确的襁褓方式和安全座椅

2. 转诊指征

（1）有臀部或腿部皮纹不对称且有髋关节发育不良的危险因素者，如家族史、臀位产、羊水过少、巨大儿、先天畸形、多胎等。

（2）日常活动中发现髋关节松弛、异响、限制、不对称或疼痛等异常。

一旦发现以上症状，建议尽早到医院由医生来判断、诊治。同时，需要强调的是，髋关节发育不良不是一次检查就能检查出来的，最好能多次复查。因为孩子在发育的过程中，原本正常的髋关节也可能出现异常问题。

二、膝过伸

膝过伸通常被称为"膝关节过度伸展"，这种体态表现为负重的膝关节伸展超出中立位置。

从人体侧面看正常的膝关节体态，从胫骨到踝外侧，可以画一条垂线，这条垂线从侧面看可以纵向平分胫骨，而在膝过伸体态中，大部分小腿落在该线的后面，该线不再能平分腿部（图 9-8-6、图 9-8-7）。

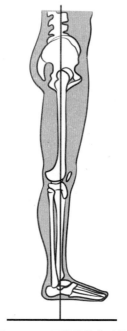

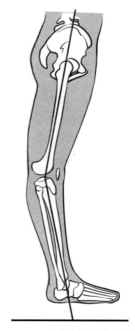

图 9-8-6　正常膝关节对线　　　　　图 9-8-7　膝过伸的膝关节对线

膝过伸会造成膝关节前方的压迫力增大，后方的张力增加，髌骨和股骨会出现磨损，造成膝关节疼痛。膝过伸会使股骨相对于静止的胫骨以向前滚动和向后滑动的方式滑动，在这一状态下，股骨会向前倾而造成股骨和胫骨在前侧夹挤，防止膝过伸的前交叉韧带也会因此处于紧张的状态容易出现损伤，膝关节后方的关节囊和韧带因为张力的增加也易于受伤。膝过伸还会造成髋关节伸直增加和踝关节背屈减少，这两者都会影响步态和下肢的灵敏度，与膝关节对线正常的人相比，膝过伸者行走速度更缓慢。膝过伸有关肌肉的变化可见表 9-8-1。

表 9-8-1　膝过伸有关肌肉的变化

部位	缩短的肌肉	延长的肌肉
大腿	股四头肌	半腱肌、半膜肌、股二头肌
小腿	比目鱼肌	腘肌、腓肠肌

1. 家庭指导

1）康复训练

康复矫正膝过伸的关键是拉伸膝关节缩短的肌肉，并通过运动练习，收紧使膝关节屈曲的肌肉，从而达到很好的矫正膝过伸的效果。

（1）拉伸股四头肌练习：如图儿童一腿向前迈出，一腿在后，弓步用力下压，保持这个姿势30秒，而后呼气，放松还原，两腿前后位置交换，再进行拉伸练习，反复练习2～3次（图9-8-8）。

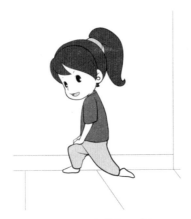

图9-8-8　拉伸股四头肌

（2）臀桥练习：如图儿童仰卧于垫上，弯曲膝关节，挺胸收腹，整个背部须平贴于地面，儿童臀部发力将身体上抬呈一条直线，腰背挺直，保持腹部收紧，肩胛贴紧地面，膝、髋、肩呈"三点一线"，身体向上离开垫子时呼气，向下吸气，反复练习8～12次，一组完成后，稍作休息再进行练习，反复进行2～3组（图9-8-9）。

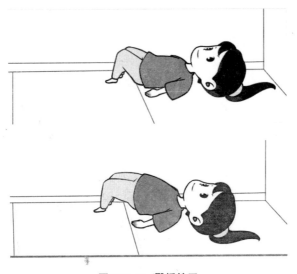

图9-8-9　臀桥练习

（3）俯卧屈膝练习：儿童俯卧于垫上，指导者坐于其后方，将弹力带一端套于儿童两个脚踝上，另一端握于手中起到固定作用，儿童屈膝用力，使两足靠近臀部，反复 8～12 次，一组完成后，稍作休息再进行练习，反复进行 2～3 组（图 9-8-10）。

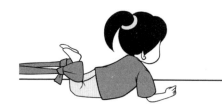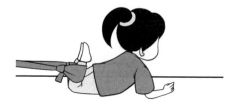

图 9-8-10　俯卧屈膝练习

2）日常生活注意事项

（1）在日常生活中注意膝关节的体态。

（2）要特别注意站姿，避免膝关节伸直锁死固定，可稍稍膝盖稍外旋站立。

（3）在动态功能性运动中练习正确的膝关节对线，如从坐姿站起和爬楼梯都要注意膝关节避免过度伸直。

（4）在运动中注意保护膝关节，特别注意那些会冲击膝关节的跳跃活动和涉及下肢负荷过度的体育活动。避免会迫使膝关节伸展的运动和拉伸练习。

2. 转诊指征

（1）膝关节过伸检查时出现疼痛或不适。

（2）膝关节有明显的肿胀、红肿或温度升高。

（3）膝关节有明显的畸形、松动或锁死。

（4）膝关节有明显的活动受限或功能障碍。

（5）膝过伸自我保守治疗无效或者反复复发。

如果出现以上任何一种情况，建议及时找医生进行专业的诊断和治疗。

三、膝内翻

膝内翻是指两下肢自然伸直或站立时，两足内踝能相碰而两膝不能靠拢的一种下肢异常体态。

股骨的解剖轴线与膝关节内侧胫骨的解剖轴线之间，形成的正常角度约为 195°。膝内翻通常被称为"O 形腿"，膝关节内翻使胫股关节的内角 <180°，患

儿两腿自然伸直或站立时，两足内踝能相碰而两膝（两侧股骨内侧髁）不能靠拢
（图9-8-11）。

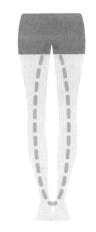

图 9-8-11 膝内翻体态

膝内翻体态中，膝关节外侧和踝关节内侧的张应力增加，膝关节内侧和踝关
节外侧的压应力增加，使得外侧副韧带被拉紧而减弱，关节稳定性减弱，增加了
外侧副韧带损伤的可能性。内侧半月板被压缩，也可能受伤。膝内翻会使髌骨倾
向于被拉向内侧，影响髌骨正常的滑动机制，造成膝关节的不稳定。膝内翻同时
伴有髋关节内旋、膝关节过度伸展和足内翻。在承重时，小腿会内转，进而造成
内侧足部自地面抬高，身体会代偿性的发生距下关节旋前，增加了踝关节内外侧
向的扭动，提升了跌倒的风险。具体见表9-8-2。

表 9-8-2　膝内翻有关肌肉的变化

部位	缩短的肌肉	延长的肌肉
大腿	股四头肌、髋内旋肌、股薄肌、半腱肌和半膜肌	髋外旋肌、股二头肌
小腿	腓骨肌	腘肌、胫骨后肌、趾长屈肌

1. 家庭指导

1）康复训练

康复矫正膝内翻的关键是增强腿外侧肌肉的力量，通过抗阻力量训练可拮抗
膝内翻缩短肌肉的影响，从而达到很好的矫正膝内翻的效果。

（1）抗阻侧走练习：儿童两脚与肩同宽，踩住阻力圈一端，把阻力圈十字
交叉，另一端握于两手，固定于髋部，维持好张力后，先将左腿用力外展迈出一

步，完成后，右腿向左侧跟进，而后再左腿再用力向左外展迈进一步，右腿向左侧再跟进，连续完成8～12次，随后方向相反，向右侧侧走，一组完成后，稍作休息再进行练习，反复进行2～3组（图9-8-12）。

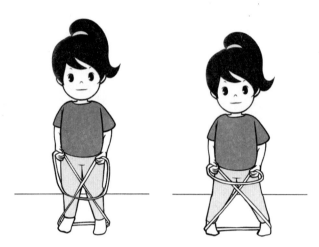

图9-8-12 抗阻侧走练习

（2）抗阻外展练习：儿童两脚与肩同宽，踩住阻力圈一端，把阻力圈十字交叉，另一端握于两手，固定于胯部，维持好张力后，先向重心移至左腿，右足离开地面，用力向右侧外展，反复进行8～12次，而后重心移至右腿，进行左腿外展练习8～12次，一组完成后，稍作休息在进行练习，反复进行2-3组（图9-8-13）。

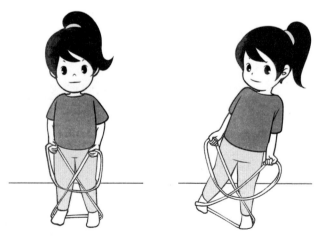

图9-8-13 抗阻外展练习

（3）侧卧外展练习：儿童侧卧位，将阻力圈两端分别套于儿童两脚脚踝上，下侧腿固定，上侧腿用力向上外展，而后还原，反复练习8～12次，换另一侧练习，一组完成后，稍作休息在进行练习，反复进行2～3组（图9-8-14）。

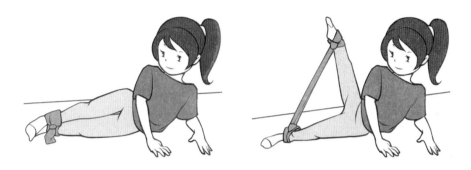

图9-8-14　侧卧外展练习

2）日常生活注意事项

（1）避免习惯性将重量转移到一条腿上呈现懒散的站姿，这样会加剧膝内翻的体态。

（2）避免加重髋关节内旋的姿势，如"W"坐姿。

（3）站立时可有意识地放松膝关节，然后收紧臀部，以体验足弓拱起，将部分重量转移到双脚外侧，进一步收紧臀部，尝试双腿稍微外旋，并使髌骨朝向正前方。

2. 转诊指征

（1）膝内翻持续存在或恶化，超过了正常发育变异的范围。

（2）膝内翻伴有局部红肿、压痛、皮肤改变或其他异常体征。

（3）膝内翻导致行走困难、跛行或其他功能障碍。

（4）膝内翻与其他骨骼畸形或全身性疾病有关。

（5）膝外翻经过保守治疗（如物理治疗、支具、药物等）没有改善。

如果出现以上任何一种情况，建议及时找医生进行专业的诊断和治疗。

四、膝外翻

膝外翻（X形腿）是指两下肢自然伸直或站立时，当两膝相碰，两足内踝分离而不能靠拢的一种下肢异常体态。

股骨的解剖轴线与膝关节内侧胫骨的解剖轴线之间，形成的正常角度约为195°。膝外翻通常被称为"X形腿"，即膝关节对线不良，造成内侧胫股角度>195°。患儿两下肢自然伸直或站立时，两膝（两侧股骨内侧髁）能相碰而两踝不能相碰（图9-8-15）。

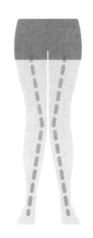

图9-8-15　膝外翻体态

膝外翻体态中，膝关节和踝关节内侧的张应力增大而使内侧副韧带的张力增加而变弱导致膝关节稳定性降低，膝关节和踝关节外侧的压应力增大使得外侧半月板可能因压缩而受伤。易发生膝关节疼痛，如髂胫束综合征等。膝外翻体态下，髌骨位置相对外倾、外移，影响运动轨迹，可引起髌股关节疼痛与劳损等。膝外翻与其他关节体态的变化有关，包括髋关节过度内收和内旋，胫骨外侧扭转以及扁平足。具体见表9-8-3。

表9-8-3　膝外翻有关肌肉的变化

部位	缩短的肌肉	延长的肌肉
大腿	股二头肌、阔筋膜张肌、髋内收肌	股薄肌、半膜肌和半腱肌、缝匠肌
小腿	腓骨肌	/

1. 家庭指导

1）康复训练

拉伸缩短的肌肉，加强股薄肌、半腱肌和半膜肌、缝匠肌的练习，就可逐步达到很好的矫正膝外翻的效果。

（1）拉伸髋内旋内收肌群，如图9-8-16仰卧，大腿外旋，小腿屈曲，双足足尖朝外保持拉伸姿势每次维持30秒，稍作休息，反复进行3～5次。

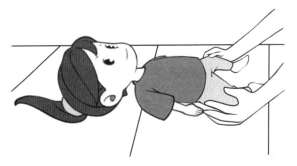

图9-8-16 拉伸髋内旋内收肌群

（2）靠墙弹力带阻力蹲起：如图9-8-17在膝关节上方套一条弹力带，保持弹力带张力，下蹲至屈膝屈髋90°位，然后再站起至伸膝位，在蹲起过程中始终保持弹力带张力，蹲起8～12次为一组，一组完成后，稍作休息，反复进行3～5组。

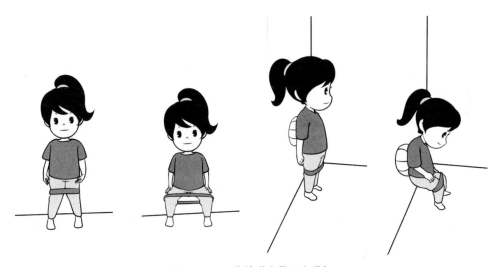

图9-8-17 靠墙弹力带阻力蹲起

2）日常生活注意事项

（1）避免使髋关节内旋的姿势，如"W"坐姿，坐椅子也应避免将脚绕着椅腿，因为这样会压迫膝关节和踝关节的内侧，加剧膝外翻。

（2）如果可能，避免参加高强度的运动，因为这类运动会增加膝关节的应力，进一步压缩和拉紧膝关节的结构。

（3）如合并出现明显足旋前，应在医师指导下穿配矫形鞋。

2. 转诊指征

（1）膝外翻严重影响日常活动或运动能力。

（2）膝外翻导致膝关节疼痛、肿胀或不稳定。

（3）膝外翻伴有其他下肢畸形或发育异常。

（4）膝外翻经过保守治疗（如物理治疗、支具、药物等）没有改善。

（5）膝外翻患者年龄超过 10 岁。

如果出现以上任何一种情况，建议及时找医生进行专业的诊断和治疗。

五、足内翻

足内翻是指脚后跟偏向内侧，跟骨相对于胫骨朝向内侧翻转的一种足部异常体态。

足内翻较足外翻少见，体态观察上会发现在正常的足部体态中，外踝的位置稍低于内踝，而在足内翻体态中，外踝的位置较高，与内踝几乎平行，跟骨位置向中线靠近。患儿的足跟外侧承重更多（鞋底的外侧磨损可提供线索）。评估患儿时，想象一条线通过胫骨、踝骨和跟骨，这条线在正常足部体态中是垂直的，但是在足内翻体态中是偏斜的，在踝关节的内侧形成一个钝角（图 9-8-18）。

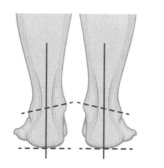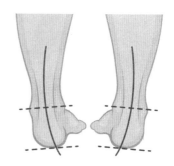

图 9-8-18　正常足与足内翻体态

足内翻会使踝关节内侧的压应力增加，外侧的张应力也会增加，导致踝关节外侧副韧带弱化从而易造成外侧踝关节的扭伤。足外翻伴有足旋后和内侧纵弓的升高增加了跟骨骨刺、跟骨滑囊炎、跟腱炎、足底筋膜炎和距骨疼痛的风险。在足内翻时跟骨内翻，在承重状态下应力会使距骨外展和背屈，胫骨随着距骨的动作轻微外转，也可能会出现股骨外旋和骨盆旋转。足内翻通常与膝内翻（O 形腿）相关。具体见表 9-8-4。

表 9-8-4　足内翻有关肌肉的变化

部位	缩短的肌肉	延长的肌肉
足踝	拇趾长屈肌，趾长屈肌，胫骨前肌	腓骨肌，趾长伸肌，拇趾长伸肌

1. 家庭指导

1) 康复训练

拉伸缩短的肌肉，练习使足外翻的肌群，就可逐步达到很好的矫正足内翻的效果。

（1）拉伸缩短的肌肉，如图 9-8-19 将儿童的腿放置在折叠或卷起的毛巾上，拉伸踝关节内侧软组织，每个姿势每次维持 30 秒，稍作休息，换另一侧进行拉伸，反复进行 3～5 次。

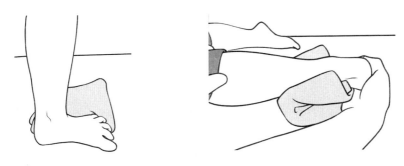

图 9-8-19　拉伸缩短的肌肉

（2）足外翻力量训练方法，如图 9-8-20 指导者用弹力带套住儿童的一只脚，儿童用足外翻肌来外展背屈拉伸弹力带以锻炼肌力，反复练习 8～12 次，稍作休息，换另一侧进行，反复进行 3～5 组。

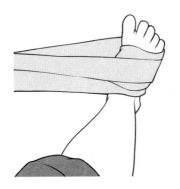

图 9-8-20　足外翻力量训练方法

2）日常生活注意事项

（1）家长可帮助儿童进行小腿前后侧肌群的按摩放松，增进康复效果。

（2）利用高尔夫球在足底滚动，有助于放松足底软组织。

（3）矫正鞋是一种可选方案。

2. 转诊指征

（1）足内翻伴有严重的足部畸形、功能障碍或疼痛。

（2）足内翻与其他先天性或后天性的足部问题同时存在，如扁平足、高弓足、马蹄内翻足等。

（3）足内翻由于外伤、感染、肌肉萎缩或神经系统损伤引起，且影响了血管或神经的完整性。

（4）足内翻自我保守治疗无效或者反复复发。

如果出现以上任何一种情况，建议及时找医生进行专业的诊断和治疗。

六、足外翻

足外翻是指脚后跟偏向外侧，内踝突出，外踝下沉的一种足部异常体态。

足外翻体态很容易识别，因为在正常的足部体态中，外踝的位置稍低于内踝，而在足外翻体态中，外踝的位置明显低于内踝，跟骨位置远离中线。患儿的足跟内侧看起来承重更多（鞋底的内侧磨损可提供线索）。评估患儿时，想象一条线通过胫骨、踝骨和跟骨，这条线在正常足部体态中是垂直的，但是在足外翻体态中是偏斜的，在踝关节的外侧形成一个钝角（图9-8-21）。

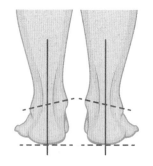
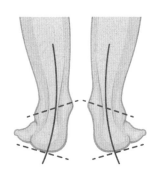

图 9-8-21　正常足和足外翻体态

足外翻会使踝关节内侧的张应力增加，外侧的压应力也会增加，从而易造成内侧踝关节的扭伤。足外翻伴有足旋前和内侧纵弓的高度下降增加了拇趾外翻和足趾交叠的可能性，也可能造成跖骨疼痛，趾间神经炎，足底筋膜炎。足旋前会使行走时跟腱的受力增加，更容易有跟腱炎或肌腱退化。在足外翻时跟骨外翻，在承重状态下应力会使距骨内收和屈曲，胫骨随着距骨的动作轻微内转，也可能会出现股骨内旋和骨盆旋转。足外翻也可能与 X 形腿（膝外翻）有关。具体见表 9-8-5。

表 9-8-5　足外翻有关肌肉的变化

部位	缩短的肌肉	延长的肌肉
踝与小腿	腓骨肌群、腓肠肌、比目鱼肌	胫后肌、内收拇肌、屈拇趾长肌、屈趾长肌
大腿	当髋膝踝发生关联性改变时：股二头肌、髋内收肌群、阔筋膜张肌	当髋膝踝发生关联性改变时：臀大肌、臀中肌

1. 家庭指导

1）康复训练

拉伸缩短的肌肉，练习使内翻的肌群，就可逐步达到很好的矫正足外翻的效果。

（1）拉伸缩短的肌肉，如腓骨肌、腓肠肌和比目鱼肌，每个姿势每次维持30 秒，稍作休息，换另一侧进行拉伸，反复进行 3～5 次（图 9-8-22）。

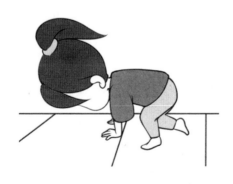

图 9-8-22　拉伸缩短的肌肉

（2）促进足内翻力量训练方法一，儿童如图 9-8-23 将两足内翻用足弓夹起筒状物，缓缓离开地面，移动至敏捷环内，稳稳放下，指导者再把筒状物放回原处，儿童重复进行 8～12 次为一组，一组完成后，稍作休息，反复进行 3～5 组。

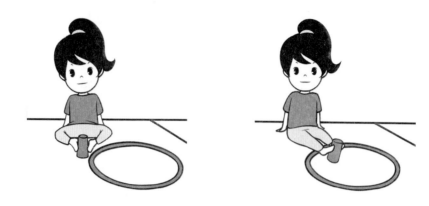

图 9-8-23　促进足内翻力量训练方法一

（3）促进足内翻力量训练方法二，指导者手拿弹力带一端套于儿童前脚掌，一端握于手中，儿童如图 9-8-24 在抗阻力的情况下，用力内翻和跖屈足部，把筒状物往回撬，而后指导者把筒状物放回原处，反复练习 8 ～ 12 次为一组，一组完成后，稍作休息，换另一侧进行练习，反复进行 3 ～ 5 组。

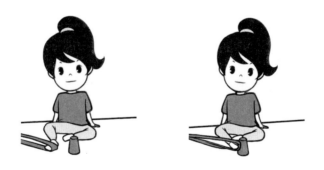

图 9-8-24　促进足内翻力量训练方法二

2）日常生活注意事项

（1）避免"W"坐姿，可以在日常地板玩耍时以盘腿坐为主。

（2）尽量外出穿运动鞋，这样可以有效保护足跟在足部的位置关系。

（3）必要时在医师指导下穿配矫形鞋。

2. 转诊指征

（1）足外翻导致脚部功能障碍，如影响承重、站立和行走。

（2）足外翻引起其他部位的伤害，如胫骨、脚踝、足弓、脚趾、拇指球、足底等。

（3）足外翻伴有严重的脚部畸形，如痉挛性脑瘫后足外翻等。

（4）足外翻自我保守治疗无效或者反复复发。

如果出现以上任何一种情况，建议及时找医生进行专业的诊断和治疗。

七、斜颈

斜颈是指颈部向侧面扭曲导致头部向一侧倾斜而颈部转向对侧的姿势异常性疾病（图 9-8-25）。

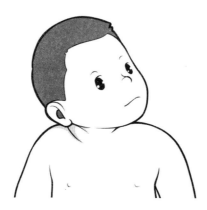

图 9-8-25　斜颈

当婴幼儿颈部一侧的肌肉出现紧张，引起头向患侧倾斜，面部转向对侧的情况，并且在一天当中大多数情况都表现出这种姿势。斜颈分为几种类型。

（1）出生就存在一侧胸锁乳突肌包块的肌性斜颈。

（2）由于颈部骨性结构改变的骨性斜颈。

（3）因为存在斜视而出现颈部姿势代偿的眼性斜颈。

（4）姿势性斜颈，这类斜颈常常是发生在运动发育落后，不怎么爱动的婴幼儿身上，比如仰卧姿势太久，总是一侧喂奶或者事物总在一侧吸引婴幼儿注意，导致婴幼儿习惯性偏向一侧，若是日久导致头型的改变，会导致婴幼儿更加难以恢复正常颈部活动范围，加重斜颈症状。

斜颈最常见并发症——斜头（图 9-8-26）：①婴幼儿头后部一边突起，一边平坦，或者头后部特别宽平，就称为斜头。②常常是由于斜颈的婴幼儿习惯性偏一侧睡觉，被压的头后部发生形变。③从婴幼儿头顶往下看，可以发现婴幼儿的两侧耳朵不在同一水平。④头型的改变引起婴幼儿面部出现不对称。

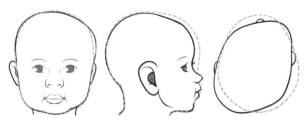

图 9-8-26　斜头

1. 家庭指导

家长可以从以下 3 个方面来帮助自己的斜颈婴幼儿早日康复。

1）日常生活姿势的调整

（1）日常抱婴幼儿时要有意识地让婴幼儿转向平常不那么爱看的一侧。

（2）婴幼儿俯卧玩耍是要有意识地用玩具吸引婴幼儿颈部往左右两侧转，活动受限的一侧要刻意多转。

（3）刻意往头后部突出的一侧侧躺，可以用卷好的毛巾毯垫在腰背部给予支持（图 9-8-27）。

（4）清醒时多俯卧抬头，3 月龄以上婴幼儿一天累积俯卧抬头时间可达 1 小时。

（5）经常变换喂奶的姿势，避免总是一侧进行。

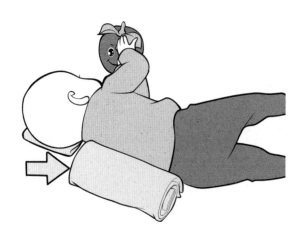

图 9-8-27　婴儿侧躺姿势

2）颈部力量训练

对于3～4月龄的婴幼儿，颈部的矫正反应已经出现，可以利用矫正反应来训练婴幼儿颈部侧边肌肉，具体做法是竖抱婴幼儿时，将婴幼儿身体倾斜至患侧（如婴幼儿平常头向左侧偏，面部喜欢向右侧看，那婴幼儿的患侧就是左侧），婴幼儿的头部会往正中位置自主抬起来。

3）颈部肌肉牵伸

分为颈部旋转牵伸和颈部侧边牵伸，但要根据婴幼儿斜颈严重程度来制订一天的牵伸频次和时间（图9-8-28）。

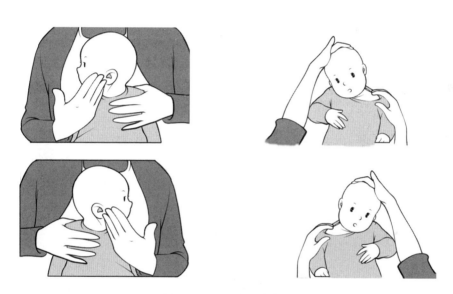

图 9-8-28　颈部肌肉牵伸

2. 转诊指征

（1）斜颈畸形明显，影响头部活动和面部发育。

（2）颈部肿块不消失或增大，导致肌肉纤维化和挛缩。

（3）颜面部畸形严重，导致视力减退或双眼不在同一水平线上。

（4）斜颈自我保守治疗无效或者反复复发。

如果出现以上任何一种情况，建议及时找医生进行专业的诊断和治疗。

参考文献

[1] 江载芳, 王天有, 申昆玲, 等. 诸福棠实用儿科学 [M]. 9 版. 北京: 人民卫生出版社, 2022.

[2] 陈荣华, 赵正言, 刘湘云. 儿童保健学 [M]. 南京: 凤凰科学技术出版社, 2017.

[3] 黎海芪. 实用儿童保健学 [M]. 北京: 人民卫生出版社, 2016.

[4] 常素英, 张霆. 婴幼儿喂养咨询 [M]. 北京: 人民卫生出版社, 2021.

[5] 全国儿童保健 8 个技术规范. 卫生部办公厅文件, 2012.

[6] 赵忠新. 睡眠医学 [M]. 北京: 人民卫生出版社, 2016.

[7] 金星明, 静进. 发育行为儿科学 [M]. 北京: 人民卫生出版社, 2014.

[8] 张金哲, 潘少川. 实用小儿外科学 [M]. 杭州: 浙江科学技术出版社, 2020.

[9] 邵肖梅, 叶鸿瑁, 丘小汕, 等. 实用新生儿学 [M]. 5 版. 北京: 人民卫生出版社, 2019.

[10] 中华人民共和国国家卫生和计划生育委员会. 0 ～ 5 岁儿童睡眠卫生指南 [S]. 2017.

[11] 陆林, 于欣. 精神障碍诊疗规范 (2020 年版)[M]. 北京: 人民卫生出版社, 2020.

[12] 中国疾病预防控制中心妇幼保健中心, 中国婴儿睡眠健康促进研究协作组. 中国婴幼儿睡眠健康指南 [S]. 2013.

[13] 夏正坤, 徐虹. 儿童遗尿症诊疗规范 [M]. 北京: 人民卫生出版社, 2019.

[14] 国家卫生健康委关于印发国家免疫规划疫苗儿童免疫程序及说明 (2021 年版) 的通知 [J]. 中华人民共和国国家卫生健康委员会公报, 2021(2): 13-22.

[15] Szejko N, Robinson S, Hartmann A, et al. European clinical guidelines for Tourette syndrome and other tic disorders-version 2. 0. Part I: assessment[J]. Eur Child Adolesc Psychiatry, 2022, 31(3): 383-402.

[16] Roessner V, Eichele H, Stern JS, et al. European clinical guidelines for Tourette syndrome and other tic disorders-version 2. 0. Part III: pharmacological treatment[J]. Eur Child Adolesc Psychiatry, 2022, 31(3): 425-441.

[17] 李洪华, 董涵宇, 王冰, 等. 儿童抽动障碍的心理教育与行为干预治疗的研究进展 [J]. 中国当代儿科杂志, 2018, 20(11): 968-973.

[18] 卢青, 孙丹, 刘智胜. 中国抽动障碍诊断和治疗专家共识解读 [J]. 中华实用儿科临床杂志, 2021, 36(9): 647-653.

[19] 陈文雄. 孤独症 70 年: 从 Kanner 到 DSM-V[J]. 临床儿科杂志, 2013, 31(11): 1001-1004.

[20] Hyman S L, Levy S E, Myers S M, et al. Identification, Evaluation, and Management of Children With Autism Spectrum Disorder[J]. Pediatrics, 2020, 145(1): e20193447.

[21] Loomes R, Hull L, Mandy W P L. What Is the Male-to-Female Ratio in Autism Spectrum Disorder? A Systematic Review and Meta-Analysis[J]. J Am Acad Child Adolesc Psychiatry, 2017, 56(6): 466-474.

[22] 中华医学会儿科学分会发育行为学组, 中国医师协会儿科分会儿童保健专业委员会, 儿童孤独症诊断与防治技术和标准研究项目专家组. 孤独症谱系障碍儿童早期识别筛查和早期干预专家共识 [J]. 中华儿科杂志, 2017, 55(12): 890-897.

[23] 黄小娜, 张悦, 冯围围, 等. 儿童心理行为发育问题预警征象筛查表的信度效度评估 [J]. 中华儿科杂志, 2017, 55(6): 445-450.

[24] Li F, Cui Y, Li Y, et al. Prevalence of mental disorders in school children and adolescents in China: diagnostic data from detailed clinical assessments of 17, 524 individuals[J]. J Child Psychol Psychiatry, 2022, 63(1): 34-46.

[25] 中华医学会儿科学分会发育行为学组. 注意缺陷多动障碍早期识别、规范诊断和治疗的儿科专家共识 [J]. 中华儿科杂志, 2020, 58(3): 188-193.

[26] Posner J, Polanczyk G V, Sonuga-Barke E. Attention-deficit hyperactivity disorder[J]. Lancet, 2020, 395(10222): 450-462.

[27] WHO. Guidelines on physical activity, sedentary behaviour and sleep for children under 5 years of age[S]. 2019.

[28] Hirshkowitz M, Whiton K, Albert S M, et al. National Sleep Foundation's

updated sleep duration recommendations: fifinal report[J]. Sleep Health, 2015, 1(4): 233-243.

[29] Paruthi S, Brooks L J, D'Ambrosio C, et al. Recommended amount of sleep for pediatric populations: a consensus statement of the American Academy of Sleep Medicine[J]. J Clin Sleep Med, 2016, 12(6): 785-786.

[30] 王丹华, 刘喜红. 早产、低出生体重儿出院后喂养建议 [J]. 中华儿科杂志, 2016, 54: 6-12.

[31] Levin M, Goga A, Doherty T, et al. Allergy and infant feeding guidelines in the context of resource-constrained settings[J]. J Allergy Clin Immunol, 2017, 139: 455-458.

[32] 季钗. 特殊健康状态儿童预防接种专家共识之一——早产儿与预防接种 [J]. 中国实用儿科杂志, 2018, 33(10): 737-738.

[33] 孔小行. 特殊健康状态儿童预防接种专家共识之十一——婴儿黄疸与预防接种 [J]. 中国实用儿科杂志, 2019, 34(2): 87-88.

[34] 郭翔, 孙晓冬, 丁华, 等. 特殊健康状态儿童预防接种专家共识之六——湿疹与预防接种 [J]. 中国实用儿科杂志, 2019, 34(1): 4-5.

[35] 王晓川, 孙金峤, 孙晓冬, 等. 特殊健康状态儿童预防接种专家共识之四——食物过敏与预防接种 [J]. 中国实用儿科杂志, 2019, 34(1): 1-2.

[36] 叶盛. 特殊健康状态儿童预防接种专家共识之十二——感染性疾病与预防接种 [J]. 中国实用儿科杂志, 2019, 34(3): 176-177.

[37] 季钗. 特殊健康状态儿童预防接种专家共识之十三——肛周脓肿与预防接种 [J]. 中国实用儿科杂志, 2019, 34(3): 177-178.

[38] 叶盛. 特殊健康状态儿童预防接种专家共识之七——热性惊厥与预防接种 [J]. 中国实用儿科杂志, 2019, 34(2): 81-82.

[39] 孙金峤. 特殊健康状态儿童预防接种专家共识之二——支气管哮喘与预防接种 [J]. 中国实用儿科杂志, 2018, 33(10): 738-739.

[40] 吕海涛, 朱轶姮, 张钧, 等. 特殊健康状态儿童预防接种专家共识之五——先天性心脏病与预防接种 [J]. 中国实用儿科杂志, 2019, 34(1): 2-4.

[41] 李建琴. 特殊健康状态儿童预防接种专家共识之十八——儿童贫血与预防接种 [J]. 中国实用儿科杂志, 2019, 34(4): 268-269.

[42] 孙金峤. 特殊健康状态儿童预防接种专家共识之二十——静脉注射免疫球蛋白使用者的预防接种 [J]. 中国实用儿科杂志, 2019, 34(5): 336-337.

[43] 方峰. 儿童疫苗接种常见不良反应及处理 [J]. 中国实用儿科杂志, 2016, 31(5): 336-340.

[44] 中华医学会儿科学分会内分泌遗传代谢学组, 中华儿科杂志编辑委员会. 中枢性性早熟诊断与治疗专家共识 (2022)[J]. 中华儿科杂志, 2023, 61(1): 16-22.

[45] 李霞, 徐晖. 儿童体态矫正指南 [M]. 北京: 北京体育大学出版社, 2021.

[46] 李立. 少儿不良体态成因及运动矫正 [M]. 北京: 中国海洋大学出版社, 2020.

[47] 林文弢, 王春阳. 青少年体态与健康 [M]. 北京: 科学出版社, 2019.

[48] 简·约翰逊. 体态矫正指南 [M]. 北京: 人民邮电出版社, 2019.

附　录

附录一　0～3岁男童身长（身高）/年龄、体重/年龄百分位标准曲线图

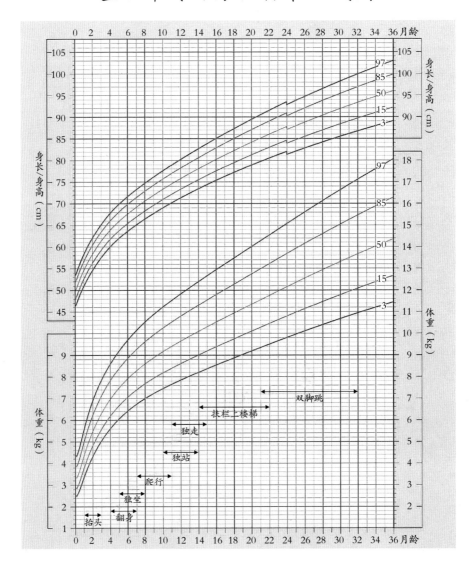

附录二　0～3岁女童身长（身高）/年龄、体重/年龄百分位标准曲线图

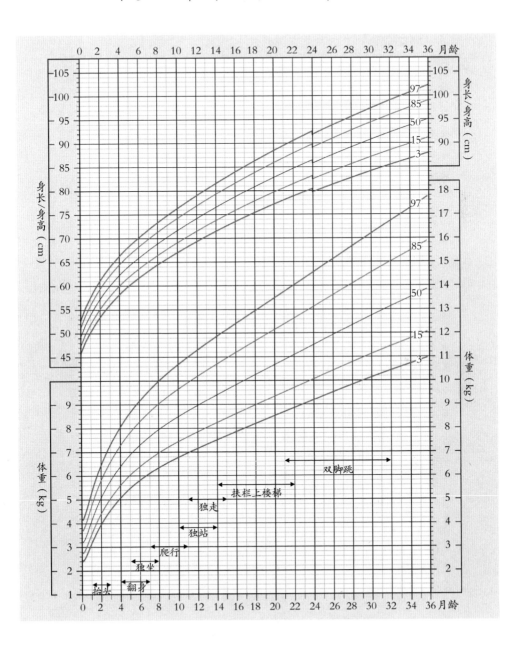

附录三 儿童心理行为发育问题预警征象筛查表

附表 3-1 儿童心理行为发育问题预警征象筛查表

年龄	预警征象		年龄	预警征象	
3 月	● 对很大声音没有反应	☐	30 月	● 不会说 2～3 个字的短语	☐
	● 逗引时不发音或不会微笑	☐		● 兴趣单一、刻板	☐
	● 不注视人脸，不追视移动人或物品	☐		● 不会示意大小便	☐
	● 俯卧时不会抬头	☐		● 不会跑	☐
6 月	● 发音少，不会笑出声	☐	36 月	● 不会说自己的名字	☐
	● 不会伸手抓物	☐		● 不会玩"拿棍当马骑"等假想游戏	☐
	● 紧握拳松不开	☐		● 不会模仿画圆	☐
	● 不能扶坐	☐		● 不会双脚跳	☐
8 月	● 听到声音无应答	☐	4 岁	● 不会说带形容词的句子	☐
	● 不会区分生人和熟人	☐		● 不能按要求等待或轮流	☐
	● 双手间不会传递玩具	☐		● 不会独立穿衣	☐
	● 不会独坐	☐		● 不会单脚站立	☐
12 月	● 呼唤名字无反应	☐	5 岁	● 不能简单叙说事情经过	☐
	● 不会模仿"再见"或"欢迎"动作	☐		● 不知道自己的性别	☐
	● 不会用拇指、食指对捏小物品	☐		● 不会用筷子吃饭	☐
	● 不会扶物站立	☐		● 不会单脚跳	☐
18 月	● 不会有意识叫"爸爸"或"妈妈"	☐	6 岁	● 不会表达自己的感受或想法	☐
	● 不会按要求指人或物	☐		● 不会玩角色扮演的集体游戏	☐
	● 与人无目光交流	☐		● 不会画方形	☐
	● 不会独走	☐		● 不会奔跑	☐
24 月	● 不会说 3 个物品的名称	☐			
	● 不会按吩咐做简单事情	☐			
	● 不会用勺吃饭	☐			
	● 不会扶栏上楼梯 / 台阶	☐			

附录四 7岁以下儿童体重、身长/身高生长水平百分位评价方法

按照表1对7岁以下儿童体重、身长/身高生长水平进行评价。其中附表4-2～附表4-5为7岁以下儿童年龄别体重、身长/身高的百分位数值，可通过附表4-2～附表4-5找出儿童对应的体重、身长/身高的百分位数，再根据对应的百分位数参照附表4-1进行评价。

附表 4-1　儿童体重、身长/身高生长水平的百分位数评价方法

百分位数法	评价指标	
	年龄别体重	年龄别身长/身高
$\geq P_{97}$	上	上
$P_{75} \leq \cdot < P_{97}$	中上	中上
$P_{25} \leq \cdot < P_{75}$	中	中
$P_3 \leq \cdot < P_{25}$	中下	中下
$< P_3$	下	下

附表 4-2　7岁以下男童年龄别体重的百分位数值　　　　单位：kg

年龄	P_3	P_{10}	P_{25}	P_{50}	P_{75}	P_{90}	P_{75}
0 月	2.8	3.0	3.2	3.5	3.7	4.0	4.2
1 月	3.7	3.9	4.2	4.6	4.9	5.2	5.6
2 月	4.7	5.0	5.4	5.8	6.2	6.7	7.1
3 月	5.5	5.9	6.3	6.8	7.3	7.8	8.3
4 月	6.1	6.5	7.0	7.5	8.1	8.6	9.2
5 月	6.6	7.0	7.5	8.0	8.6	9.2	9.8
6 月	6.9	7.4	7.9	8.4	9.1	9.7	10.3
7 月	7.2	7.7	8.2	8.8	9.5	10.1	10.8
8 月	7.5	8.0	8.5	9.1	9.8	10.4	11.1
9 月	7.7	8.2	8.7	9.4	10.1	10.8	11.5
10 月	7.9	8.4	9.0	9.6	10.3	11.0	11.8
11 月	8.1	8.6	9.2	9.8	10.6	11.3	12.0
1 岁	8.3	8.8	9.4	10.1	10.8	11.5	12.3

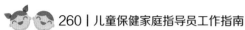

续表

年龄	P_3	P_{10}	P_{25}	P_{50}	P_{75}	P_{90}	P_{75}
1岁1月	8.4	9.0	9.6	10.3	11.0	11.7	12.5
1岁2月	8.6	9.2	9.7	10.5	11.2	12.0	12.8
1岁3月	8.8	9.3	9.9	10.7	11.4	12.2	13.0
1岁4月	9.0	9.5	10.1	10.9	11.7	12.4	13.3
1岁5月	9.1	9.7	10.3	11.1	11.9	12.7	13.5
1岁6月	9.3	9.9	10.5	11.3	12.1	12.9	13.8
1岁7月	9.5	10.1	10.7	11.5	12.3	13.2	14.0
1岁8月	9.7	10.3	10.9	11.7	12.6	13.4	14.3
1岁9月	9.8	10.5	11.1	11.9	12.8	13.7	14.6
1岁10月	10.0	10.6	11.3	12.2	13.0	13.9	14.8
1岁11月	10.2	10.8	11.5	12.4	13.3	14.2	15.1
2岁	10.4	11.0	11.7	12.6	13.5	14.4	15.4
2岁3月	10.8	11.5	12.2	13.1	14.1	15.1	16.1
2岁6月	11.2	12.0	12.7	13.7	14.7	15.7	16.7
2岁9月	11.6	12.4	13.2	14.2	15.2	16.3	17.4
3岁	12.0	12.8	13.6	14.6	15.8	16.9	18.0
3岁3月	12.4	13.2	14.1	15.2	16.3	17.5	18.7
3岁6月	12.8	13.7	14.6	15.7	16.9	18.1	19.4
3岁9月	13.2	14.1	15.1	16.2	17.5	18.7	20.1
4岁	13.6	14.5	15.5	16.7	18.1	19.4	20.8
4岁3月	14.0	15.0	16.0	17.3	18.7	20.1	21.6
4岁6月	14.5	15.4	16.5	17.9	19.3	20.8	22.4
4岁9月	14.9	15.9	17.1	18.4	20.0	21.6	23.3
5岁	15.3	16.4	17.6	19.1	20.7	22.4	24.2
5岁3月	15.8	16.9	18.1	19.7	21.4	23.2	25.1
5岁6月	16.2	17.4	18.7	20.3	22.2	24.0	26.0
5岁9月	16.6	17.9	19.3	21.0	22.9	24.8	27.0
6岁	17.1	18.3	19.8	21.6	23.6	25.7	27.9
6岁3月	17.5	18.8	20.3	22.2	24.3	26.5	28.9
6岁6月	17.8	19.2	20.8	22.8	25.0	27.3	29.8
6岁9月	18.2	19.7	21.3	23.4	25.7	28.0	30.6

注：年龄为整月或整岁。

附表 4-3　7 岁以下女童年龄别体重的百分位数值　　　　　　　单位：kg

年龄	P_3	P_{10}	P_{25}	P_{50}	P_{75}	P_{90}	P_{75}
0 月	2.7	2.9	3.1	3.3	3.6	3.8	4.1
1 月	3.5	3.7	4.0	4.3	4.6	4.9	5.3
2 月	4.4	4.7	5.0	5.4	5.8	6.2	6.6
3 月	5.1	5.4	5.8	6.2	6.7	7.2	7.6
4 月	5.6	6.0	6.4	6.9	7.4	7.9	8.4
5 月	6.0	6.4	6.9	7.4	7.9	8.5	9.1
6 月	6.4	6.8	7.2	7.8	8.4	9.0	9.6
7 月	6.7	7.1	7.6	8.1	8.8	9.4	10.0
8 月	6.9	7.4	7.9	8.4	9.1	9.7	10.4
9 月	7.2	7.6	8.1	8.7	9.4	10.0	10.8
10 月	7.4	7.8	8.3	9.0	9.6	10.3	11.1
11 月	7.6	8.0	8.6	9.2	9.9	10.6	11.4
1 岁	7.7	8.2	8.8	9.4	10.1	10.9	11.6
1 岁 1 月	7.9	8.4	9.0	9.6	10.4	11.1	11.9
1 岁 2 月	8.1	8.6	9.2	9.8	10.6	11.3	12.2
1 岁 3 月	8.3	8.8	9.3	10.0	10.8	11.6	12.4
1 岁 4 月	8.4	9.0	9.5	10.3	11.0	11.8	12.7
1 岁 5 月	8.6	9.1	9.7	10.5	11.3	12.1	12.9
1 岁 6 月	8.8	9.3	9.9	10.7	11.5	12.3	13.2
1 岁 7 月	9.0	9.5	10.1	10.9	11.7	12.6	13.5
1 岁 8 月	9.1	9.7	10.3	11.1	12.0	12.8	13.8
1 岁 9 月	9.3	9.9	10.5	11.3	12.2	13.1	14.0
1 岁 10 月	9.5	10.1	10.7	11.5	12.4	13.3	14.3
1 岁 11 月	9.7	10.3	10.9	11.7	12.6	13.6	14.6
2 岁	9.8	10.4	11.1	11.9	12.9	13.8	14.8
2 岁 3 月	10.3	10.9	11.6	12.5	13.5	14.4	15.5
2 岁 6 月	10.7	11.4	12.1	13.0	14.1	15.1	16.2
2 岁 9 月	11.1	11.8	12.6	13.6	14.6	15.7	16.9
3 岁	11.5	12.3	13.1	14.1	15.3	16.4	17.7
3 岁 3 月	12.0	12.7	13.6	14.7	15.9	17.1	18.4
3 岁 6 月	12.4	13.2	14.1	15.2	16.4	17.7	19.1

续表

年龄	P_3	P_{10}	P_{25}	P_{50}	P_{75}	P_{90}	P_{75}
3岁9月	12.8	13.6	14.5	15.7	17.0	18.3	19.8
4岁	13.1	14.0	15.0	16.2	17.6	18.9	20.5
4岁3月	13.5	14.4	15.4	16.7	18.1	19.6	21.1
4岁6月	13.9	14.8	15.9	17.2	18.7	20.2	21.9
4岁9月	14.3	15.3	16.4	17.8	19.3	20.9	22.6
5岁	14.7	15.8	16.9	18.4	20.0	21.6	23.4
5岁3月	15.1	16.2	17.5	19.0	20.7	22.4	24.3
5岁6月	15.5	16.7	18.0	19.6	21.4	23.2	25.1
5岁9月	15.9	17.1	18.5	20.2	22.0	23.9	26.0
6岁	16.3	17.6	19.0	20.7	22.7	24.7	26.8
6岁3月	16.7	18.0	19.5	21.3	23.3	25.4	27.6
6岁6月	17.0	18.4	19.9	21.8	24.0	26.1	28.5
6岁9月	17.4	18.8	20.4	22.4	24.6	26.8	29.3

注：年龄为整月或整岁。

附表 4-4 7 岁以下男童年龄别身长 / 身高的百分位数值   单位：cm

年龄	P_3	P_{10}	P_{25}	P_{50}	P_{75}	P_{90}	P_{75}
0月	47.6	48.7	49.9	51.2	52.5	53.6	54.8
1月	51.3	52.5	53.8	55.1	56.2	57.7	59.0
2月	54.9	56.2	57.5	59.0	60.4	61.7	63.0
3月	58.0	59.4	60.7	62.2	63.7	65.1	66.4
4月	60.5	61.9	63.3	64.8	66.4	67.8	69.1
5月	62.5	63.9	65.4	66.9	68.5	69.9	71.3
6月	64.2	65.7	67.1	68.7	70.3	71.8	73.2
7月	65.7	67.2	68.7	70.3	71.9	73.4	74.9
8月	67.1	68.6	70.1	71.7	73.4	74.9	76.4
9月	68.3	69.8	71.4	73.1	74.7	76.3	77.8
10月	69.5	71.0	72.6	74.3	76.0	77.6	79.1
11月	70.7	72.2	73.8	75.5	77.3	78.8	80.4
1岁	71.7	73.3	74.9	76.7	78.5	80.1	81.6
1岁1月	72.8	74.4	76.0	77.8	79.6	81.2	82.8

续表

年龄	P_3	P_{10}	P_{25}	P_{50}	P_{75}	P_{90}	P_{75}
1 岁 2 月	73.8	75.4	77.1	78.9	80.7	82.4	84.0
1 岁 3 月	74.8	76.5	78.1	80.0	81.8	83.5	85.1
1 岁 4 月	75.8	77.5	79.2	81.0	82.9	84.6	86.3
1 岁 5 月	76.8	78.5	80.2	82.1	84.0	85.7	87.4
1 岁 6 月	77.7	79.4	81.2	83.1	85.0	86.8	88.5
1 岁 7 月	78.6	80.4	82.1	84.1	86.1	87.8	89.6
1 岁 8 月	79.6	81.3	83.1	85.1	87.1	88.9	90.6
1 岁 9 月	80.5	82.3	84.1	86.1	88.1	89.9	91.7
1 岁 10 月	81.4	83.2	85.0	87.0	89.1	90.9	92.7
1 岁 11 月	82.2	84.1	85.9	88.0	90.0	91.9	93.7
2 岁	82.4	84.2	86.1	88.2	90.3	92.2	94.0
2 岁 3 月	84.8	86.7	88.6	90.8	93.0	94.9	96.8
2 岁 6 月	87.0	88.9	91.0	93.2	95.4	97.4	99.4
2 岁 9 月	89.0	91.0	93.1	95.4	97.7	99.8	101.8
3 岁	90.9	93.0	95.1	97.5	99.9	102.0	104.1
3 岁 3 月	92.7	94.8	97.0	99.5	101.9	104.1	106.2
3 岁 6 月	94.4	96.6	98.8	101.3	103.8	106.1	108.3
3 岁 9 月	96.0	98.3	100.6	103.1	105.7	108.0	110.2
4 岁	97.6	99.9	102.3	104.9	107.5	109.8	112.2
4 岁 3 月	99.2	101.6	104.0	106.6	109.3	111.7	114.1
4 岁 6 月	100.8	103.2	105.7	108.4	111.1	113.6	116.0
4 岁 9 月	102.4	104.9	107.4	110.2	113.0	115.5	117.9
5 岁	104.1	106.6	109.1	112.0	114.8	117.4	119.9
5 岁 3 月	105.7	108.2	110.9	113.7	116.6	119.2	121.8
5 岁 6 月	107.2	109.9	112.5	115.5	118.4	121.1	123.7
5 岁 9 月	108.8	111.4	114.1	117.1	120.2	122.9	125.5
6 岁	110.3	113.0	115.7	118.8	121.9	124.6	127.3
6 岁 3 月	111.7	114.5	117.3	120.4	123.5	126.3	129.1
6 岁 6 月	113.1	116.0	118.8	122.0	125.2	128.0	130.8
6 岁 9 月	114.5	117.4	120.3	123.5	126.7	129.6	132.5

注：2 岁以下适用于身长，2～7 岁以下适用于身高。年龄为整月或整岁。

附表 4-5 7 岁以下女童年龄别身长 / 身高的百分位数值   单位：cm

年龄	P_3	P_{10}	P_{25}	P_{50}	P_{75}	P_{90}	P_{75}
0 月	46.8	47.9	49.1	50.3	51.6	52.7	53.3
1 月	50.4	51.6	52.8	54.1	55.4	56.6	57.8
2 月	53.8	55.0	56.3	57.7	59.1	60.4	61.6
3 月	56.7	58.0	59.3	60.8	62.2	63.5	64.8
4 月	59.1	60.4	61.7	63.3	64.8	66.1	67.4
5 月	61.0	62.4	63.8	65.3	66.9	68.2	69.6
6 月	62.7	64.1	65.5	67.1	68.7	70.1	71.5
7 月	64.2	65.6	67.1	68.7	70.3	71.7	73.1
8 月	65.6	67.0	68.5	70.1	71.7	73.2	74.7
9 月	66.8	68.3	69.8	71.5	73.1	74.6	76.1
10 月	68.1	69.6	71.1	72.8	74.5	76.0	77.5
11 月	69.2	70.8	72.3	74.0	75.7	77.3	78.8
1 岁	70.4	71.9	73.5	75.2	77.0	78.6	80.1
1 岁 1 月	71.4	73.0	74.6	76.4	78.2	79.8	81.4
1 岁 2 月	72.5	74.1	75.7	77.5	79.3	81.0	82.6
1 岁 3 月	73.5	75.2	76.8	78.6	80.5	82.1	83.8
1 岁 4 月	74.6	76.2	77.9	79.7	81.6	83.3	84.9
1 岁 5 月	75.5	77.2	78.9	80.8	82.7	84.4	86.1
1 岁 6 月	76.5	78.2	79.9	81.9	83.8	85.5	87.2
1 岁 7 月	77.5	79.2	80.9	82.9	84.8	86.6	88.3
1 岁 8 月	78.4	80.2	81.9	83.9	85.9	87.6	89.4
1 岁 9 月	79.3	81.1	82.9	84.9	86.9	88.7	90.4
1 岁 10 月	80.2	82.0	83.8	85.8	87.9	89.7	91.5
1 岁 11 月	81.1	82.9	84.7	86.8	88.8	90.7	92.5
2 岁	81.2	83.0	84.9	87.0	89.1	90.9	92.8
2 岁 3 月	83.6	85.5	87.4	89.5	91.7	93.6	95.5
2 岁 6 月	85.7	87.7	89.7	91.9	94.1	96.1	98.1
2 岁 9 月	87.7	89.8	91.8	94.1	96.4	98.4	100.5
3 岁	89.7	91.8	93.9	96.2	98.5	100.7	102.7
3 岁 3 月	91.5	93.6	95.8	98.2	100.6	102.8	104.9
3 岁 6 月	93.2	95.4	97.6	100.1	102.5	104.8	106.9

续表

年龄	P_3	P_{10}	P_{25}	P_{50}	P_{75}	P_{90}	P_{75}
3 岁 9 月	94.9	97.1	99.4	101.9	104.4	106.7	108.9
4 岁	96.5	98.8	101.1	103.7	106.3	108.6	110.9
4 岁 3 月	98.1	100.4	102.8	105.4	108.1	110.4	112.8
4 岁 6 月	99.7	102.1	104.5	107.2	109.9	112.3	114.7
4 岁 9 月	101.3	103.8	106.2	109.0	111.8	114.2	116.7
5 岁	103.0	105.5	108.0	110.8	113.6	116.1	118.6
5 岁 3 月	104.6	107.1	109.7	112.6	115.4	118.0	120.6
5 岁 6 月	106.1	108.7	11.3	114.3	117.2	119.8	122.4
5 岁 9 月	107.6	110.3	112.9	115.9	118.9	121.6	124.2
6 岁	109.0	111.17	114.5	117.5	120.6	123.3	126.0
6 岁 3 月	110.4	113.2	116.0	119.1	122.2	124.9	127.7
6 岁 6 月	11.8	114.6	117.4	120.6	123.7	126.6	129.4

附录五 辅食添加实操图

一、1～2岁幼儿膳食图谱

（1）早餐：鸡蛋1个，香蕉40g（去皮），强化铁婴儿米粉15g（干粉），早安奶150～200ml可以放在早餐前或作为早餐的一部分（母乳或全脂鲜牛奶）。午餐：牛肉30g，菠菜40g，西红柿20g，山药15g，米20g。晚餐：鱼肉30g，油菜30g，茄子20g，鲜面条40g。加餐1：早餐和午餐之间予100～150ml牛奶，无盐无糖手指小饼10g。加餐2：午餐和晚餐之间予软桃30g，全脂无糖酸奶30g。加餐3：晚安奶150～200ml母乳或全脂鲜奶（附图5-1）。

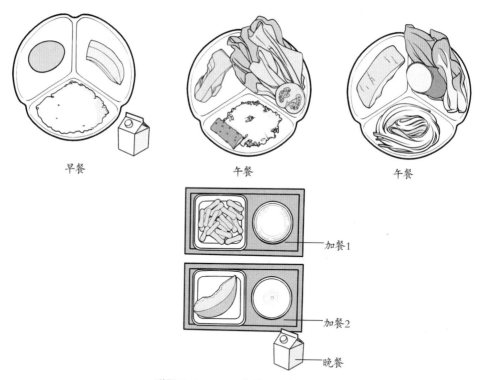

早餐　　　　　　　午餐　　　　　　　午餐

加餐1

加餐2

晚餐

附图5-1　1～2岁幼儿膳食图谱

（2）1～2岁幼儿各类食物组举例如下（附图5-2）：①肉禽鱼蛋类中鸡蛋25～50g/d；肉禽鱼50～75g/d，如猪肉50g，虾仁50g。②谷薯类50～100g/d，如馒头40g，红薯40g。80g红薯和100g马铃薯，其能量相当于25～30g大米或面粉。③蔬菜类 50 ～ 150g/d，如西蓝花 100g，冬瓜 100g。④水果类 50 ～ 100g/d，如苹果 50g。⑤母乳 / 乳制品 400 ～ 600ml/d，如天然奶酪（40g，3 ～ 4 个骰子体积）。

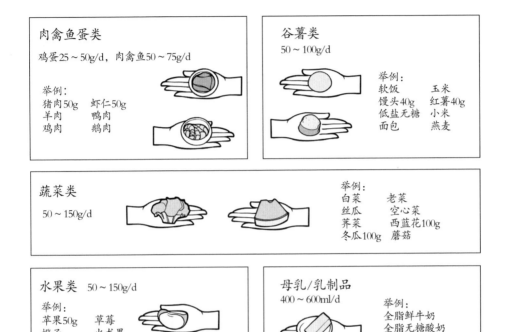

肉禽鱼蛋类
鸡蛋 25 ～ 50g/d，肉禽鱼 50 ～ 75g/d

举例：
猪肉 50g　　虾仁 50g
羊肉　　　　鸭肉
鸡肉　　　　鹅肉

谷薯类
50 ～ 100g/d

举例：
软饭　　　　玉米
馒头 40g　　红薯 40g
低盐无糖　　小米
面包　　　　燕麦

蔬菜类
50 ～ 150g/d

举例：
白菜　　　　老菜
丝瓜　　　　空心菜
荠菜　　　　西蓝花 100g
冬瓜 100g　蘑菇

水果类　50 ～ 150g/d
举例：
苹果 50g　　草莓
橙子　　　　火龙果
猕猴桃　　　葡萄（需切片）
梨

母乳 / 乳制品
400 ～ 600ml/d
举例：
全脂鲜牛奶
全脂无糖酸奶
天然奶酪（40g，3 ～ 4 个骰子体积）

附图 5-2　1 ～ 2 岁幼儿各类食物组举例

二、2 ～ 3 岁幼儿膳食图谱

（1）早餐：早安奶 150ml，燕麦 20g，红薯 10g，鸡蛋 1 个，橙子 50g。午餐：油麦菜 75g，丝瓜 50g，虾仁 35g，馒头 50g。晚餐：芹菜 50g，西蓝花 50g，豆干 15g，鸡肉 25g，二米饭（生重大米 20g，小米 10g）。加餐 1：早餐和午餐之间予苹果 75g，酸奶 150g。加餐 2：午餐和晚餐之间予牛奶 200ml（附图 5-3）。

两正餐之间应间隔 4 ～ 5 小时，加餐与正餐之间应间隔 1.5 ～ 2 小时。若晚餐时间比较早，可在睡前 2 小时安排一次加餐，晚间加餐不宜安排甜食，以预防龋齿。

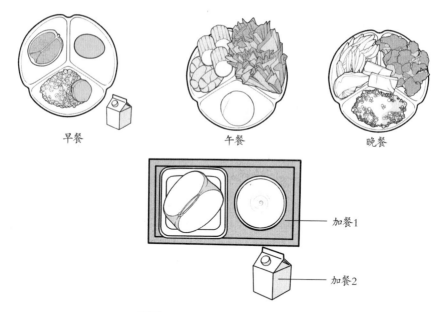

早餐　　　午餐　　　晚餐

加餐1

加餐2

附图5-3　2～3岁幼儿膳食图谱

（2）2～3岁幼儿各类食物组举例如下（附图5-4）：①鱼禽肉蛋类50～70g/d，如猪肉50g、鸭肉50g。②谷薯类85～100g/d，如面条50g、玉米50g。③蔬菜类200～250g/d，如蘑菇100g、茄子100g。④水果类100～150g/d，如梨50g。⑤乳制品500g/d，如牛奶200ml或200g。

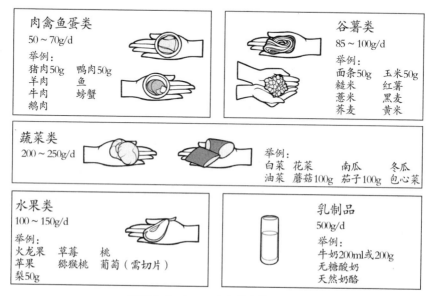

肉禽鱼蛋类
50～70g/d
举例：
猪肉50g　鸭肉50g
羊肉　　　鱼
牛肉　　　螃蟹
鹅肉

谷薯类
85～100g/d
举例：
面条50g　玉米50g
糙米　　　红薯
薏米　　　黑麦
荞麦　　　黄米

蔬菜类
200～250g/d
举例：
白菜　花菜　南瓜　　冬瓜
油菜　蘑菇100g　茄子100g　包心菜

水果类
100～150g/d
举例：
火龙果　草莓　　桃
苹果　猕猴桃　葡萄（需切片）
梨50g

乳制品
500g/d
举例：
牛奶200ml或200g
无糖酸奶
天然奶酪

附图5-4　2～3岁各类食物组举例

三、4～5岁儿童膳食图谱

（1）早餐：牛奶100ml，燕麦30g，核桃g，鸡蛋1个，猕猴桃50g。午餐：杂粮馒头80g，嫩豆腐80g，猪肉末35g，蘑菇20g，西蓝花100g。晚餐：大米50g（生重），南瓜50g，鲈鱼50g，油菜和蘑菇共100g。加餐1：早餐和午餐之间予香蕉100g，牛奶200ml。加餐2：午餐和晚餐之间予酸奶200g（附图5-5）。

两正餐之间应间隔4～5小时，加餐与正餐之间应间隔1.5～2小时。若晚餐时间比较早，可在睡前2小时安排一次加餐，晚间加餐不宜安排甜食，以预防龋齿。

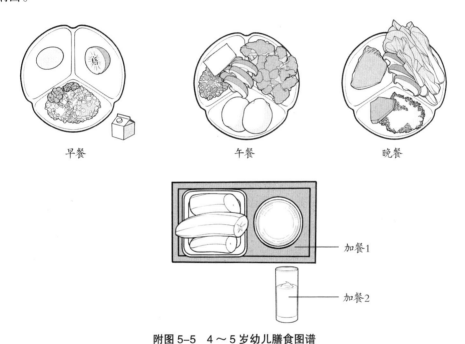

早餐　　　　　午餐　　　　　晚餐

加餐1

加餐2

附图5-5　4～5岁幼儿膳食图谱

（2）4～5岁幼儿各类食物举例如下（附图5-6）：①肉禽鱼蛋类70～105g/d，如牛肉50g。②谷类100～150g/d，如小米30g。③蔬菜类250～300g/d，如芹菜100g。④水果类150g/d，如桃50g。⑤豆类15g/d，如南豆腐80g。⑥乳制品350～500g/d，如牛奶200ml或200g。

肉禽鱼蛋类

70～105g/d

举例：
牛肉50g　鹅肉
羊肉　　　虾
鸡肉　　　螃蟹
鸭肉

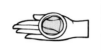

谷类

100～150g/d

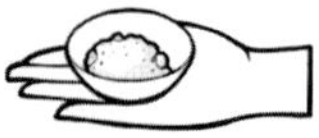

举例：
荞麦　　红薯
黄米　　小米30g
面包　　面条（小麦）
玉米

蔬菜类

250～300g/d

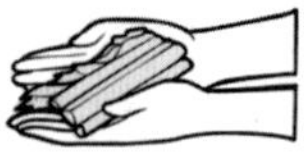

举例：
白菜　　　丝瓜
芥菜100g　冬瓜
花菜　　　包心菜
油麦菜

水果类

150g/d

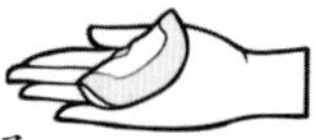

举例：
苹果　草莓　　橙子
火龙果　桃50g　葡萄
梨

豆类

15g/d

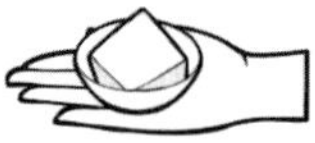

举例：
黄豆15g　　内酯豆腐90g　北豆腐45g
豆干30g　　南豆腐80g　　豆浆270ml

乳制品

350～500g/d

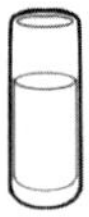

举例：
牛奶200ml或200g
酸奶
硬奶酪（40g）

附图5-6　4～5岁幼儿各类食物组举例

附录六　儿童保健家庭指导员入户访视服务基本要求和工作流程

为贯彻《国务院办公厅关于促进3岁以下婴幼儿照护服务发展的指导意见》，加强对婴幼儿家庭的科学养育指导，帮助家长或看护人提高养育照护能力水平，特制定儿童保健家庭指导员入户访视服务基本要求和工作流程如下。

一、服务目标

实地了解和评估0～3岁婴幼儿生长状况及家庭科学养育情况，普及科学育儿知识，提出个性化指导方案，进一步提升家庭科学养育和照护能力，促进福建省儿童健康成长。

二、基本要求

（1）访视工作人员需完整学习福建省卫生健康委员会、福建省计划生育协会与福建省妇幼保健院联合举办的儿童保健家庭指导员培训班课程，并取得培训合格证书。

（2）入户访视工作重点为加强对家长或看护人的科学养育指导服务。

（3）访视工作原则上通过手机问卷星或指定智慧育儿APP进行线上调查。访视工作人员在访视前需认真阅读有关调查问卷内容及填写说明，熟悉掌握问卷填写方法，能够熟练指导家长填写问卷。

（4）做好访视对象基线调查（首次入户），根据0～3岁婴幼儿生长发育情况及辅导需求，于4～6月龄、12月龄、24月龄、36月龄各进行一次访视。具体访视时间以卫健部门、计生协会工作通知为准。

（5）访视结束前要及时录入与家长交流的科学养育知识及测评情况，并上传工作照片。

三、访视内容

（1）通过观察、访谈和问卷调查形式，了解和评估家庭养育环境、婴幼儿体格生长、儿童早期发展状况，以及家长养育水平。

（2）指导家长亲子互动，普及科学育儿知识。

（3）根据实地评估情况，提出个性化的预见性指导方案。

四、访视流程

（一）确定入户访视名单

（1）访视对象：以县（市、区）为单位，统筹0～3岁婴幼儿名单，并形成花名册。

（2）乡、村具体组织落实，将入户访视花名册录入福建省计划生育协会信息系统，推进访视服务工作正常进行。

（二）首次入户访视

（1）电话预约。说明本次入户访视的目的、时间，并准备访视需要的物品和问卷工具（线上调查问卷星或智慧育儿平台调查软件）。

（2）观察访谈。通过观察和访谈等方式了解家庭科学养育环境、健康管理、早期发展、疾病预防等情况。

（3）填写问卷。指导家长注册、登录"智慧育儿"平台。使用手机扫描"首次填写"二维码，完整填写调查问卷并提交。

（4）组织亲子游戏。选取一种小游戏，指导亲子互动。

（5）提出指导方案。根据婴幼儿体格生长和早期发展状况及家庭养育情况，提出个性化的预见性指导方案，如发育偏离时及时就医等。

（6）收集访视资料。访视结束前，征求家长同意后拍照留资料，上传福建省计划生育协会信息工作系统或"智慧育儿"APP平台。

（三）评估家长或照护人科学养育素养水平

儿童家庭保健指导员可通过附表6-1来评估家长或照护人的科学养育水平，并根据最终得分在符合该家庭照护与养育水平的选项中划"√"。

附表6-1　婴幼儿家庭照护与科学养育素养水平评估表

养育照护项目	学习内容	掌握技能	分值	得分
环境安全	环境布置	● 能依规布置日常照护和游戏活动空间	1	
		● 能调节室内照明、温度并保持良好通风	1	
		● 能摆放、收纳日常照料和游戏活动所需的材料	1	
	餐饮卫生	● 能及时消毒餐具	1	
		● 能使用公勺、公筷	1	
		● 能做好餐前便后手卫生	1	

续表

养育照护项目	学习内容	掌握技能	分值	得分
环境安全	玩具卫生	● 不使用"三无产品"玩具	1	
		● 能分辨玩具适合哪个年龄玩	1	
	伤害预防	● 能及时发现一日生活中的潜在风险	2	
		● 能预防窒息、跌倒、烧烫伤、溺水、道路交通伤害等常见伤害	2	
		● 能做好一日生活的过程看护	2	
	应急处置	● 能对婴幼儿磕碰伤、挤压伤、跌倒伤、异物伤、钝器伤、锐器伤等进行初步处理	2	
		● 能做好基本的应急防护、避险、逃生、自救等	2	
		● 发生严重伤害时,能立即呼救并拨打"120"急救电话	1	
健康管理	营养管理	● 能及时回应婴幼儿的进食信号并灵活安排	2	
		● 能支持继续母乳喂养	2	
		● 能根据各年龄段膳食宝塔图,制作各年龄段的辅食或主食	2	
		● 能布置进餐环境	2	
		● 能正确储存和管理婴幼儿食品	2	
		● 能正确冲调奶粉	2	
		● 能引导婴幼儿安全饮水	2	
	睡眠管理	● 能识别婴幼儿困倦的信号	2	
		● 能为婴幼儿营造安全良好的睡眠环境	2	
		● 能安抚婴幼儿入睡	2	
		● 能掌握婴幼儿睡姿	2	
		● 能做好睡眠巡视和看护	2	
	护理管理	● 能正确地抱婴幼儿,并照料婴幼儿出行	2	
		● 能为婴幼儿选择和更换适宜的衣服、鞋袜等	2	
		● 能为婴幼儿更换尿布,及时提醒婴幼儿安全如厕	2	
		● 能为婴幼儿做好盥洗照料	2	
		● 能向婴幼儿描述和解释日常照料行为	2	
	生长监测	● 能准确测量体重、身高（长）、头围	2	
		● 能熟练使用生长发育监测图	2	
		● 能解释生长发育曲线图	2	
		● 能识别儿童心理行为发育问题预警征象	2	
早期发展	运动发展	● 能在日常生活中,创造丰富的身体活动环境并确保安全、卫生	2	
		● 能充分利用阳光、空气、水,进行锻炼,保证每天2小时的户外活动	2	
		● 能安排类型多样的游戏,保证每日有适宜强度、频次的大运动	2	
		● 能通过玩具进行手灵活性训练	2	

续表

养育照护项目	学习内容	掌握技能	分值	得分
	语言发展	● 能经常用正确的语言和婴幼儿交流，引导其理解和模仿	2	
		● 能向婴幼儿复述日常生活中的物品名称，示范肢体语言	2	
		● 能为婴幼儿选择合适的图画书，讲故事，读儿歌，培养阅读的兴趣和习惯	2	
		● 能鼓励婴幼儿用语言表达其需求及所见所闻	2	
	认知发展	● 能创设环境，促进婴幼儿通过看、听、触摸等多种感觉活动与环境充分互动，丰富认识和记忆的经验	2	
		● 能通过游戏活动引导婴幼儿对周围事物产生好奇心和求知欲，耐心回应婴幼儿的问题，鼓励探索	2	
	情感发展	● 能给婴幼儿安全感，及时恰当地回应其情绪表达	2	
		● 能通过游戏活动，帮助其理解和遵守规则	2	
		● 能创造机会，让其与同伴和成人积极互动，发展社会交往能力	2	
疾病预防	转诊	● 能识别危及生命的高危因素、症状和体征	2	
		● 能及时转诊至专业医疗机构	1	
	口腔	● 能清洁口腔卫生	2	
	视力	● 能做到预防近视	2	
		● 能限制视屏时间	2	
	听力	● 能做到预防听力伤害	2	
	预防接种	● 能按时预防接种	2	
		总分	100	

根据上表，得出该婴幼儿家庭照护与养育素养水平：优秀（　　）较好（　　）一般（　　）待改进（　　）。

温馨提示：满分为100分。优秀：90～100分。较好：80～90分。一般：65～80分。待改进：< 65分。

（四）跟踪入户访视

根据访视次数要求，按照月龄分别使用对应月龄二维码。访视流程同上。